国家出版基金资助项目

中国针灸大成

Zhongguo Zhenjiu Dacheng

经络卷

Jingluojuan

大成

灵枢经脉翼

明稿本

类经·经络

明天启四年刻本

Compendium of
**Chinese
Acupuncture**
and Moxibustion

总主编／石学敏　执行主编／王旭东　陈丽云　尚　力

湖南科学技术出版社
·长沙·

序

是书初成，岁在庚子；壬寅将尽，又创续编。华夏天清，神州日朗，国既昌泰，民亦心安。抚胸额首，朋辈相聚酒酣；笑逐颜开，握手道故纵谈。谈古论今，喜看中医盛况；数典读书，深爱针灸文献。针矣砭矣，历史班班可考；焖焉爇焉，成就历历在目。针灸之术，盖吾一生足迹之所跬步蹒跚；集成先贤，乃吾多年夙愿之所魂牵梦绕。湖南科学技术出版社，欲集历代针灸文献于一编，甚合我意，大快我心。吾素好书，老而弥笃，幸喜年将老而体未衰，又得旭东教授鼎力相助，丽云、尚力诸君共同协力，《大成》之作，蒐材博远，体例创新，备而不烦，详而有体。历代针灸著述，美不胜收；各种理论技法，宛在心目。吾深知翰墨之苦，寻书之难；珍本善本，岂能易得？尤其影校对峙，瑕疵不容，若无奉献精神，哪能至此？吾忝列榜首，只是出谋划策；出版社与诸同道，方为编书栋梁。夫万种医书，内外妇儿皆有；针灸虽小，亦医学宝库一脉。《针经》之《问难》，《甲乙》之《明堂》，皇甫谧、王惟一，《标幽赋》《玉龙经》，书集一百一十四种。论、图、歌、文，连类而相继。文献详备，版亦珍奇，法国朝鲜，日本越南，宋版元刻，明清官坊，见善必求，虽远必访。虽专志我针灸，亦合之国策，活我古籍，壮我中华；弘扬国粹，继承发展。故见是书，已无憾。书适成，可以献国家而备采择，供专家而作查考，遗学子而为深耘。吾固知才疏学浅，难为针灸之不刊之梓，尚需方家润色斧削。盼师长悯我诚恳，实乃真心忧，非何求，赐我良教，点我迷津，开我愚钝，正我讹误，使是书趋善近美，助中医药学飞腾世界医学之巅，则善莫大矣！

中 国 工 程 院 院 士

国 医 大 师 石学敏

《中国针灸大成》总主编

重新认识针灸学

20世纪初，笔者于欧洲巡医，某国际体育大赛前一日，一体育明星腰伤，四壮汉抬一担架，逶迤辗转，访遍当地名医，毫无起色。万般无奈之下，求针灸一试，作死马活马之想。笔者银针一枚，刺入人中，原本动则锥心、嗷嗷呼痛之世界冠军，当即挺立行走，喜极而泣。随行记者瞠目结舌，医疗团队大惊失色——在西方医生的知识储备里，穷尽所有聪明才智，也想不出鼻唇沟和腰部有什么关系，"结构决定功能"的"真理"被人中沟上的一根银针击碎了！

这在中医行业内最平常的针灸技术，却被欧洲人看成"神操作"，恰恰展示了中国传统医学引以为豪的价值观："立象尽意"。以人类的智慧发现外象与内象的联系，以功能（疗效）作为理论的本源。笔者以为，这是针灸学在诊治疾病之外，对于人类认知世界的重大贡献。亦即：针灸学远远不只是诊疗疾病，更是人类发现世界真理的另一个重要途径。

2018年3月28日，*Science Reports* 杂志发表一篇科学报告，证明了笔者上述观点。国内外媒体宣称美国科学家发现了人体内一个未知的器官，而且是人体中面积最大的一个器官。这一发现能够显著地提高现有医学对癌症以及其他诸多疾病的认知。而这一器官体内的密集结缔组织，实际上是充满流体的间质（interstitium）网络，并发挥着"减震器"的作用。科学家首次建议将该间质组织归为一个完整的器官。也就是说它拥有独立的生理作用和构成部分，并执行着特殊任务，如人体中的心脏、肝脏一样。

基于上述发现是对人体普遍联系方式的一种描述，所以研究中医的学者认为经络就是这样一种结构。人体的十四经脉主要是由组织间隙组成，上连神经和血管，下接局部细胞，直接关系着细胞的生死存亡。经络与间质组织一样无处不在，所有细胞都浸润在组织液中，整体的普遍联系就是通过全身运行的"水"来实现的。事实上，中药就是疏通经络来治病的，这与西药直接杀死病变细胞的药理有着根本的不同。可以这样说，证明了经络的存在，也就间接证明了中药药理的科学性，可以理解为什么癌症在侵袭某些人体部位后更容易蔓延。

穷神极变出针砭
万壑春云一冰台
——代前言

笔者认为，中医学者对美国科学家的发现进行相似性印证，或许不那么贴切和完全对应，但是，从整体观念而言，这种发现无疑是西方医学的进步。这也佐证了针灸学知识领域内，古老而晦涩的语言文字里，隐含着朦胧而内涵深远的知识，有待我们深入挖掘研究。

　　应用现有的科学认知来评价针灸的科学性，我们已经吃尽苦头。"经络研究"进行了几十年，花费无数人力、物力、财力，最终却是一无所获。因为这些研究一直是以西方科学的知识结构、价值观和思维方式来检验古代的成果，犯了本质的错误。"人中"和腰椎、腰肌的关系，任何现代医学知识都是无法证实的，但是我们却硬要在实验室寻找物质基础和有形的联系，终究是没有结果的。古代针刺合谷催产，谁能找到合谷和子宫的关联？若是我们以针灸学的认知为线索，将会获得全新启示，能找到人中与腰部联系通道的人，获得诺贝尔生理学或医学奖将是一件很容易的事。因此，包括中医药学界的学者专家，并未能完全认识到针灸学术的深邃和伟大。我们欠针灸学术一个客观的评价。

　　不过，尽管科学在不断证实着针灸学的伟大和深奥，但是，在中国传统医学的版图上，无论是古代还是现代，针灸学术的地位，一直处于从属、次要的地位。笔者只有在外国才从事针灸工作，回到中国境内，便重归诊脉开方之途。其中种种隐曲不便展开，但业内视针灸为带有劳作性质的小科的潜意识，却是真实的存在。

　　再以现存古籍为例，现代中医古籍目录学著作如《中国中医古籍总目》《中医图书联合目录》，收录古籍都在万种以上，但1911年以前的针灸类著作数量却不到200种。郭霭春先生、黄龙祥先生等针灸文献学家都做过类似的统计，如郭先生《现存针灸医籍》129种，黄先生《针灸名著集成》180种（含日本所藏）。且大多是转抄、辑录、类编、汇编、节抄之类，学术含量较高的也就30多种。

　　如今，"中医走向世界"已成为业内共识，但是，准确的说法应该是"针灸走向世界"，遍布欧美、东南亚，乃至非洲、大洋洲的"TCM"，其实都是针灸诊所。由于用药受到种种限制，中药方剂至今未被世界各国广泛接受。中医对世界人民的贡献，针灸至少占90%以上。因此，全方位审视针灸学的历史地位和医学价值，是中医界必须要做的工作。

　　此次湖南科学技术出版社策划，针灸学大师石学敏院士领衔，收集现存针灸古籍，编纂一套集成性的针灸文献丛书，为医学界提供相对系统的原生态古典针灸文献，虽然达不到集大成的要求，但至少能满足针灸学者们从事文献研究时看到古籍原貌的愿望，以历史真实的遗存来实现针灸文献的权威性。

历尽坎坷的针灸发展史

　　从针灸文献的数量和质量上，可以看出针灸学术的地位。其实轻慢针灸技术，这不是现代才有的问题，历史上也曾多次发生类似问题。有高潮也有低谷。

　　针灸学术最辉煌的时期，莫过于历史的两头：即中医学知识体系的形成阶段和20世纪美国总统尼克松访华至今。

一、高光时刻：春秋战国至两汉

春秋战国到西汉时期，是中医学初步成形的时期，药物和药剂的应用还没有成熟，对药物不良反应的认识也不充分，因此，药物的使用受到极大的限制，即便是医学经典著作，《黄帝内经》中也只有 13 首方剂。而此时的针灸技术相对成熟得多，《灵枢》中针灸理论和技术的内容占比高达 80%，文献记载当时针灸主治的疾病几乎涉及人类的所有病种。从现有文献来看，这一时期应该是针灸技术最为辉煌的时期。

汉代，药物学知识日渐丰富，在《黄帝内经》理论指导下，药物配伍理论也得到长足的发展。东汉末年，医圣张仲景著《伤寒杂病论》，完善了《黄帝内经》六经辨治理论，形成了外感热病诊疗体系。该书也是方剂药物运用比较纯熟的标志。仲景治疗疾病的主要方法是方药、针灸，呈针、药并重的态势。至于魏晋皇甫谧之《针灸甲乙经》，则是对先秦两汉针灸学辉煌盛世的全面总结。

此后，方药的发展突飞猛进，势不可挡。诚如笔者在《中医方剂大辞典》第 2 版"感言"中所述："《录验方》《范汪方》《删繁方》《小品方》，追随道家气质；《僧深方》《波罗门》《耆婆药》《经心录》，兼修佛学思想……《抱朴子》《肘后方》，为长寿学先导，传急救学仙方。《肘后备急》，成就诺奖；《巢氏病源》，医道大全。《食经》《产经》《素女经》，《崔公》《徐公》《廪丘公》，录诸医经验，载民间验方，百花齐放，蔚为大观……"方药学术，一片繁荣，逐渐成为治疗疾病的主流技术。到了唐代，孙思邈、王焘等人在强盛国力和社会文明的催促下，对方药治疗的盛况进行了总结，《千金要方》《外台秘要》等大型方书是方药技术成为医学主流的写照。

二、初受重创：中唐以降

方药兴起，一段时间内与针灸并驾齐驱，针灸技术在初唐时期在学术界还具有较高地位。杨上善整理《黄帝明堂经》，著《黄帝内经太素》，孙思邈推崇针灸，《千金要方》《外台秘要》中也载录了不少针灸学著作，但都是沿袭前人，未见新作。不仅没有创新，而且出现了对针灸非常不利的信号：王焘在《外台秘要》卷三十九中对针刺治病提出了质疑，贬低针刺的疗效，"汤药攻其内，以灸攻其外，则病无所逃。知火艾之功，过半于汤药矣。其针法，古来以为深奥，今人卒不可解。经云：针能杀生人，不能起死人。若欲录之，恐伤性命。今并不录《针经》，唯取灸法"。这里，王焘大肆鼓吹艾灸，严重质疑针刺，明确提出：我的《外台秘要》只收灸学著作《黄帝明堂经》，不收《针经》，因为针刺会死人！《外台秘要》这样一部权威著作，竟然提出这样的观点，对社会的负面影响可想而知！以至于中唐之后很长一段时间内，社会上只见艾灸，少见针刺，针灸学文献只有灸学著作而无针学之书。这种现象甚至波及日本，当时的唐朝，在日本人心目中可是神圣般的国度，唐风所及，日本的灸疗蔚然成风。

三、再度辉煌：两宋金元

宋代确是中国历史上文化最为繁荣的时代，人文科技在政府的高度重视下得到全面发展。笔者认为，北宋医学最醒目的成就，除了世人熟知的校正医书局对中医古籍的保存和整理之外，王惟一铸针灸铜人，宋徽宗撰《圣济经》，成为三项标志性的成果。

其一，宋代官方设立校正医书局，宋以前所有医学著作得到收集整理，其中包括《针灸甲乙经》等珍贵针灸著作。同时，政府组织纂修的大型综合性医学著作《太平圣惠方》《圣济总录》等，也保留了大量珍贵针灸典籍。

其二，北宋太医院医官王惟一在官方支持下，设计并主持铸造针灸铜人孔穴模型两具，撰《铜人腧穴针灸图经》与之呼应。该书与铜人模型完成了宋以前针灸理论及临床技术的全面总结，对我国针灸学的发展具有深远而重大的影响。

其三，宋徽宗亲自撰述《圣济经》，将儒家思想、伦理秩序全面注入医学知识体系，促进整体思想和辨证论治法则在中医学理论和临床运用等全方位的贯彻运用。在中国五千年历史中，除了《黄帝内经》托黄帝之名外，这是唯一由帝王亲自撰稿的医学书籍。

宋代是中国历史上商品经济、文化教育、科学创新高度繁荣的时代。陈寅恪言："华夏民族之文化，历数千载之演进，造极于赵宋之世。"民间的富庶与社会经济的繁荣实远超盛唐。虽然重文轻武的治国方略导致外族侵略而亡国，但是这个历史时期为人类文明创造了无数辉煌而不朽的文化遗产，其中就包括针灸技术的中兴。

两宋时期，针灸学术的传承和发展是多方位的，不仅有针灸铜人之创新，具有《太平圣惠方》《圣济总录》之存古，更有《针灸资生经》之集大成。

时至金元，窦默（汉卿）在针灸领域独树一帜，成为针灸史上一位标志性人物。其所著《标幽赋》《通玄指要赋》等，完成了对针刺手法的系统总结，印证了《黄帝内经》对手法论述的正确性。并且采用歌赋的形式把幽冥隐晦、深奥难懂的针灸理论表达出来，文字精练，叙述准确，对后世医家影响很大。

由于金元时期针灸书散佚较多，虽然大多内容被明清针灸著作所引录，但终究不利于后世对这一历史时期针灸学成就的认知。就现有文献的学术水平来看，当时对针灸腧穴、刺灸法的研究程度，已经达到了历史最高水平，腧穴主治的内容都已定型，可以作为针灸临床的规范和标准，且高度成熟，一直影响到现在。

因此，可以毫不夸张地说，两宋金元时期是中国针灸从中兴走向成熟的时代，创造了针灸学术的又一个盛世景象。

四、惯性沿袭：明代

明代，开国皇帝朱元璋出身草莽，颇为亲民，对前朝文化兼收并蓄，故针灸术在窦汉卿的总结和普及下，成为解除战火之余灾病之得力手段，而在民间盛行。在临床技艺、操作手法等方面则越来越纯熟。

例如，明初泉石心在《金针赋》中提出了烧山火、透天凉等复式补泻手法，以及青龙摆尾、白虎摇头、苍龟探穴、赤凤迎源等飞经走气法。此后又有徐凤、高武等针灸名家闻名于世，并有著作传世。尤其是杨继洲、靳贤所撰《针灸大成》，是继《针灸甲乙经》《针灸资生经》以后又一集大成者，内容最为详尽，具有较高的学术价值和实用价值。该书被翻译成德文、日文等文字，在世界范围内受到推崇。

明代的针灸学术具有鲜明的特色，即临床较多，理论较少；文献辑录较多，理论创新较少。明代雕版印刷技术发达，书坊林立，针灸书得以广泛传播，但也因此造成了大量抄袭，或抄中有改，抄后改编，单项辑录，多项类编等以取巧、取利、窃名为目的的书籍。大部分存世针灸书都是抄来抄去。从文献的意义上来说，确实起到了存续及传播的作用，但是，就学术发展而言，却缺乏发皇古义之推演、融会新知之发挥。

五、惨遭废止：清代

时至清代，统治在政权稳固后，对中华传统文化的传承和践行，较之前朝有过之而无不及。针灸学术在清代前期尚可延续，乾隆年间的《医宗金鉴》集中医药学之大成，其中《刺灸心法要诀》等，系统记录了古代针灸医学的主要内容，是对针灸学术的最后一次官方总结。道光二年（1882），皇帝发布禁令：废止针灸科。任锡庚《太医院志职掌》："针刺火灸，终非奉君之所宜，太医院针灸一科，着永远停止。"这一禁令，将针灸科、祝由科逐出医学门墙。此后，针灸的学术传承被拦腰斩断，伴随着"嘉道中衰"，针灸医生完全没有了社会地位，只是因为疗效和廉价，悄悄地转入民间。

从本书收录的文献来看，情况也确实如此，《医宗金鉴》之后，几乎没有像样的针灸类刻本传世，大多是手录之抄本、辑本、节本，再就是日本的各种传本。清晚期，针灸有再起之象，业界出现了公开出版物，但是，比起明代的普及，清代针灸学术几乎没有发展。针灸医生的社会地位彻底沦为下九流，难登大雅之堂，而正是这些民间针灸医生的存在，才使得传统针灸并没有完全失传。

六、现代复兴：近代以来

晚清至民国时期，针灸学开始复兴，民间的针灸医生崭露头角，医界的名家大力提倡，出版书籍，成立学校，开设专科，编写教材……各种针灸文献如雨后春笋，层出不穷。晚清以前数千年流传下来的针灸古籍只有100多种，而同治以后铅字排版、机器印刷迅速普及，仅几十年时间，到1949年新中国成立前的文献综述已达到400多种。

个人以为，晚清以后的针灸复兴，与西学东渐的时代潮流密切相关，当西方的解剖学、生理学理论，临床诊断、外科手术之类的技术成为社会常态时，针灸操作暴露身体之"不雅"就完全不值一提。加之针灸学术的历史积淀和现实疗效，更因为其简便实用和价格优势，自然成为中西医学家青睐的治疗技术。

综上所述，针灸学术发展并非一帆风顺，而是多灾多难。这与使用药物的中医其他分支有很大区别。金代阎明广注何若愚《流注指微赋》言："古之治疾，特论针石，《素问》先论刺，后论脉；《难经》先论脉，后论刺。刺之与脉，不可偏废。昔之越人起死，华佗愈躄，非有神哉，皆此法也。离圣久远，后学难精，所以针之玄妙，罕闻于世。今时有疾，多求医命药，用针者寡矣。"反复强调前代的针药并用，夸耀名医针技之神奇，而后世的针灸越来越不景气，以至于患者只能"求医命药"，以药为主。其实，金代的针灸学术氛围并不消沉，还是个不错的历史时期，阎明广尚且如此慨叹，可见其他朝代更加严重。究其原因，不外乎以下三个方面。

医生：针灸的操作性很强，需要工匠精神和手工劳作。在中国古代文化传统的"重文轻技"的观念下，凡是能开方治病的，当然不愿动手操作。俗语"君子动口不动手"就是这种观念的世俗化表述。除了出自民间，且为了提高疗效的大医之外，大多数医生多少是有这样的想法。南宋王执中在《针灸资生经》卷二中言："世所谓医者，则但知有药而已，针灸则未尝过而问焉。人或诘之，则曰是外科也，业贵精不贵杂也。否则曰富贵之家，未必肯针灸也。皆自文其过尔。""自文其过"，正是这种心态的真实写照。

患者：畏惧针灸是老百姓的普遍心理。《扁鹊心书·进医书表》："无如叔世衰离，只知耳食，性喜寒凉，畏恶针灸，稍一谈及，俱摇头咋舌，甘死不受。"说是社会上的人只知道道听途说，只要听说施用针灸，死都不肯。除了怕疼怕苦以外，不愿暴露身体，也是畏惧针灸的原因之一。

官府：道光皇帝废止针灸科，理由只有一个，"非奉君之所宜"。也就是中国传统文化中的"忠君""奉亲"，儒家理学强调"身体发肤，受之父母，不敢毁伤"，针要穿肤，灸要烂肉，这都有违圣人之道，对自己尚且如此，更不用说用这种技术来治疗"君""亲"之病。除了"不敢毁伤"外，"男不露脐，女不露皮"，暴露身体也是有违圣训的。所以，不惜用强制手段加以禁绝。

其实，无论是平民百姓，还是士者医官，乃至皇帝朝廷，轻视针灸的根本原因，都是根源于儒家伦理纲常。在"独尊儒术"之前，或者儒术不振之时，针灸术就会昌盛。春秋战国百花齐放，所以是针灸的高光时刻；北宋文化昌盛，包罗万象，儒学并未成为主宰，所以平等对待针灸学术；金元外族主政，儒学偃伏，刀兵之下，医学不继，自然推崇针灸。唯有南宋理学兴起，明代理学当道，孔孟之道统治社会，针灸学就会受到制约。这种情况在清代中期到了无以复加的地步，非禁绝不能平其意。

旧时代的伦理确实对针灸术的发展造成了一定的阻碍，但是正如本文标题所说，这是一门学问，是人类认识世界的丰硕成果，正如魏晋时期皇甫谧在《针灸甲乙经·序》中所总结的，"穷神极变，而针道生焉"。穷神极变并不是绞尽脑汁，而是在"内考五脏六腑，外综经络血气色候，参之天地，验之人物……"种种努力之后，方可达成。此类基于天地本质的生命活动，却不是人力所能阻挡。中国针灸，以其原生态的顽强，一直在延续中为人民服务。

200多年前，日本人平井庸信在《名家灸选大成》序言中，已经把药物、针刺、艾灸的适应范围说得很清楚了，对针灸在医学领域中的地位，也有中肯的评价："夫医斡旋造化，燮理阴阳，以赞天地之化育也。盖人之有生，惟天是命，而所以不得尽其命者，疾病职之由。圣人体天地好生之心，阐明斯道，设立斯职，使人得保终乎天年也，岂其医小道乎哉！其治病之法，则有导引、行气、膏摩、灸熨、刺焫、饮药之数者，而毒药攻其中，针、艾治其外，此三者乃其大者已。《内经》之所载，服饵仅一二，而灸者三四，针刺十居其七。盖上古之人，起居有常，寒暑知避，精神内守，虽有贼风虚邪，无能深入，是以惟治其外，病随已。自兹而降，风化愈薄，适情任欲，病多生于内，六淫亦易中也。故方剂盛行，而针灸若存若亡。然三者各有其用，针之所不宜，灸之所宜；灸之所不宜，药之所宜，岂可偏废乎？非针、艾宜于古，而不宜于今，抑不善用而不用也。在昔本邦针灸之传达备，然贵权豪富，或恶热，或恐疼，惟安甘药补汤，是以针灸之法，寖以陵迟。"而文末所述，是针灸之术在当时日本的态势。鉴于日本社会受伦理纲常的约束较少，所以针灸发展中除了患者畏痛外，实在要比中国简单得多，正因为如此，所以如今我们要跑到日本去寻访针灸古籍。

针灸文献概览

回望历史，中医药古籍琳琅满目，人们常以"汗牛充栋"来形容中医宝库之丰富，但是，针灸文献之数量，只能以凋零、寒酸来形容。如前所述，在现存一万多种中医古籍中，针灸学文献占比还不到百分之二。就本书收载的 114 种古籍而论，大致有以下几种类型。

一、最有价值的针灸文献

最有价值的针灸文献，指原创，或原创性较高，对推进针灸学术发展作用巨大的著作，如《十一脉灸经》《灵枢》《针灸甲乙经》《针灸资生经》《黄帝明堂经》《铜人腧穴针灸图经》《十四经发挥》《针灸大成》等。

（一）《十一脉灸经》

《十一脉灸经》由马王堆出土帛书《足臂十一脉灸经》《阴阳十一脉灸经》组成，是我国现存最早的经络学和灸学专著，反映了汉代以前医学家对人体生理和疾病的认知状态，与后来发达的中医理论比较，《十一脉灸经》呈现的经脉形态非常原始，还没有形成上下纵横联络成网的经络系统，但是却可以明确看出其与后代经络学说之间的渊源关系，是针灸经络学的祖本，为了解《黄帝内经》成书前的经络形态提供了宝贵的资料。

（二）《黄帝明堂经》

《黄帝明堂经》又名《明堂》《明堂经》，约成书于西汉末至东汉初（公元前 138 年至公元 106 年），约在唐以后至宋之初即已亡佚。书虽不存，但却在中国针灸学历史上开创了一个完整的学术体系——腧穴学，是腧穴学乃至针灸学的开山鼻祖。

"明堂"，是上古黄帝居所，也是黄帝观测天象地形和举行重要政治经济文化活动的场所，具有中国文化源头的象征性意义，在远古先民心目中的地位极其崇高。随着文明的发展进步，学术日渐繁荣，人们发现了经络、腧穴，形成对人体生理功能的理性认知，建立了针灸学的基础理论：经络和腧穴。黄帝居于明堂，明堂建有十二宫，黄帝每月轮流居住，与十二经循环相类。黄帝于明堂观察天地时令，又与腧穴流注的时令节律类似。基于明堂功用与经络、腧穴的基本特性的相似性，将记载经络、腧穴特性的书籍命名为《明堂经》。沿袭日久，不断演变，但"明堂"作为腧穴学代名词和腧穴学文献的象征符号，却被历史固定了下来。

《黄帝明堂经》的内容，是将汉以前医学著作中有关腧穴的所有知识，如穴位名称、部位、取穴方法、主治病症、刺法灸法等，加以归纳、梳理、分类、总结，形成了独立的、完整的知识体系。因此，该书是针灸学术发展的标志性成果，也是宋以前最权威的针灸学教科书和腧穴学行业标准。晋皇甫谧编撰综合性针灸著作《针灸甲乙经》，其中腧穴部分多来源于该书。

盛唐时期，政府两次重修该书，形成了两个新的版本，一是甄权的《明堂图》，一是杨上善的《黄帝内经明堂》，又名《黄帝内经明堂类成》。后者较好地保留了《黄帝明堂经》三卷的内容。唐末以后，明堂类著作迅速凋零，几乎荡然无存，所幸本书随鉴真东渡时带至日本，然至唐景福年间（893年前后）亦仅残存一卷，内容为《明堂序》和第一卷全文。目前日本保存多个该残本的抄本，其中永仁抄本、永德抄本为较早期之抄本，藏于日本京都仁和寺，被日本政府定为"国宝"。清末国人黄以周到日本访书时，得永仁抄本，此书得以回归。本书影印校录了仁和寺的两个版本，这两个版本的书影在国内流传不广，故弥足珍贵。

（三）《针经》和《灵枢》

先秦至汉，我国先后流传过多种名为《针经》的著作，如《黄帝针经》九卷、《黄帝针灸经》十二卷、《针经并孔穴虾蟆图》三卷、《杂针经》四卷、《针经》六卷、《偃侧杂针灸经》三卷、《涪翁针经》、《赤乌神针经》……这些著作现在都已经失传了，在现代中医人心目中，凡是说到《针经》，那一定是指《灵枢》。几乎所有的工具书都称《灵枢》为《针经》。如，今人读张仲景《伤寒论·序》"撰用《素问》《九卷》"，注《九卷》为《灵枢》；读孙思邈《千金要方·大医习业》"凡欲为大医，必须谙《甲乙》《素问》《黄帝针经》、明堂流注……"，注《黄帝针经》为《灵枢》……现今已是定规，固化为中医学的思维定式。

回望历史，这里存在一个难解的历史之谜：在现存历史文献中，《灵枢》作为书名，最早出现在王冰注《素问·三部九候论篇第二十》，此时已是中唐，此前再无痕迹。王冰在《素问》两处不同地方引用了同一段文字，一处称"《针经》曰"，另一处却称"《灵枢经》曰"，全元起《新校正》认为这是王冰的意思：《针经》即《灵枢》。北宋校正医书局则据此将《针经》《灵枢》认定为同一本书而名称不同，并大力推崇，到了南宋史崧编订，《灵枢》已与《素问》等同，登上中医经典的顶峰地位。

更加诡异的是，直到宋哲宗元祐八年（1093）高丽献《黄帝针经》，此前中国从未见到《灵枢》或者相同内容书名不同者。1027年王惟一奉敕修成《铜人腧穴针灸图经》，国家级的纂修而未见到此书，道理上说不过去。而高丽献书之后的《圣济总录》，也不认这部伟大的巅峰之作，"凡针灸腧穴，并根据《铜人经》及《黄帝三部针灸经》参定"。高丽献书后，《宋志》著录既有《黄帝灵枢经》九卷，也有《黄帝针经》九卷，恰好证明此前将《灵枢》《针经》视作同一著作是有疑问的。

后世史论著述和史家评述，均对《灵枢》存疑多多。如晁公武《读书志》、李濂《医史》以及周学海等，或认为是冒名之作，或认为是后人补缀，或认为即使存在其价值也不如《甲乙经》甚至《铜人针灸经》，而更多人则认为王冰以前即便有《灵枢》，也不能将其认作《黄帝针经》。亦有人认为是南宋史崧对《灵枢》进行了大量增改然后冒名顶替《针经》……

最典型的例证，莫过于历代文献学家均不重视《灵枢》。明代《针灸大成》卷一的《针道源流》可谓是针灸历史考源之作，其中对 28 种重要针灸著作进行了评述，唯独没有《灵枢》。只是在论述《铜人针灸图》三卷时，称该书穴位："比之《灵枢》本输、骨空等篇，颇亦繁杂也。"说明至少在明代针灸学家心目中，《灵枢》地位并不崇高。

以上存疑，尚需我中医学界深入研究。

（四）《针灸甲乙经》

《针灸甲乙经》成书于三国魏甘露元年（256）至晋太康三年（282）之间，是我国现存最早的针灸学经典著作。作者将前代《素问》《针经》《黄帝明堂经》等针灸经典中的文字加以汇辑类编，首次系统记载人体生理、经络、穴位、针灸法，以及临床应用，成为后世历代针灸著作的祖本。

（五）《铜人腧穴针灸图经》

《铜人腧穴针灸图经》可视为官修腧穴学，属针灸名著之一。

（六）《针灸资生经》

《针灸资生经》系综述性针灸临床著述，内容丰富，资料广博，且有腧穴考证和修正。

（七）《十四经发挥》

《十四经发挥》是经络学重要著作。

（八）《针灸大成》

《针灸大成》是明以前针灸著述之集大成者，也是我国针灸学术史上规模较大较全的重要著作。

二、保留已佚原创书的著作

唐《千金要方》《千金翼方》，保留了大量唐代以前已佚针灸书，如已佚之《甄权针经》，又如《小品方》所引《曹氏灸方》，原书、引书均亡（《小品方》仅剩抄本残卷），但书中内容被《千金要方》载录。尤其是《甄权针经》，作者为初唐针灸的大师级人物，临证实验非常丰富，该书即出自甄氏经验，强调刺法且描述明晰，穴位、刺法与主治精准对应，临床价值和学术价值都非常高。可惜早已亡佚，幸得孙思邈《千金翼方》记述了该书主要内容，这对宋以后针灸学术发展意义非常重大。

《外台秘要》保留了已佚崔知悌《骨蒸病灸方》。

《太平圣惠方》卷九十九保留了早已失传的《甄权针经》和已佚的隋唐间重要腧穴书内容，是宋王惟一《铜人腧穴针灸图经》乃至后世所有《针经》之祖本；卷一百则收录唐代失传之《明堂》，其中包括《岐伯明堂经》《扁鹊明堂经》《华佗明堂》《孙思邈明堂经》《秦承祖明堂》和已失传之北宋医官吴复珪《小儿明堂》，后世所有冠以《黄帝明堂灸经》的各种版本，均是从本书录出后冠名印行，故乃存世《明堂》之祖本。可知该两卷实际上是现存针灸典籍之源头。

《圣济总录》引述了已佚之《崔丞相灸劳法》《普济针灸经》。

《医学纲目》转录了大量金元亡佚的针灸书内容。如，完整保存了元代忽泰《金兰循经取穴图解》一书所附的全部四幅"明堂图"。

以上著作多是综合性医著，亦有针灸专门著作中存有失传古籍的，如《针灸集书》中的《小易赋》，可知前代在蒐集资料、保留遗作方面，建有卓越之功。

三、实用性著作

如前所述，针灸学在其发展过程中遭受颇多摧残，学术发展之路并不顺利，多处于民间实用层面，如《针经摘英》内容简要，言简意赅，是一本简易读本；《扁鹊神应针灸玉龙经》为针灸歌诀；《神应经》临床实用价值较大，颇似临床针灸手册。自明代以后直至晚清，针灸学文献多为循经取穴、临床应用、歌赋韵文等内容，基本上与《针灸大成》大同小异。如《针灸逢源》《针方六集》。另外，辑录、类编、抄录前代文献的著作较多，如《针灸聚英》《针灸素难要旨》等。

再如《徐氏针灸大全》《杨敬斋针灸全书》《勉学堂针灸集成》等，虽然内容都是互相转抄，但是却起到了传播和普及针灸学术的作用。

四、值得研究的针灸文献

上述重要针灸文献都是需要后世深入研究的宝库，如前述《灵枢》的形成发展源流和真相。除此之外，还有一些貌似不重要，其实深藏内涵的文献。

《黄帝虾蟆经》，分9章，借"月中有兔与虾蟆"之古训，记述逐日、逐月、逐年、四时等不同阶段虾蟆和兔在月球上所处位置，与之相应，人体不同穴位、不同经络的血气分布亦不同，由此指出针灸禁刺、禁忌图解、补泻方式等与针灸推拿相关的基础知识。其中有较多费解之处，文字难读，术语生涩。虽列入针灸门类，但是与针灸临床的关系，尚需深入考证和研究。

《子午流注针经》，现代人认为子午流注属古代的时间医学、时间针灸学，但该书内容如何应用到临床，以及其客观评价，亦须深入研究。

《存真环中图》《尊生图要》《人体经穴脏腑图》等彩绘针灸图，可以从古代画师的角度，研究历史氛围下的古代身体观及相关文化。

关于灸学文献

本文标题有"万壑春云一冰台"之句，"冰台"，即艾草。《博物志》："削冰令圆，举而向日，以艾承其影则得火，故艾名冰台。"在相当长的一个历史阶段内，灸学在针灸领域内占据着统治地位。

现存最早的针灸文献《十一脉灸经》，便是以"灸"命名。有学者据此认为灸法早于针法。但这仅仅是灸法、针法两种医疗技术形成过程中的先后次序问题。待到针法成熟，与灸法并行，广泛运用于临床之后，针灸学术史上有过"崇灸、抑针"的历史现象，而此风至晋唐始盛：晋代《小品》，唐代《外台》，均大肆宣传"针能杀人"，贬针经，崇明堂，甚至以"明堂"作为艾灸疗法的专用定语。这一现象存续多年，历史上也留存有相当数量的灸学专著，或仅以"灸"

字命名的著作。最典型的就是《黄帝明堂灸经》，沿袭者如《西方子明堂灸经》，也有临床灸学如《备急灸法》，甚至单穴灸书，如《灸膏肓腧穴法》。此风东传，唐以后日本有专门的灸家和流派，灸学著作众多，如《名家灸选》《灸草考》《灸焫要览》等灸学专著。明清时期，也曾出现过艾灸流行的小高潮，出现了《采艾编》《采艾编翼》《神灸经纶》等著作。

其实，有识之士一直提倡多法并举，根据病人需要而采用不同疗法。约在公元前581年（鲁成公十年），《左传》记载医缓治晋侯疾，称"疾不可为也，在膏之上，肓之下，攻之不可，达之不及"，据杜预注，此处的"攻"即灸，"达"即针。《灵枢·官能》："针所不为，灸之所宜"。可见，一个全面的医生，应该针灸并重，各取所长。如果合理使用，效果很好，如《孟子·离娄·桀纣章》："今之欲王者，尤七年之病，求三年之艾。"

不过，文献记载中的艾灸，尽管有种种神奇疗效的宣传，但却和现代艾灸是完全不同的治疗方法。尽管现代针灸学著作上介绍艾灸有"直接灸""间接灸"两大类，但如今直接灸几乎绝迹，临床全都是温和舒适的间接灸。

古代多用直接灸、化脓灸，用大艾炷直接烧灼皮肤，结果是皮焦肉烂，感染化脓，然后等待灸疮结痂。灸学著作中还要告诫医患双方："灸不三分，是谓徒冤。"——烧得不到位，等于白白受罪。因此，此法无异于酷刑加身。为了减轻患者痛苦，古人只得麻醉患者，让他们服用曼陀罗花和火麻花制成的"睡圣散"，麻翻后再灸。

"睡圣散"之类的麻醉药只能减轻当时疼痛，灸后化脓成疮，依旧难熬，因此，到了清代，终于有人加以变革，产生了"太乙神针"之法，此法类似于后世"间接灸"。这种创新，在崇古尊经的时代，容易遭受攻击，被指离经叛道，于是编造出种种神话故事，或称紫霞洞天之异人秘授，或称得之汉阴丛山之壁神授古方……都是时人假托古圣之名，标榜源远流长，以示正宗之惯用套路。尽管此法经过不断渲染，裹上神秘的面纱，但其本质却很简单：药艾条、间接灸而已。此类书籍有《太乙神针心法》《太乙神针》《太乙离火感应神针》等。

古代的直接灸（化脓灸）过于痛苦，现今已不再用，而是采用艾条、温针，更有为方便而设计出温灸器。即便用直接灸的方法，也不会让艾炷烧到皮肉，而是患者感觉热烫，即撤除正在燃烧的艾炷，另换一炷，生怕烫伤，有医院将烫伤起泡都要算作医疗事故。其实，古代的烧灼皮肉虽然痛苦，但真的能够治疗顽疾，诸如寒痹（风湿性关节炎、类风湿关节炎）、顽固性哮喘等，忍受一两次痛苦，可换取顽疾消除。如何取舍？我以为更应以患者意愿为主。

总之，古今艾灸文献中同样蕴含着无数值得探索的秘密，即便是温和的间接灸，也有无穷无尽的待解之谜。笔者常用艾灸治疗子宫内膜异位症所致顽固痛经，仅用足三里、三阴交两个穴位，较之西医的激素、止痛药更为有效，而现今流行的"冬病夏治"三伏药灸，防治"老寒腿""老寒喘""老寒泻"，更是另有玄机。

本书编纂概述

2016年，石学敏院士领衔，湖南科学技术出版社组织申报，《中国针灸大成》入选"十三五"国家重点图书出版规划项目，2022 年又获国家出版基金资助，自立项始，距今已有 7 年。笔者在石院士领导下，在三所院校数十位师生的大力协助下，为此书工作了整整 6 年。至此雏形初现之时，概述梗概，以志备考。

一、本书的体例和版式

石院士、出版社决定采用影印加校录的体例，颇有远见卓识。但凡古籍整理者，最忌讳的就是这种整理方式，因为读者不仅能看到现代简体汉字标点校录的现代文本和相关校注，更能看到古代珍贵版本的书影，只要整理者功力不足，出现任何错漏，读者立马可以通过对照原书书影而发现。上半部分的书影如同照妖镜，要求录写、断句、标点、校勘不能出一点错误。因此，这种出版形式，对校订者要求极高。出版物面世后，一定会招致方家吹毛求疵，因此具有一定的风险。然而，总主编和出版社明知如此，仍然采用影校对照形式，一是要以此体现本书整理者和出版社编校水平，二是从长远计，错误难免，但是可以通过未来的修订增减，终将成为各种针灸古籍的最佳版本。

本书收录历代针灸古籍共 114 种，上至秦汉，下至清末，基本涵盖中医史上各个朝代的代表性针灸文献，为全面反映古代针灸学的国际传播，还选收了部分日本、朝鲜、越南等国家的针灸古籍。全书兼收并蓄，溯源求本，是历史上最全面的针灸文献大成。

每种古籍由三部分组成：原书书影、简体汉字录写及标点、校勘与注释。在古籍整理领域，这些内容本应分属影印、点校等不同形式的出版方式，本书将其合为一体，于一页之中得窥原貌和整理状况，信息量是普通古籍整理的数倍。

中医古籍中的文字极不规范，通假、古今、繁简、避讳、俗字等异位字比比皆是，较之正统古籍，中医的世俗化、平民化特点则使得刻书、抄书者求简、求便、求速，更是导致文字混杂，诸如：

"文、纹""扺、腋""齐、脐""王、旺""鬲、膈""支、肢""已、以""指、趾""旁、傍""写、泻""大、太""宛、腕""宛、腕""筯、髎""腧、俞、输""虐、疟""契、瘈""累历、瘰疬"……

本书所收古籍中，上述文字互用、代用、混用现象十分严重，如果原字照录，则录写出来的文字必定混乱不堪，影响现代读者阅读；若按照一般古籍校注规范，分别予以注释，则因版面所限，注不胜注。因此，本书录写部分遵循通行原则，在不产生歧义的原则上，予以规范化处理，或在首见处标注，以方便现代学者阅读。

二、本书的版本访求和呈现

为体现本书作者发皇针灸古籍的初心，对版本选择精益求精，千方百计获取珍本善本图书。这在当前一些藏书单位自矜珍秘、秘不示人，或者高价待沽、谋求私利的现状下，珍贵版本的访求难上加难。本书收录的 114 种古籍书影，虽不能尽善尽美，但已经殚精竭虑，尽呈所能，半数以上都是行业内难以见到的古籍。将如此众多珍贵底本展示给读者，凸显了本书的特色。

学术研究到了一定水平，学者最大的心愿便是阅读原书，求索珍本。石院士、出版社倾尽心力，决心以版本取胜，凸显特色。特别是为了方便学者研究，对一些版本的选择独具匠心，如《针灸甲乙经》，校订者在拥有近 10 种版本的基础上，大胆选用明代蓝格抄本，就是为学界提供珍稀而不普及的资料。

此外，本书首次刊行面世的，有不少是最新发现的孤本或海外珍藏本，有些版本连《中国中医古籍总目》等目录学著作中都未曾收录。现举例如下。

《铜人腧穴针灸图经》三卷：明正统八年（1443）刻本，该版本为明代早期刻本，仅存孤本，藏于法国国家图书馆。而国内现存最早版本为明代天启年间（1621 年后）三多斋刻本。

《神农皇帝真传针灸经》与《神农皇帝真传针灸图》合编：著者不详，成书于明代。此二书国内无传本，无著录，仅日本国立公文书馆内阁文库及京都大学图书馆各有一抄本，亦为本书访得。

《十四经穴歌》：未见著录，《中国中医古籍总目》等中医目录学著作亦无著录。本书收载底本为清代精抄本。

《针灸集书》：成书于明正德十年（1515）。书中"小易赋"则是已经失传的珍贵资料。卷下"经络起止腧穴交会图解"，以十四经为单位，介绍循行部位和所属腧穴。此与《针灸资生经》等前代针灸书以身体部位排列腧穴的方式有明显不同。本书国内仅存残本（明刻朝鲜刊本卷下）一册，足本仅有日本国立公文书馆藏江户时期抄本一部，故本书所收实际上就是孤本，弥足珍贵，亦为首发。

《十四经合参》：国内失传，《中医联合目录》《中国中医古籍总目》等目录学著作均未著录，现仅存抄本为当今孤本，藏于日本宫内厅书陵部。此次依照该本影印刊出。

《经络考略》：清抄孤本，《中医联合目录》《中国中医古籍总目》等目录学著作均无著录。原书有多处缺文、缺页、装订错误导致的错简，现均已据相关资料补出或乙正。

《节穴身镜》二卷：张星余撰。张氏生平里籍无考，书成何时亦无考。但该书第一篇序言作者为"娄东李继贞"，李氏乃明万历年间兵部侍郎兼右都御史，其余两篇序言亦多次提及"大中丞李公"，则此书必成于万历崇祯年间无疑。惜世无传承，现仅有孤抄本存世，抄年不详。本书首次整理出版。

《经穴指掌图》：湖南中医药大学图书馆藏有明崇祯十二年（1639）抄本残卷 18 页。现访得日本国立公文书馆内阁文库藏有明崇祯年华亭施衙啬斋藏板，属全帙。本书即以该版录出并点校刊印。

《凌门传授铜人指穴》：未见文献著录，仅存抄本。本书首次点校。

《治病针法》：是《医学统宗》之一种。《医学统宗》目前国内仅存残本一部。现访得日本京都大学图书馆藏明隆庆三年（1569）刊本，属全帙，今以此本出版。

《针灸法总要》：抄本，越南阮朝明命八年（1827）作品。藏越南国家图书馆。国内无著录，本书首次刊出。

《选针三要集》一卷：日本杉山和一著，约成书于日本明治二十年（1887）。国内仅有 1937 年东方针灸书局铅印本及《皇汉医学丛书》等排印本。今据富士川家藏本抄本影印。

《针灸捷径》两卷：约成书于明代正统至成化年间（1439—1487）。本书未见于我国古籍著录，亦未见藏本记载。书中有现存最早以病证为纲的针灸图谱，颇具临床价值，亦合乎书名"捷径"之称。此次刊印，以日本官内厅藏明正德嘉靖间建阳刊本为底本，该藏本为海外孤本，有较高的针灸文献学价值。

《太平圣惠方·针灸》：本书采用宋代刻（配抄）本为底本，该版本极其珍贵，此次是该版本首次以印刷品形式面世。

以上所列书目，或首次面世，或版本宝贵，仅此一项，已无愧于学界，造福读者。

三、针灸文献的学术传承和素质养成

目前中医药领域西化严重，一切上升渠道都要凭借实验研究、临床研究，而文献整理挖掘研究的现状，只能用"惨不忍睹"来形容。俗语有"心不在马"之譬，原本形容不学无术之人，本书编纂之初，文献专业的研究生居然实证了这个俗语：交来的稿子中，所有的"焉"字全都录作"马"字！而且不是个别人！此情此景，看似搞笑，实则心酸。

通过 6 年多的工作，老师们不断审核，学生们不断修改，目前的书稿，至少在繁体字识读上，参与者的水平与 6 年前判若两人。实践出真知，实战锻炼人，本书编委会所有成员有共同体会：在当前的学术大环境下，此书并不能带来业绩，然而增长学问，养成素质，却是实验研究和 SCI 论文中得不到的。

文献、文化研究的学术氛围，目前依然不是很景气。本书编纂一半之时，本人年届退休，因有重大项目在身，必须完成后方可离任，书记因此热情挽留，约谈返聘，然最终还是不了了之，其中因果未明。本书编纂也因此陷入困境。所幸上海中医药大学青睐，礼聘于我，在人力、物力上大力支持，陈丽云、尚力教授亲力亲为，彰显了一流大学重视人才的气度和心胸，也使得本书得以顺利完成。谨此向上海中医药大学致敬、致谢！

成稿之余，颇有感慨，现代人多称"医者仁心"，其实，仅仅靠"仁心"是当不好医生的。明代裴一中在《言医·序》中言："学不贯古今，识不通天人，才不近仙，心不近佛者，宁耕田织布取衣食耳，断不可作医以误世。"本书所收所有古籍，都可以让我们学贯古今，识通天人，有神仙之能，有慈悲之心，成为一名真正的医者。

上海中医药大学科技人文研究院教授

《中国针灸大成》执行主编　　　　王旭东

目录

明稿本

灵枢经脉翼

［明］夏英 撰 王旭东 奚飞飞 校订

　　《灵枢经脉翼》三卷，明代夏英（字时彦）撰。由于《灵枢经》文辞古奥，碍于理解；年深岁久，文简脱讹，均使后世传承失真。作者有感于此，遂取《灵枢》及祖传秘籍中有关经脉之论，加以演绎，兼取《十四经发挥》之注释，绘以图形，诵以歌诀，附有音释，合成一书，以"羽翼《灵枢》"。书名"脉翼"，实为人体十四经脉及其俞穴之注疏。书中歌诀多为作者自己编成，虽无理论创造，但有课徒之功。书成于弘治十年（1497），历史上未曾刊行，今以作者稿本影印校订，供针灸业者参阅。

靈樞經脈翼序

人身之有脈絡流注以充其內外非聖人莫能
知何以然脈絡人皆不可得而見者雖析其肌
剖其膚莫之能有也惟聖人能探其所從來諳
其所攸止是以靈樞經脈明著其實以開後學
其功博哉蓋天之七政所歷九道非若經星麗
天之有章而交會向背自無毫釐之差地之濟瀆
所行一脈非若常流入海之可見而起伏出
入自有分殊之別而人之榮衛所循周身雖非
眉目在面之顯著而灌注之理又豈無其所自
耶此聖人所以能洞察而眾人固莫知之耳夫
何靈樞之文世古言深中有錯簡易置況無註
釋後世不無失其真者此許昌滑氏十四經發
揮所以作也仁和夏君時彥以世醫業儒讀書
明理有契於是而愛之自惟醫之為道人之司
命攸繫苟不能知脈絡經穴之所繇不但施於

灵枢经脉翼序

人身之有脉络流注，以充其内外。非圣人莫能知何以然。脉络人皆不可得而见者，虽析其肌，剖其肤，莫之能有也。惟圣人能探其所从来，谙其所攸止。是以《灵枢》经脉，明著其实，以开后学，其功博哉。盖天之七政，所历九道，非若经星丽天之有章，而交会向背，自无毫厘之差；地之济渎，所行一脉，非若常流入海之可见，而起伏出入，自有分殊之别。而人之荣卫所循周身，虽非眉目在面之显著，而灌注之理，又岂无其所自耶？此圣人所以能洞察，而众人固莫知之耳。夫何《灵枢》之文，世古言深，中有错简易置，况无注释，后世不无失其真者，此许昌滑氏《十四经发挥》所以作也。仁和夏君时彦，以世医业儒，读书明理，有契于是而爱之，自惟医之为道，人之司命攸系，苟不能知脉络、经穴之所由，不但施于

鍼砭艾焫而已將何以察感受之因乎若昧昧
焉以執方徒懵懵焉以耳目妄是猶傷胸捫足幾
何而不悮人之疾戕人之生耶於是悉取祖遺
諸祕有裨靈樞經脈之旨者若竇太師諸家
韻語更加演繹自成一家之言復疏靈樞本文
於下就以滑氏註條列其次仍為總括以承之
後附奇經八脈仰伏人尺寸間亦時出己意正
其紛錯明其分截畧加潤色而礱括之列圖分
類粲然昭明名曰靈樞經脈翼展卷一覽皆在
阿堵視發揮為益要較滑註為益明且以便於
初學記誦猗歟快哉予予告之曰傳有之云人莫不飲
食也鮮能知味今時彥能以是用心可謂能味
者乎祖述前賢而使後學有所憑據察病識源
循經乂疾曷甞飲上池而洞見五藏歟是雖滑
氏鼓其波於前而時彥揚其濤於後是誠能羽

针砭艾焫而已，将何以察感受之因乎？若昧昧焉以执方，徒懵懵焉以耳目妄，是犹伤胸扪足，几何而不误人之疾，戕人之生耶？于是悉取祖遗诸秘，有裨《灵枢》经脉之旨者，若窦太师诸家韵语，更加演绎，自成一家之言；复疏《灵枢》本文于下，就以滑氏注条列其次，仍为总括以承之；后附奇经八脉、仰伏人尺寸，间亦时出己意，正其纷错，明其分截，略加润色而礱括①之，列图分类，粲然昭明，名曰《灵枢经脉翼》。展卷一览，皆在阿堵②，视《发挥》为益要，较滑注为益明，且以便于初学记诵，猗歟快哉！时彦知予，知其最详，书成出示，以序嘱予，予告之曰：传有之云：人莫不饮食也，鲜能知味。今时彦能以是用心，可谓能味者乎！祖述前贤，而使后学有所凭据；察病识源，循经乂疾，曷甞饮上池而洞见五脏歟？是虽滑氏鼓其波于前，而时彦扬其涛于后，是诚能羽

---

① 礱括：古代校正竹木器具歪斜扭曲的工具，引申为校正、修改。
② 阿堵：六朝隋唐时常用语，相当于"这个""这里"。作者借古标高，表示经脉之理，皆在此书。

翼乎靈樞而大有功於醫道也活人之德奚淺
淺夫因紬繹其理敢用僭著於篇端云時
弘治十年日南至古郯徐伯齡序

翼乎《灵枢》，而大有功于医道也。活人之德奚浅浅夫？因绅绎其理，敢用僭著于篇端云？

时弘治十年日南至[1]古郯徐伯龄[2]序

---

①日南至：即冬至。《左传》孔颖达疏："日南至者，冬至日也。"

②古郯徐伯龄：明代学者。字延之，自号簳冠生，钱塘（今浙江杭州）人，一作嵊县（今浙江嵊州）人。生活于明正统至成化间。博学能文，工琴善书，性旷放。主要著作有《蟫精隽》二十卷，《四库全书》有收录。古郯，山东郯城，春秋时郯国所在。徐为浙江人，不知为何自称"古郯"？《四库全书总目提要》："伯龄字延之，自署曰古郯，盖嵊县人。"

①少阳胆：原作"厥阴肝"，与下文重复，据体例改。

靈樞經䋵翼

凡例

一是編不但為砭焫而設盖通察經穴脈絡之蹹是以全論周身經脈雖則參考樞素諸篇而皆一本靈樞經䋵翼之者故云經脈翼云

一十二經所列次第並以流注之序為之先後起于手太陰肺經終于足厥陰肝經附以任督二奇其有專穴也

一經脈歌括雜取竇太師泊諸家之言有裨於靈樞經脈之旨者大書列之仍分疏靈樞經文于下其經又分截一以靈樞本文為主仍取滑氏發揮所註附於經文之後以圈別之其諸穴絡與他經交會過脈者復以外圈隔之云見某經不復更贅

一經脈流注本經曰歷曰循曰至曰抵其交會者曰會曰過曰行其或經行之處既非本經又非交會則不以字例統之

一諸經之穴編入括中者今則隨所分截而大書開具行列明釋以便初學其諸取穴則參考樞素諸篇泊滑氏發揮而取之其有所取周折未易得者旁取針經集要等書附註以足之間一窃附己意一二以贅于下其言某穴在某所者定穴也取某穴上下者必屈伸傴仰坐卧跪拜而後得之也此

灵枢经脉翼凡例

　　○是编不但为砭焫而设，盖通察经穴脉络之由，是以全论周身经脉，虽则参考《枢》《素》诸篇，而皆一本《灵枢》经脉之者，故云《经脉翼》云。

　　○十二经所列次第，并以流注之序为之先后。起于手太阴肺经，终于足厥阴肝经，附以任、督二奇，其有专穴也。

　　○经脉歌括，杂取窦太师泊诸家之言有裨于《灵枢》经脉之旨者，大书列之，仍分疏《灵枢》经文于下；其经又分截，一以《灵枢》本文为主，仍取滑氏《发挥》所注，附于经文之后，以圈别之；其诸穴络与他经交会过脉者，复以外圈隔之，云见某经，不复更赘。

　　○经脉流注本经，曰历，曰循，曰至，曰抵；其交会者，曰会，曰过，曰行，其或经行之处，既非本经又非交会，则不以字例统之。

　　○诸经之穴，编入括中者，今则随所分截而大书，开具行列明释，以便初学。其诸取穴，则参考《枢》《素》诸篇，泊滑氏发挥，而取之其有所取，周折未易得者，旁取《针经集要》等书附注以足之，间一窃附己意一二，以赘于下。其言某穴在某所者，定穴也；取某穴上下者，必屈伸、傴仰、坐卧、跪拜而后得之也。此与流注所经，又不可以一例统之也。

○后附总歌，则杂取诸家相合之言演之，仍以管见为愚按于下，以纪一经之始末云。

○经脉歌括，有与经文分载不同者，今则断章求义，以求其不背。或牵滞下文，并为一句韵语者，今则略加檃括，厘而为二，但使之理平顺，不乖其义，不计工拙。

○诸家所明经穴，有颠倒互释，而与流注次第不同者，今亦皆改正，不令矛盾。

○《灵枢》所载本文，是助所主之由，而滑氏折载，有详略不同者，今一以《灵枢》为主，而辨证滑氏之异于后。

○奇经八脉，虽不若十二经之有常道，亦非若诸络脉之微妙也。任督二脉之直行者，既以列之图穴于诸经之后，其阴阳维跷冲带六脉，则别具编末焉。其有六脉所发之穴，今著于偏首，以备参考。

上以上凡十条

是编英自孩提时得先大父先人讲论绪余，拳拳服膺，录之手照，阅三十年。凡遇四方高明，时加取正。旁邅诸书，参其所同，去其所异，必归于正，一得之见，如是而已。恐久散失，不揣僭妄，辑而成书，敢用传之寿梓，与为人子者洎初学之士共之。

弘治丁巳長至日古杭夏英時彦謹識于杏花春曉亭

弘治丁巳长至日古杭夏英时彦谨识于杏花春晓亭

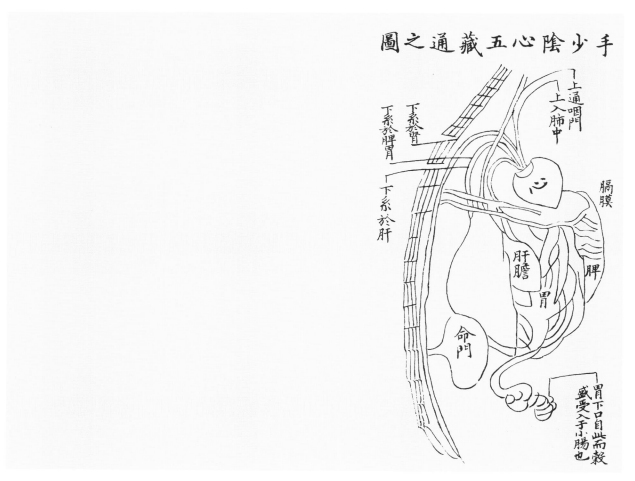

手少阴心五脏通之图（图见上）

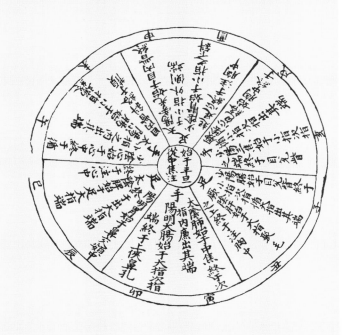

手太阴肺起寅之图（图见上）

夫經脈十二所以周流一身如環無端與天同一運行焉蓋天以三百六十五度四分度之一為一周天而終一晝夜人之榮衛則以五十度周于身氣行一萬三千五百息脈行八百一十丈而終一晝夜適當明日之寅時而復會于手太陰是與天同度周而復始以人呼吸之數言之一呼脈行三寸一吸脈行三寸呼吸定息脈行六寸其氣常以平旦始從中焦注手太陰而終注于足厥陰計呼吸二百七十息脈行一十六丈二尺漏下二刻為一周身于是復還注手太陰積而盈之人一呼一吸為一息每刻一百三十五息每時八刻計一千八十息十二時九十六刻計一萬二千九百六十息刻之餘分得五百四十息合一萬三千五百息也一息脈行六寸每二刻二百七十息脈行一十六丈二尺每時八刻脈行六十四丈八尺榮衛四周于身十二時計九十六刻脈行七百七十七丈六尺為四十八周身刻之餘分行二周身得三十二丈四尺總之為五十度周身脈得八百一十丈也此呼吸之息脈行之數周身之度合晝夜百刻之詳也

夫经脉十二，所以周流一身，如环无端，与天同一运行焉。盖天以三百六十五度四分度之一为一周天，而终一昼夜；人之荣卫则以五十度周于身，气行一万三千五百息，脉行八百一十丈，而终一昼夜。适当明日之寅时，而复会于手太阴。是与天同度，周而复始。以人呼吸之数言之，一呼脉行三寸，一吸脉行三寸，呼吸定息，脉行六寸。其气常以平旦始，从中焦注手太阴，而终注于足厥阴，计呼吸二百七十息，脉行一十六丈二尺，漏下二刻为一周身，于是复还注手太阴。积而盈之，人一呼一吸为一息，每刻一百三十五息，每时八刻，计一千八十息，十二时九十六刻，计一万二千九百六十息，刻之余分，得五百四十息，合一万三千五百息也。一息脉行六寸，每二刻二百七十息，脉行一十六丈二尺，每时八刻，脉行六十四丈八尺，荣卫四周于身。十二时计九十六刻，脉行七百七十七丈六尺，为四十八周身，刻之余分，行二周身，得三十二丈四尺。总之为五十度周身，脉得八百一十丈也。此呼吸之息，脉行之数，周身之度，合昼夜百刻之详也。

灵枢经脉翼上卷

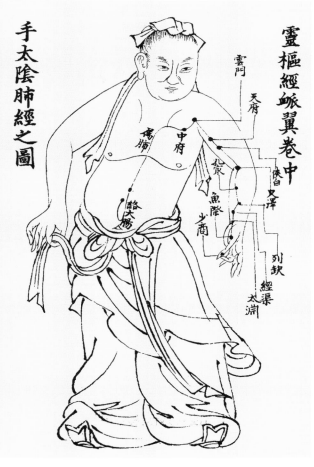

灵枢经脉翼卷中

手太阴肺经之图 （图见上）

手太阴肺经歌　手太阴肺之经，腹走腋而腋走手，是经多气少血，起于中府，止于少商，计十一穴，左右共二十二穴。肺之为脏，六叶两耳，四垂如盖，附着于脊之第三椎中，有二十四空，行列分布诸脏清浊之气，为五脏华盖云。

手太阴经肺起寅，中焦下络大肠行，还循胃口幽门穴，上膈循行会本经。《灵枢》第十篇云：手太阴之脉起于中焦，下络大肠，还循胃口，上膈属肺。○滑氏曰：起，发也；络，绕也；还，循也；循，巡也，又，依也，沿也，属会也。中焦者，在胃中脘，当脐上四寸之分。大肠注见本经。胃口，胃上下口也；胃上口在脐上五寸上脘穴，下口在脐上二寸。下膈，穴之分也。膈者，隔也，凡人心下有膈膜与脊胁周回相着，所以遮隔浊气，不使上熏于心肺也。手太阴起于中焦，受足厥阴之交，由是循任脉之外，足少阴经脉之里，以次下行，当脐上一寸水分穴之分，绕络大肠。手太阴、阳明相为表里，乃复行本经之外，上循胃口，迤逦上膈，而属会于肺。荣气有所归于本脏也。○幽门，见肾经；水分，见任脉。

属肺还从肺系出，络肺横行来肘腋；穴从中府过云门，循臑天府下侠白，渐行心主少阴前，肘中尺泽约纹偏。《灵枢》第十篇云[1]：从肺系横出腋下，下循臑内，行少阴心主之前，下肘中。○滑氏曰：肺系，谓喉咙也。喉以候气，下接于肺。肩下、胁上际曰腋，膊下对腋处为臑，肩肘之间也。臑尽处为肘，臂节也。自肺脏循肺系，出而横行，循胸部第四行之中府、云门，以出腋下，下循臑内，历天府、侠白，行手少阴手心主之前，下入肘中，抵尺泽穴也。盖手少阴循臑臂，出小指之端；手心主循臑臂，出中指之端；手太阴则行手二经之前也。

中府　在云门下一寸，乳上三肋间，动脉应手陷中。
云门　取天突下一寸，两旁各六寸陷中动脉，举臂取之。天突见任脉。
天府　在腋下三寸臑内廉[2]动脉中，举臂取之。禁灸。
侠白　在天府下去肘五寸动脉中。
尺泽　在肘中约纹上动脉中。

　　循丝臂内到孔最，骨间列缺交经传，寸口即是经渠穴，掌后大渊鱼际侧，出从大指少商头。《灵枢》第十篇云：循臂内上骨下廉，入寸口。上鱼，可循鱼际，出大指之端。○滑氏曰：肘以下为臂，廉，隅也，边也。手掌后高骨旁动脉为关，关前动脉为寸口。曰鱼，曰鱼际云者，谓掌骨之前大指本节之后，其肥肉隆起处，统谓之鱼。鱼际，则其间之穴名也。既下肘中，乃循臂内上骨之下廉，历孔最、列缺，入寸口之经渠、太渊，以上鱼，循鱼际，出大指之端，至少商穴而终也。端，杪也。

孔最　去腕上七寸，手太阴之郄。
列缺　去腕侧上一寸五分，以手交叉食指末筋骨罅中。太阴之络，别走阳明，交经络穴也。
经渠　在寸口陷中。禁灸。
太渊　在掌后陷中，脉之会也。
鱼际　在手大指本节后内侧散脉中。
少商　在手大指端内侧白肉内宛宛中，去爪甲如韭叶。

_____

①云：原作"去"，据体例改。
②举臂：原作"以鼻"，据《铜人腧穴针灸图经》卷下改。

交手阳明大肠脉。《灵枢》第十篇云：其支者，从腕后直出次指内廉，出其端。○滑氏曰：臂骨尽处为腕，脉之大隧为经，交经者为络。本经终于大指之端，此则从腕后列缺穴达次指内廉，出其端，而交于手阳明大肠经。

总歌曰

肺起中焦络大肠，还循胃口近心旁；自知属肺横循腋，出臂徐徐入少商。愚按：手太阴肺之脉，起于中焦，终于大指内廉端上。其支者[1]，自腕后列缺穴直行于大指次指内廉，出其端，长三尺五寸，交于手阳明大肠经。故手阳明之脉，起于大指次指之端商阳穴，始也。

穴歌曰

手太阴经十一穴，中府云门天府列，侠白尺泽孔最存，列缺经渠大渊涉，鱼际少商如韭叶。

是动所生歌曰

此经多气而少血，是动则病喘与咳；肺胀膨膨缺盆痛，两手交瞀为臂厥。所生病者为气嗽，喘渴烦心胸[2]满结；臑臂之内前廉痛，小便频数掌中热。气虚肩背痛而寒，气盛亦疼风汗出，欠伸少气不足息，遗失无度溺变色。

《灵枢》第十篇云：是动则病，肺胀满膨膨而喘咳，缺盆中痛。甚则交两手而瞀，此为臂厥，是主肺所生病者。咳，上气喘渴，烦心胸满，臑臂内前廉痛，厥，掌中热。气盛有余则肩背痛，风寒汗出，中风，小便数而欠；气[3]虚则肩背痛寒，少气不足以息，溺色变。为此诸病，盛则泻之，虚则补之，热则疾之，寒则留之，陷下则灸之；不盛不虚，以经取之。盛者，寸口大三倍于人迎；虚者，寸口反小于人迎也。滑氏所生病者咳，咳下有嗽字。前廉痛，痛下无厥字。风寒，○滑氏曰：寒字疑衍。溺色变下有卒遗失无度五字。○越人云：经言脉有是动，有所生病，一脉变为二病者，何也？然经言是动者，气也；所生病者，血也。邪在气，气为是而动；邪在血，血为所

---

①者：原作"音"，据《灵枢·经脉》改。
②胸：原作"脑"，据《灵枢·经脉》改。下一个"胸"字同。
③气：原作"热"，据《灵枢·经脉》改。

音釋

脘　腋音抑　鏵音暇
臑奴侯反　臂音閉
膊音剝　迤音以
腕音緩　逦音里
瞀音茂　杪音渺

生病。氣主煦之，血主濡之，氣留而不行者，爲氣先病也；血壅而不濡者，爲血後生病也。故先爲是動，後所生病也。○滑氏曰：此脈，非尺寸之脈，乃十二經隧之脈也。後凡言是動所生病者，義皆倣此。

生病。气主煦之，血主濡之，气留而不行者，为气先病也；血壅而不濡者，为血后病也。故先为是动，后所生病也。
○滑氏曰：此脉字，非尺寸之脉，乃十二经隧之脉也。后凡言是动所生病者，义皆仿此。

音释

脘　臑奴侯反　膊音剥　腕音缓　瞀音茂　腋音抑　臂音闭　迤音以　逦音里　杪音渺　罅音暇

手陽明大腸經歌

手陽明大腸之經，手走頭而頭走腹，是經氣血俱多，起於商陽，止於迎香，計二十穴，左右共四十六，大腸為腑，長二丈一尺，廣四寸，當臍右回十六曲。

手陽明是大腸經，商陽二間三間行，合谷陽谿兩筋內。《靈樞》第十篇云：手陽明之脈，起於大指次指之端，循指上廉，出合谷兩骨之間，上入兩筋之中。滑氏曰：大指次指，大指之次指，謂食指也，手陽明大腸經也。凡經脈之道，陰脈行手足之裏，陽脈行手足之表。此經起於大指次指之端商陽穴，受手太陰之交行於陽之分也。由是循指之上廉，歷二間三間，以出合谷兩骨之間，復上入陽谿兩筋之中。

合谷　在手表大指次指岐骨間陷中動脈。
三間　在手表大指次指本節後內側陷中。
二間　在手表大指次指本節前內側陷中。
商陽　在手表大指次指內側去爪甲如韭葉。

手阳明大肠经之图 （图见上）

手阳明大肠经歌　手阳明大肠之经，手走头，而头走腹。是经气血俱多。起于商阳，止于迎香，计二十穴；左右共四十六穴。大肠为腑，长二丈一尺，广四寸，当脐右回十六曲。

手阳明是大肠经，商阳二间三间行，合谷阳溪两筋内，《灵枢》第十篇云：手阳明之脉，起于大指次指之端，循指上廉，出合谷两骨之间，上入两筋之中。○滑氏曰：大指、次指，大指之次指，谓食指也，手阳明大肠经也。凡经脉之道，阴脉行手足之里，阳脉行手足之表。此经起于大指次指之端商阳穴，受手太阴之交行于阳之分也。由是循指之上廉，历二间、三间，以出合谷两骨之间，复上入阳溪两筋之中。

商阳　在手表大指次指内侧，去爪甲如韭叶。
二间　在手表大指次指本节前内侧陷中。
三间　在手表大指次指本节后内侧陷中。
合谷　在手表大指次指岐骨间陷中动脉。

阳溪　在手表腕中上侧两筋陷中。

循臂偏历温溜升，下廉上廉三里去，曲池肘髎来五里，臂臑肩髃两骨间。《灵枢》第十篇云：循臂上廉，入肘外廉，循臑外前廉，上肩。○滑氏曰：自阳溪而上，循臂上廉之偏历、温溜、下廉、上廉、三里，入肘外廉之曲池，循臑外前廉，历肘髎、五里、臂臑，络臑会，上肩，至肩髃穴也。○臑会，见手少阳经，手阳明之络也。

偏历　在腕中后三寸，别走太阴。

温溜　取腕后小士六寸，大士五寸间动脉中。

下廉　在辅骨下，去上廉一寸，去曲池四寸。

上廉　在三里下一寸。

三里　在曲池下二寸，按之肉起。

曲池　在肘外辅骨，屈肘，曲骨之中，以手拱胸取之。

肘髎　在肘大骨外廉陷中。

五里　在肘上三寸，行向里大脉中。禁针。

臂臑　在肘上七寸䐃肉端，阳明之络。

肩髃　在肩端两骨间陷者宛宛中，举臂有空。阳明、跷脉之会。

巨骨上与大椎会，《灵枢》第十篇云：出髃骨之前廉，上出于柱骨之会上。○滑氏曰：肩端两骨间为髃骨，肩胛上际会处为天柱骨。出髃骨前廉，循巨骨穴上，出柱骨之会上，会于大椎。○大椎，见督脉，手足三阳、督脉之会。

巨骨　在肩端上，行两叉骨间陷中。阳明、跷脉之会。

此经直下缺盆行，陷中本属是阳明；阳明外络绕肺脏，下膈竟属大肠停。《灵枢》第十篇云：下入缺盆，络肺，下膈，属大肠。○滑氏曰：自大椎而下，入缺盆，循足阳明经脉外，络绕肺脏，复下膈，当天枢之分会，属于大肠也。○缺盆、天枢，俱见足阳明经。

其支又自缺盆别，上行天鼎扶突接，贯腮及入于下齿，《灵枢》第十篇云：其支别者，从缺盆上头，贯腮，入下齿中。○滑氏曰：头茎为颈，耳以下曲处为颊[1]，口前小者为齿。其支别者，自缺盆上行于颈，循天鼎、扶突，上贯于颊，入下齿缝中。

天鼎　在颈缺盆，直扶突后一寸，仰首取之。

扶突　在气舍后一寸五分。又云在人迎后一寸五分。仰首取之。气舍、人迎，见足阳明经。

上唇交互人中穴，左右相交挟鼻孔，任督手阳明会总，禾髎一寸是迎香，交足阳明经胃统。《灵枢》第十篇云：还出挟口，交人中，左之右，右之左，上挟鼻孔。○滑氏曰：口唇上、鼻柱下为人中，既入齿缝，复出夹两口吻，相交于人中之分，左脉之右，右脉之左，上挟鼻孔，循禾髎、迎香，而终以交于足阳明也。○人中，见督脉，手阳明、督脉[2]之会。

禾髎　在鼻孔下侠水沟旁五分。禁灸。

迎香　在禾髎上一寸，鼻孔旁五分。手足阳明之会。禁灸。

总歌曰

手阳明脉起商阳，过臂交肩络大肠；再出缺盆还入齿，上行侠鼻到迎香。愚按：手阳明、太阳之脉，起于大指次指手表内侧端，上终于络肺会，属大肠。其支者，从缺盆入于下齿，左之右，右之左，相交頞中，横至两目之下承泣穴，长五尺，交于足阳明胃经。故足阳明之脉，起于承泣穴始也。

穴歌曰

手中阳明始商阳，二间三间合谷藏；阳溪偏历及温溜，下廉上廉三里长。曲池肘髎迎五里，臂臑肩髃巨骨当；天鼎扶突禾髎接，终以迎香二十穴。

是动所生歌曰

此经气盛血亦盛，是动颈肿并齿痛；所生病者为鼻衄，

① 颊：底本版蚀，据《十四经发挥》卷中补。
② 脉：底本阙字。据《十四经发挥》卷中补。

目黄口干喉痹生；大指次指难为用，肩前臑外痛相仍。

《灵枢》第十篇云：是动则病，齿痛颈肿，是主津液。○所生病者，目黄口干，鼽衄喉痹，肩前臑痛，大指次指痛不用。气有余，则当脉所过者热肿，虚则寒栗不复。为此诸病，盛则泻之，虚则补之，热则疾之，寒则留之，陷下则灸之；不盛不虚，以经取之。盛者，人迎大三倍于寸口；虚者，人迎反小于寸口也。

音释

　　髃　腘渠殒也　胛音甲，背胛也　颊右胁反，结腮也　吻音文，上声　鼽音求，鼻塞

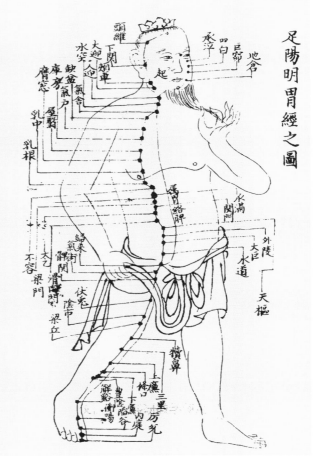

足阳明胃经之图（图见上）

足阳明胃经歌　足阳明胃之经，头走腹而腹走足。是经气血俱多，起于承泣，止于厉兑，计四十五穴，左右共九十穴。胃大一尺五寸，纡曲屈伸，长二尺六寸。

足阳明起鼻睛明，手足太阳少阳并；是足阳明五脉会，又足太阳颧上循。斜行承泣目瞳子，四白巨髎来上齿，出环唇口地仓行，交互承浆下唇会。《灵枢》第十篇云：足阳明之脉起于鼻交頞中，旁约太阳之脉，下循鼻外，入上齿中，还出挟口环唇，下交承浆。○滑氏曰：頞，鼻茎也，鼻山根为頞。足阳明起于鼻两旁迎香穴，由是而上，左右相交于頞中，过睛明之分，下循鼻外，历承泣、四白、巨髎，入上齿中，复出循地仓，挟两口吻，环绕唇下，左右相交于承浆之分也。○迎香，见手阳明经；睛明，见足太阳经。手足太阳、少阳、足阳明五脉之会。承浆，见任脉，足阳明、任脉之会。

承泣　在目下七分，直瞳子陷中。足阳明、任、跷脉之会。禁针。

四白　在目下一寸，直瞳子。

巨髎　在夹鼻孔旁八分，直瞳子。跷脉之会。

地仓　在夹口吻旁四分外，如近下有微微动。手足阳明[1]、跷脉之会。

却循颐后大迎出，斜上颊车下关客。足阳明与少阳交，发际头维至颅额；颞颥手足少阳经，额颅督脉到神庭，足太阳阳明三脉会。《灵枢》第十篇云：却循颐后下廉，出大迎，循颊车，上耳前，过客主人，循发际，至额颅。○滑氏曰：腮下为颔，颔中为颐，囟前为发际，发际前为额颅。自承浆却循颐后下廉，出大迎，循颊车，上耳前，历下关，过客主人，循发际，行悬厘、颔厌之分，经头维，会于额颅之神庭。○客主人、悬厘、颔厌，并见足少阳经，皆手足少阳、阳明之交会。神庭，见督脉，足太阳、阳明、督脉之会。

大迎　在曲颔前一寸三分骨陷中动脉。以口下当两肩。

颊车　在耳下曲颊端陷中，侧卧，张口取之。

下关　在客主人下，耳前动脉下廉，合口有空，开口即闭。足少阳之会。客主人，见足少阳经。

头维　在额角入发际，本神旁一寸五分，神庭旁四寸五分。足少阳交会。本神，见足少阳经；神庭，见督脉。足太阳、阳明、督脉会。足阳明脉，自大迎行上，终于此穴，入神庭，散脑中。

其支再下大人迎，水突穴居气舍上；夹喉天突缺盆当，循足少阴俞府行。下膈属胃上脘旁，胃口会厌为吸门；属胃上脘足阳明，会手太阴下一寸，即由中脘是其经。乃手太阳少阳合，又同任脉会其穴；络脾微着左胁些，相依胃上无差别。《灵枢》第十篇云：其支者，从大迎前下人迎，循喉咙，入缺盆，下膈，属胃，络脾。○胸两旁高处为膺，膺上横骨为巨骨，巨骨上陷中为缺盆。其支别者，从大迎前下人迎，循喉咙，历水突、气舍，入缺盆，行足少阴俞府之外，下膈，当上脘中脘之分，属胃，络脾。○俞府，见足少阴经；上脘，见任脉。足阳明、手太阳、任脉之会。中脘，见任脉。手太阳、少阳、足阳明所生，任脉之会。

人迎　在颈大脉动应手，夹结喉旁一寸五分动脉，仰首取之。禁针灸。

---

[1] 明：原无，据《针灸甲乙经》卷三第十补。

天樞　滑肉門　太乙　關門　梁門　承滿　不容　乳根　乳中　膺窗　屋翳　庫房　氣戶　缺盆　氣舍　水突

直行又自缺盆底，氣戶庫房並屋翳膺窗當乳乳根停，斜入不容承滿位，梁門穴過關門通太乙滑門天樞同，挾臍外陵下大巨水道歸來入氣衝

水突　在頸大筋前，直人迎下、气舍上二穴之中間。

气舍　在頸直人迎下，夾天突陷中。天突，見任脉。

缺盆　在肩下橫骨陷中。禁針。

　　　直行又自缺盆底，气户库房并屋翳。膺窗当乳乳根停，斜入不容承满位；梁门穴过关门通，太乙滑门天枢同；挟脐外陵下大巨，水道归来入气冲。《灵枢》第十篇云：其直者，从缺盆下乳内廉，下挟脐，入气冲中。○滑氏曰：直行者，从缺盆而下，下乳内廉，循气户、库房、屋翳、膺窗、乳中、乳根、不容、承满、梁门、关门、太乙、滑肉门，下挟脐，历天枢、外陵、大巨、水道、归来诸穴，而入气冲中也。○自气户至乳根，去中行各四寸；自不容至滑肉门，去中行各三寸；自天枢至归来，去中行各二寸。

气户　取天突下一寸，两旁各四寸，微近下陷中，直乳头，仰取。天突，见任脉。

库房　在气户下一寸六分陷中下，直乳头，仰而取之。

屋翳　在库房下一寸六分陷中，直乳头，仰而取之。

膺窗　在屋翳下一寸六分陷中，下直乳头，仰而取。

乳中　当乳中是也。禁针灸。

乳根　在直乳下一寸六分陷中，仰而取之。自气户至乳根，去中行各四寸。

不容　取巨阙两旁各三寸，直四肋端。巨阙，见任脉。

承满　在不容下一寸。

梁门　在承满下一寸。

关门　在梁门下一寸。

太乙　在关门下一寸。

滑肉门　在太乙下一寸，下挟脐。自不容至滑肉门，去中行各三寸。

天枢　取脐两旁各二寸。大肠之募。

外陵　在天枢下一寸。

大巨　在外陵下一寸。

水道　在大巨下三寸。

归来　在水道下二寸。自天枢至归来，去中行各二寸。

气冲　在归来下、鼠溪上一寸动脉应手宛宛中。禁针。一名气冲。

其支腹从胃口下，别行循腹肓俞走；足少阴经与本经，复会气冲从下溜。《灵枢》第十篇云：其支者，起胃下口，循腹里，下至气冲中而合。○滑氏曰：胃下口，下脘之分，《难经》云：太仓下口为幽门者是也。自属胃处起胃下口，循腹里，过足少阴肓俞之外，本经之里，下至气冲，与前之入气冲者合。

髀关伏兔阴市从，梁丘膝上两筋同；膝膑犊鼻至三里，上廉条口下廉中；丰隆解溪冲阳属，陷谷内庭厉兑足。《灵枢》第十篇云：以下髀关，抵伏兔，下入膝膑中，下循胻外廉，下足跗，入中指外间。○滑氏曰：抵，至也。股外为髀，髀前膝上起肉处为伏兔，伏兔后交纹为髀关，挟膝解中为膑，胫骨为骭，跗，足面也。既相合气冲中，乃下髀关，抵伏兔，历阴市、梁丘，下入膝膑中，经犊鼻，下循胻外廉之三里、巨虚上廉、条口、巨虚下廉、丰隆、解溪，下足跗之之冲阳、陷谷，入中指外间之内庭，至厉兑而终也。

髀关　在膝上伏兔后交纹分中。禁灸。

伏兔　在膝上六寸起肉，端正跪坐而取之。一云膝盖上七寸。禁灸。

阴市　在膝上三寸伏兔下陷中，拜而取之。禁灸。

梁丘　在膝上二寸两筋间。

犊鼻　在膝膑下胻骨上骨解大筋中。禁灸。

三里　在膝眼下三寸胻骨外廉，大筋内宛宛中，举足取之；极重按之，则跗上动脉止矣。

上廉　在三里下三寸，举足取之。

条口　在下廉上一寸，举足取之。禁灸。

下廉　在上廉下三寸，举足取之。

丰隆　在外踝上八寸胻外廉陷中，当系鞋带处。

解溪　在冲阳后一寸五分腕上陷中，当系鞋带处。

冲阳　在足跗上五寸骨间动脉，去陷谷三寸。

陷谷　在足大指次指之间本节后陷中。

内庭　在足大指次指外间陷中。

厉兑　在足大指次指之端，去爪甲如韭叶。

《灵枢》第十篇云：其支者，下膝三寸而别，以下入中指外间。○滑氏曰：此支自膝下三寸，循三里穴之外。冲阳反出行间来，交足太阴脾脉续。《灵枢》第十篇云：其支者，别跗上，入大指间，出其端。○滑氏曰：此支自跗上冲阳穴，别行大指间，斜出足厥阴行间穴之外，循大指下，出其端，以交于足太阴。行间，见足厥阴经。

总歌曰

胃脉先由鼻颊中，却循颐后过喉咙；络脾属胃侠脐下，下胫还知厉兑通。愚按：足阳明胃之脉，起于鼻颊，终于足大指次指端上。其支者，自跗上冲阳穴，别行入足大指之下。长八寸，交于足太阴脾经。故足太阴之脉，起于大指之端内侧隐白穴始也。

穴歌曰

四十五穴足阳明，承泣四白巨髎经，地仓大迎颊车峙，下关头维人迎对，水突气舍连缺盆，气户库房屋翳屯，膺窗乳中延乳根，不容承满梁门起，关门太乙滑肉门，天枢外陵大巨存，水道归来气冲次，髀关伏兔走阴市，梁丘犊鼻足三里，上巨虚连条口位，下巨虚兮及丰隆，解溪冲阳陷谷中，内庭厉兑经穴终。

是动所生歌曰

此经多气复多血，是动欠呻面颜黑，凄凄恶寒畏见人，忽闻木音心震惕；登高而歌弃衣走，甚则腹胀仍贲响，凡此诸疾皆骭厥，所生病者为狂疟，湿温汗出鼻流血，口㖞唇胗仍喉痹，膝膑疼痛腹胀结，气膺伏兔骭外廉，足跗中指俱痛彻。有余消谷溺色黄，不足身前寒振栗，胃中寒时胀满生，气盛身前皆有热。

《灵枢》第十篇云：是动则病，洒洒振寒，善呻数欠，颜黑，病至则恶人与火，闻木音则惕然而惊，心欲动，独闭户塞牖而处，甚则欲上高而歌，弃衣而走，贲响腹胀，是为骭厥。是主血所生病者，狂疟温淫，汗出鼽衄，口㖞唇胗，颈肿喉痹，大腹水肿，膝膑肿痛，循膺乳、气街、股、伏兔、骭外廉、足跗上皆痛，中指不用。气盛，则身以前皆热。其有余于胃，则消谷善饥，溺色黄；气不足，则身以前皆寒栗；胃中寒，则胀满。为此诸病，盛则泻之，虚则补之，热则疾之，寒则留之，陷下则灸之；不盛不虚，以经取之。盛者，人迎大三倍于寸口；虚者，人迎反小于寸口也。

音释[1]

颞 颥 颅音卢，囟也　突防骨反，触也　䯏 肓 髀音陛，股也　膑 犊 髎　颊音过　颔音撼[2]，颐下也　囟音信　膎 歝 骭音旱，胫骨　骱 峙

①音释：原无，据体例补。
②撼：原脱，据《针灸甲乙经》"颔"字注音补。

足太陰脾經之圖

公孫
大白
太白
隱白

商丘踝下微前覓
上踝三寸三陰交
足太陰經解隱白
太白大白同其直
公孫別走足陽明

足太陰脾經歌
足太陰脾之經足
走腹而腹走胸是
經多氣少血起于
隱白止于大包計
二十一穴左右共
四十二穴脾廣三
寸長五寸掩乎太
倉附着于脊之第
十一椎

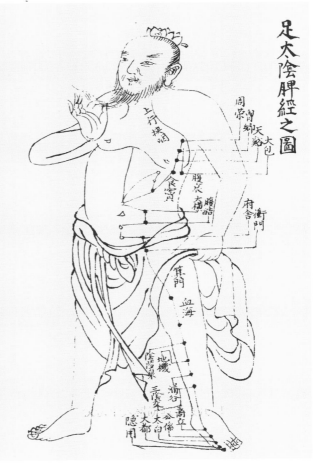

足太阴脾经之图 （图见上）

　　足太阴脾经歌　足太阴脾之经，足走腹，而腹走胸。是经多气少血。起于隐白，止于大包，计二十一穴，左右共四十二穴。脾广三寸，长五寸，掩乎太仓，附着于脊之第十一椎。

　　足太阴经解隐白，大都太白同其直；公孙别走足阳明，商丘踝下微前觅。上踝三寸三阴交，《灵枢》第十篇云：足太阴之脉，起于大指内侧白肉际，过覈骨后，上内踝前廉。○滑氏曰：覈骨，一作核骨，俗云孤拐骨是也。足跟后两旁起骨为踝骨。足太阴起大指之端隐白穴，受足阳之交也，由是循大指内侧白肉际大都穴，过核骨后[1]，历太白、公孙、商丘，上内踝前廉之三阴交也。

　　隐白
　　大都
　　太白
　　公孙

---

①后：底本缺字，据《灵枢·经脉》补。

商丘　在足内踝下微前陷中。

三阴交　在内踝上三寸骨下陷中。

上腨循行漏谷超，厥阴前有地机穴，阴陵泉在膝之坳，《灵枢》第十篇云：上腨内，循骱骨后，交出厥阴之前。○滑氏曰：腨，腓肠也。由三阴交上腨内，循骱骨后之漏谷，上行二寸，交出足厥阴经之前，至地机、阴陵泉。

漏谷　在内踝上六寸骨下陷中。

地机　在膝下五寸。太阴之郄。

阴陵泉　在膝下内侧辅骨下陷中，伸足取，曲膝亦得之。

上循膝股号血海，箕门越筋阴股内；上行入腹至冲门，府舍横行中极会；关元任脉三阴还，又循肠腹结在经，归大横脐直下脘；太阴任脉腹哀行，腹哀在下日月上。是足太阳少阳访，阳维三会上期门；直乳三阴属脾脏，循行中脘下脘回；属脾络胃无猜疑，此经本自腹哀起，别腹还循膈上来。《灵枢》第十篇云：上循膝股内前廉，入腹，属脾络胃。○滑氏曰：髀内为股，脐上下为腹。自阴陵泉上循膝股内前廉之血海、箕门，迤逦入腹，经冲门、府舍，会中极、关元，复循腹结、大横，会下脘，历腹哀，过日月、期门之分，循本经之里，下至中脘、下脘之际，以属脾络胃也。○中极、关元，并见任脉，皆足三阴任脉之会。下脘，见任脉，足太阴、任脉之会。日月，见足少阳经，足太阴、少阳、阳维之会。期门，见足厥阴经，足太阴、厥阴、阴维之会也。

血海　在膝膑上内廉白肉际二寸中。

箕门　在鱼腹上越筋间阴股内动脉中。

冲门　去大横五寸，在府舍下横骨端约中动脉。厥阴之会。

府舍　在腹结下三寸。太阴郄，厥阴、阴维之交会。

腹结　在大横下一寸三分。

大横　在腹哀下三寸五分，直脐旁。

腹哀　在日月下一寸五分。自冲门起，至腹哀止，去腹中行各四寸五分。日月，见足少阳经。

斜上本经食窦穴，举臂可取天溪接；仰取寸六是胸乡，更上周荣回下胁；大包布胁九肋间，手足太阴中府攒；斜行竟上人迎位，夹喉连舌散何难。《灵枢》第十篇云：上膈，挟咽，连舌本，散舌下。○滑氏曰：咽，所以咽物。居喉之前，至胃长一尺六寸，为胃系也。舌本，舌根也。由腹哀上膈，循食窦、天溪、胸乡、周荣，由周荣外曲折向下，至大包；又自大包外，曲折向上。会中府，上行人迎之里，挟咽，连舌本，散舌下而络焉。○中府，见手太阴经。足太阴之会。人迎，见足阳明经。

食窦　在天溪下一寸六分，举臂取之。

天溪　在胸乡下一寸六分，仰而取之。

胸乡　在周荣下一寸六分陷中，仰而取之。

周荣　在中府下一寸六分陷中，仰而取之。中府，见手太阴经。

大包　在渊腋下三寸。渊腋，见足少阳经。

别支又从腹哀去，再历胃经中脘外；上注膻中穴里终，两手少阴心经起，《灵枢》第十篇云：其支者，复从胃别上膈，注心中。○滑氏曰：此支由腹哀别行，再从胃部中脘穴之外，上膈注于膻中之里，心之分，以交于手少阴。○中脘、膻中，并见任脉。

总歌曰

指端侧内方由踝，股胫崎岖气脉通；入腹属脾并络胃，侠咽连舌注胸中。愚按：足太阴脾之脉，起于足大指内侧，终于侠咽散舌下。别支又自腹哀，历胃经，注膻中之里，心之分，交于手少阴心经，故手少阴之脉起于心中，上肺，横出腋下极泉始也。

穴歌曰

足中太陰脾經偏隱白太都太白先公孫商丘三陰交
漏谷地機陰陵泉血海箕門衝門近府舍腹結大橫連
腹哀食竇天谿去胸鄉周榮大包全

是動所生歌曰

此經氣盛而血衰是動其病氣所爲食入即吐胃脘痛
更兼身體痛難移腹脹善噫舌本強得後與氣快然衰
所生病者舌亦痛體重不食亦如之煩心心下仍急痛
泄水溏瘕寒瘧隨不卧強立股膝腫疝發身黃大指痿

靈樞第十篇云是動則病舌本強食則嘔胃脘痛腹脹善噫得後與氣則快然如衰身體皆重是主脾所生病者舌本痛體不能動搖食不下煩心心下急痛溏瘕泄水閉黃疸不能卧強立股膝内腫厥足大指不用爲此諸病盛則寫之虛則補之熱則疾之寒則留之陷下則灸之不盛不虛以經取之盛者寸口大三倍於人迎虛者寸口反小於人迎也〇滑氏心下急痛下有寒瘧二字

音釋

踝胡瓦反 覓音密 坳 猜 攒 肋音勒 拐 腓

足中太阴脾经偏，隐白大都太白先；公孙商丘三阴交，漏谷地机阴陵泉；血海箕门冲门近，府舍腹结大横连；腹哀食窦天溪去，胸乡周荣大包全。

是动所生歌曰

此经气盛而血衰，是动其病气所为。食入即吐胃脘痛，更兼身体痛难移。腹胀善噫舌本强，得后与气快然衰。所生病者舌亦痛，体重不食亦如之；烦心心下仍急痛，泄水溏瘕寒疟随，不卧强立股膝肿，疝发身黄大指痿。《灵枢》第十篇云：是动则病舌本强，食则呕，胃脘痛，腹胀善噫，得后与气则快然如衰，身体皆重。是主脾所生病者，舌本痛，体不能动摇，食不下，烦心，心下急痛，溏瘕泄，水闭，黄疸，不能卧，强立，股膝内肿，厥，足大指不用。为此诸病，盛则泻之，虚则补之，热则疾之，寒则留之，陷下则灸之，不盛不虚，以经取之。盛者，寸口大三倍于人迎；虚者，寸口反小于人迎也。〇滑氏：心[1]下急痛下，有寒疟二字。

音释

踝胡瓦反　觅音密　坳　猜　攒　肋音勒　拐　腓

---

① 心：底本缺字，据《十四经发挥》卷中补。

手少阴心经之图

手少阴心经之图（图见上）

手少阴心经歌　手少阴心之经，腹走胸，而胸走手。是经多血少气。起于极泉，止于少冲，计九穴，左右共一十八穴。心形如未敷莲花，居肺下膈上，附着于脊之第五椎。

手少阴心五脏通，下膈络绕小肠中；《灵枢》第十篇云：手少阴之脉，起于心中，出属心系，下膈，络小肠。○滑氏曰：心系有二，一则上与肺相通，而入肺两大叶间；一则由肺叶而下，曲折向后，并脊膂细络相连，贯脊髓，与肾相通，正当七节之间。盖五脏系皆通于心，而心通五脏系也。手少阴经，起于心，循任脉之外，属心系，下膈，当脐上二寸之分，络小肠。

别从心系横支起，上夹喉门目系同。《灵枢》第十篇云：其支者，从心系上挟咽，系目系。○滑氏曰：支者，从心系出任脉之外上行，而挟咽系目也。

其支复从心系出，上循肺上横循腋；极泉穴在臂内廉，腋下筋间当动脉。《灵枢》第十篇云：其直者，复从心系却上肺，出腋下。○滑氏曰：直者，复从心系直上，至肺脏之分，出循腋下，抵极泉也。

心脉元来起膈中更还心系始通胸络肠出腋方循肘入掌分明见少冲，其手太阳小肠经受授，小肠经故不假别支，而直自本经少冲穴，交于手太阳小肠经。故手太阳之脉起于小指外侧端，少泽穴始也。

臂廉灵道甚分明，通理排来阴郄底；掌后神门循小指，少府前行出少冲。交手太阳小肠是。

少府　少冲

青灵　少海

灵道　通理　阴郄　神门

下循臑外后廉行，太阴心主后青灵，下肘内廉来少海。

极泉　在臂内腋下筋间，动脉入胸。

极泉　在臂内腋下筋间，动脉入胸。

下循臑外后廉行，太阴心主后青灵，下肘内廉来少海，《灵枢》第十篇云：下循臑内后廉，行太阴心主之后，下肘内廉。○滑氏曰：自极泉下循臑内后廉，行太阴、心主两经之后，历青灵穴，下肘内廉，抵少海。

青灵　在肘上三寸，举臂取之。

少海　在肘内大骨外，去肘端五分。

臂廉灵道甚分明，通理排来阴郄底；掌后神门循小指，少府前行出少冲。交手太阳小肠是，《灵枢》第十篇云：循臂内后廉，抵掌后兑骨之端，入掌内后廉，循小指之内，出其端。○滑氏曰：腕下踝为兑骨，自少海而下，循臂内后廉，历灵道、通理，至掌后兑骨之端，经阴郄、神门，入掌内廉，至少府，循小指端之少冲，而终以交于手太阳也。

灵道　在掌后一寸五分。

通理　在腕后一寸陷中。

阴郄　在掌后脉中，去腕五分。

神门　在掌后兑骨之端陷者中。

少府　在手小指本节后陷中，直劳宫。

少冲　在手小指内廉端，去爪甲如韭叶。

总歌曰

心脉原来起膈中，更还心系始通胸；络肠出腋方循肘，入掌分明见少冲。愚按：手少阴心之脉，起于心中，终于小指内廉，出其端。长三尺五寸，而直交于手太阳小肠经。盖心为君主之官，示尊于他藏，故其交经授受，不假别支，而直自本经少冲穴，交于手太阳小肠经。故手太阳之脉起于小指外侧端，少泽穴始也。

穴歌曰

九穴心经手少阴，极泉青灵少海深；灵道通理阴郄遂，神门少府少冲寻。

是动所生歌曰

多气少血属此经，是动心脾痛难任；渴欲饮水咽干燥，所生胁痛目如金；胁臂之内后廉痛，掌中有热向经寻。《灵枢》第十篇云：是动则病，嗌干心痛，渴而欲饮，是为臂厥，是主心所生病者，目黄胁痛，臑臂内后廉痛，厥，掌中热痛。为此诸病，盛则泻之，虚则补之，热则疾之，寒则留之，陷下则灸之，不盛不虚，以经取之。盛者，寸口大再倍于人迎；虚者，寸口反小于人迎也。

手太阳小肠经之图 （图见上）

手太阳小肠经歌　　手太阳小肠之经，手走头，而头走腹。是经多血少气。起于少泽，止于听宫，计十九穴，左右共三十八穴。小肠长三丈二尺，左回叠积十六曲。胃之下口，小肠之上口也，在脐上二寸，水谷于是入焉。复下一寸，为水分穴，则小肠下口也，至是而泌别清浊，水液入膀胱，滓秽入大肠云。

手太阳经络小肠，起于少泽小指旁；前谷后溪循腕骨，腕中阳谷陷中藏。养老东骨上空罅，《灵枢》第十篇云：手太阳之脉，起于小指之端，循手外侧，上腕，出踝中。○滑氏曰：臂骨尽处为腕，腕下兑骨为踝。本经起小指端少泽穴，由是循手外侧之前谷、后溪、上腕，出踝中，历腕骨、阳谷、养老穴也。

少泽　在手表小指外侧端，去爪甲一分陷中。

前谷　在手表小指外侧，本节前陷中。

后溪　在手表小指外侧，本节后陷中起肉之下。

腕骨　在手表外侧腕前起骨下陷中。

阳谷　在手表外侧腕中，兑骨下陷中。○兑骨，腕下骨也。

养老　在手踝骨上一空，腕后一寸陷中。

支正少阴来小海，臑俞阳明手少阳；膊部肩贞居骨解，臑俞天宗与秉风；曲垣肩外其肩中，上行循臂大椎穴，手足三阳督脉同。《灵枢》第十篇云：直上，循臂骨下廉，出肘内侧两筋之间，上循臑外后廉，出肩解，绕肩胛，交肩上。○滑氏：出肘内侧起，至循臑外后廉止，无此十四字，今录于此，以备参考。○胛，一名髆。○滑氏曰：脊两旁为膂，膂上两角为肩解，肩解下成片骨为肩胛。自养老穴直上，循臂骨下廉支正穴，出肘内侧两骨之间，历小海穴，上循臑外后廉，行手阳明、少阳之外，上肩，循肩贞、臑俞、天宗、秉风、曲垣、肩外俞、肩中俞诸穴，乃上会大椎，因左右相交于两肩之上。○大椎，见督脉。手足三阳、督脉之会。

支正　在腕后五寸，别足少阴。

小海　在肘内大骨外，去肘端五分陷中，屈手向头取之。

肩贞　在肩曲胛下两骨解间，肩髃后陷中。

臑俞　在挟肩髎后大骨下胛上廉陷中。手足太阳、阳维、跷脉之会。天髎，见手少阳经。

天宗　在秉风后大骨下陷中。

秉风　在天髎外肩上小髃后，举臂有空。手太阳、阳明、手足少阳之会。天髎见手少阳经。

曲垣　在肩中央曲胛陷中，按之应手痛。

肩外俞　在肩胛上廉，去脊三寸陷中。

肩中俞　在肩胛内廉，去脊二寸陷中。

就向肩前缺盆陷，下腋络心膻中满；循咽透膈抵胃中，竟属小肠来下脘。

《灵枢》第十篇云：入缺盆，络心，循咽，下膈，抵胃，属小肠。○滑氏曰：自交肩上入缺盆，循肩，向腋下行，当膻中之分，络心，循胃系，下膈，过上脘、中脘，抵胃，下行任脉之外，当脐上二寸之分，属小肠。○膻中、上脘、中脘，并见任脉，会穴也。

────────────

①央：底本缺字，据《针灸甲乙经》卷三第十三补。

其支别自缺盆升，循颈天窗旁颈筋；穴历天容循颊面，颧髎兑督听宫停。《灵枢》第十篇云：其支者，别从缺盆循颈上颊，至目锐眦，却入耳中。○滑氏曰：目外角为锐眦。支者，别从缺盆循颈之天窗、天容，上颊抵颧髎，上至目锐眦，过瞳子髎，却入耳中，循听宫而终也。○瞳子髎，见足少阳经。

　　天窗　在颈大筋前，曲颊下，扶突后，动脉应手陷中。扶突，见任。

　　天容　在耳下曲颊后。

　　颧髎　在面鸠骨下廉，锐骨端陷中。手少阳之会。

　　听宫　在耳中珠子，大如赤小豆。足少阳之会。

　　别支循颊过颐鼻，循至晴明来眦内；手足三阳五脉攒，交足太阳膀胱位。《灵枢》第十篇云：其支者，别颊上颐，抵鼻，至目内眦，斜络于颧。滑氏无斜络于颧四字。○滑氏曰：目下为颐，目大角为目内眦。其支者，别循颊，上颐，抵鼻，至目内眦晴明穴，以交于足太阳也。○晴明，见足太阳经。

总歌曰

　　少泽因知手太阳，上循盆内下连肠。其支自颈斜交颊，侠鼻还来目眦旁。愚按：手太阳小肠之脉，起于小指之端，循手外侧[1]，而上终于耳中听宫穴。其支者，自听宫别行颊上，抵鼻，至目内眦，长五尺，交于足太阳，故足太阳之脉起于目内眦晴明穴始也。

穴歌曰

　　手太阳穴一十九，少泽前谷后溪偶；腕骨阳谷可养老，支正小海肩贞走；臑俞天宗及秉风，曲垣肩外复肩中；天窗天容上颧髎，却入耳中循听宫。

是动所生歌曰

　　此经少气还多血，是动则病痛咽嗌；颔下肿兮不可顾，

肩如拔兮臑似折。所生病主肩臑痛，耳聋目黄肿腮颊；肘臂之外后廉痛，部外犹当细分则。

《灵枢》第十篇云：是动则病嗌痛颔肿，不可以顾，肩似拔，臑似折，是主腋所生病者。耳聋目黄，颊肿，颈、颔、肩、臑、肘、臂外后廉痛，为此诸病盛，则泻之。〇虚则补之，热则疾之，寒则留之，陷下则灸之。〇不盛不虚，以经取之。盛者，人迎大再倍于寸口；虚者，人迎反小于寸口也。〇以顾，滑氏作回顾。

音释

罅音吓　膊音搏，肩膊　膻音诞，与昶同　颐音拙[1]　眦静计反

灵枢经脉翼卷中

---

①拙：此下原有"广"字，与意不洽删。《类经图翼》卷一注音下有"目下为颐"四字。

灵枢经脉翼 〇三七
明　稿　本

灵枢经脉翼卷下

足太阳膀胱经之图①（图见上）

足太阳膀胱经歌　足太阳膀胱之经，头走脊，而脊走足。是经多血少气。起于睛明，止于至阴，计六十三穴，左右共一百二十六穴。膀胱重九两二铢，纵广九寸，居肾下之前，大肠之侧，当脐上一寸水分穴之处。小肠下口，乃膀胱上际也。水液由是渗入焉。

足太阳属膀胱经，起自目眦由睛明；上行攒竹神庭穴，督太阳经□□并，曲差五处承光额，廿五通天从左脉，交行百会右耳尖。《灵枢》第十篇云：足太阳之脉起于目内眦，上额交巅。滑氏曰：目大角为内眦，发际前为额，脑上为巅。巅，顶也。足太阳起目内眦睛明穴，上额，循攒竹，过神庭，历曲差、五处、承光、通天，自通天斜行，左右相交于巅上之百会也。神庭、百会，俱见督脉，俱足太阳、督脉之交会也。

睛明　在目内眦头外畔宛宛中。手足太阳、阳明、少阳之会。禁灸。

攒竹　在两眉头陷中。禁灸。

曲差　取神庭外旁、临泣之里，二穴之间发际内五分。临泣，见足少阳经。

---

①足太阳膀胱经之图：原无，据体例补。

五处　在上星旁曲差后五分。

承光　取曲差后二寸。禁灸。

通天　取曲差后二寸五分。

　　右脉仍从百会出，耳角入发际五分；率谷浮白连窍阴，乃足太阳少阳会。从兹三穴散诸经。《灵枢》第十篇云：其支者，从巅至耳上角。○滑氏曰：支别者，从巅之百会抵耳上角，过率谷、浮白、窍阴，所以散养于经脉也。○率谷、浮白、窍阴三穴见足少阳经，足太阳、少阳之会也。

　　其经再自通天项，络却直行来玉枕；循行脑户绕周傍，足太阳同督脉并，别循出脑还本经。下项复从天柱仍，《灵枢》第十篇云：其直者，从巅入络脑，还出别下项。○滑氏曰：脑，头髓也，颈上为脑，脑后为项。此直行者，由通天穴后循络却、玉枕入络脑，复出下项，抵天柱也。○脑户，见督脉。足太阳、督脉之会。

络却　在通天后一寸五分。

玉枕　在络却后一寸五分，或取后项上入发际三寸、脑户旁一寸三分枕骨起肉。

天柱　在颈项大筋外廉，夹项后发际陷中。

　　大椎手足三阳会，却循陶道两□行；大杼风门皆夹脊，肺俞厥阴四椎极；心膈肝胆脾胃连，三焦肾俞同脐直，十六八椎大小肠，膀胱十九椎两旁，中膂内俞白环俞，入脊络胃由膀胱。《灵枢》第十篇云：循肩膊内，挟脊，抵腰中，入循膂，络肾属膀胱。○滑氏曰：肩后之下为肩膊，椎骨为脊，尻上横骨为腰，挟脊为膂。自天柱而下，过大椎、陶道，却循肩膊内，挟脊两旁，下行历大杼、风门、肺俞、厥阴俞、心俞、膈俞、肝俞、胆俞、脾俞、胃俞、三焦俞、肾俞、大肠俞、小肠俞、膀胱俞、中膂内俞、白环俞，由是抵腰中，入循膂，络肾，下属膀胱也。○大椎，见督脉，手足三阳、督脉之会。陶道，见督脉，足太阳、督脉之会。

其支別從白環入下循腰髁夾其脊；上髎次髎中下髎，會陽穴旁陰尾骨。貫穿臀內下承扶，殷門浮郄委陽途，膕中只是委中穴。自大杼循肩膊，至白環俞，抵腰中，去脊中各一寸五分。

大杼　在項後第一椎兩旁各一寸五分陷中。足少陽之會，又骨會。此夾脊第二行俞穴。
風門　在第二椎下督脈之會兩旁各一寸五分。
肺俞　在第三椎下各一寸五分。
厥陰俞　在第四椎下各一寸五分。
心俞　在第五椎下各一寸五分正坐取。
膈俞　在第七椎下各一寸五分正坐取。
肝俞　在第九椎下各一寸五分。
膽俞　在第十椎下正坐取之各一寸五分。
脾俞　在第十一椎下各一寸五分。
胃俞　在第十二椎下各一寸五分。
三焦俞　在第十三椎下各一寸五分。
腎俞　在第十四椎下與臍平各一寸五分。
大腸俞　在第十六椎下各一寸五分。
小腸俞　在第十八椎下各一寸五分。
膀胱俞　在第十九椎下各一寸五分。
中膂內俞　在第二十椎挾脊起肉各一寸五分。
白環俞　在二十一椎下伏取之禁灸。

大杼　在项后第一椎下两旁各一寸五分陷中。足少阳之会，又骨会。此夹脊第二行俞穴。

风门　在第二椎下督脉之会两旁各一寸五分。

肺俞　在第三椎下两旁各一寸五分。

厥阴俞　在第四椎下两旁各一寸五分。

心俞　在第五椎下两旁各一寸五分。

膈俞　在第七椎下两旁各一寸五分。

肝俞　在第九椎下两旁各一寸五分。

胆俞　在第十椎下正坐取之两旁各一寸五分。

脾俞　在第十一椎下两旁各一寸五分。

胃俞　在第十二椎下两旁各一寸五分。

三焦俞　在第十三椎下两旁各一寸五分。

肾俞　在第十四椎下与脐平两旁各一寸五分。

大肠俞　在第十六椎下两旁各一寸五分。

小肠俞　在第十八椎下两旁各一寸五分。

膀胱俞　在第十九椎下两旁各一寸五分。

中膂内俞　在第二十椎挟脊起肉两旁各一寸五分。

白环俞　在二十椎下，伏取之，禁灸。自大杼循肩膊，至白环俞，抵腰中，去脊中各一寸五分。

其支别从白环入，下循腰髁夹其脊；上髎次髎中下髎，会阳穴旁阴尾骨。贯穿臀内下承扶，殷门浮郄委阳途，腘中只是委中穴。《灵枢》第十篇云：其支者，从腰中下挟脊，贯臀入腘中。○滑氏支下有别字，腰中下下无挟脊二字。○滑氏曰：臀，尻也。挟腰髋骨两旁为机，机后为臀，腓肠上膝后曲处为腘。其支别者，从腰中循腰髁下，挟脊，历上髎、次髎、中髎、下髎、会阳，下贯臀，至承扶、殷门、浮郄、委阳，入腘中之委中穴也。

①两：原作"五"，据《素问·气府论》改。

○按：腰髁，即腰监骨。人脊椎骨有二十一节，自十六椎节而下，为腰监骨，扶脊附着之处，其十七至二十凡四椎为腰监骨所掩附。而八髎穴则挟脊第一二空云云也。会阳在尾髎骨两旁，则廿一椎乃复见而终焉。又按：督脉当脊中，起于长强，在廿一椎下等而上之，至第十六椎下为阳关穴，其二十椎至十七椎皆无穴，乃知为腰监骨所掩明矣。

上髎　在第一空腰髁下一寸挟脊陷中。足太阳、少阳之络。

次髎　在第二空夹脊陷中。

中髎　在第三空挟脊陷中。足厥阴、少阳所结。

下髎　在第四空挟脊陷中。足太阳、厥阴所结。

会阳　在阴尾髎骨两旁。

承扶　在尻臀下股阴上纹中。

殷门　在肉郄下六寸。

浮郄　在委阳上一寸，展膝得之。

委阳　在承扶下六寸，屈身取之，足太阳之后，出于腘中外廉两筋间。

委中　在腘中央约文中动脉，伏面挺腹至地取之。血郄也。○此支自夹脊第二行，至白环俞而入历上下髎，循会阳，直至委中，与附分至秩边者合，共会于委中。

别支天柱膊中铺，别行左右附分去；贯穿伸膂来魄户，膏肓穴下循神堂；噫嘻膈内七椎数，魂门第九近阳纲；意舍前行取胃仓，肓门又勒接志室；胞肓直抵秩边藏，《灵枢》第十篇云：其支者，从膊内左右别下，贯胛，挟脊内，过髀枢。○滑氏曰：膂内曰胛，夹脊肉也。其支者，为挟脊两旁第三行相去各三寸之诸穴，自天柱而下，从膊内左右别行，下贯胛膂，历附分、魄户、膏肓、神堂、噫嘻、膈关、魂门、阳纲、意舍、胃仓、肓门、志室、胞肓、秩边，下历尻臀，过髀枢也。股外为髀，楗骨之下为髀枢。

附分　在第二椎下，附项内廉，正坐取之。手足太阳之会，夹脊第三行俞穴。

經從秩邊貫臀內，髀樞穴內承山外，旁厢一寸五分間，髀從里廉委中會，合陽膝約下二寸，貫穿腨內承筋頓；承筋正在腨腸中，下至承山腸肉分；飛揚外踝七寸存，附陽踝下循崑崙；仆參申脈白肉際，金門京骨足邊屯。足外大骨赤白肉，小指本節收束骨；通谷之前出至陰，交足少陰腎經脈。

魄户　在第三椎下兩旁各三寸，正坐取之。
膏肓　在第四椎下近第五椎上兩旁各三寸，取穴時令人正坐，曲脊，伸兩手，以臂着膝前，令端直，手大指與膝頭齊，以物支肘，毋令臂動搖，離胛骨容側指許，按之酸痛。
神堂　在第五椎下兩旁各三寸，正坐取之。
譩嘻　在肩髆內廉第六椎下兩旁各三寸，正坐取之。
膈關　在第七椎下兩旁各三寸，正坐閣肩取之。
魂門　在第九椎下兩旁各三寸陷中，正坐取之。
陽綱　在第十椎下兩旁各三寸陷中，正坐取之。
意舍　在第十一椎下兩旁各三寸陷中，正坐取之。
胃倉　在第十二椎下兩旁各三寸。
肓門　在第十三椎下兩旁各三寸，又肋間陷中。
志室　在第十四椎下兩旁各三寸陷中，並正坐取之。
胞肓　在第十九椎下兩旁各三寸，伏而取之。
秩邊　在第二十椎下陷中兩旁各三寸，伏而取之。

魄户　在第三椎下两旁各三寸，正坐取之。

膏肓　在第四椎下近第五椎上两旁各三寸，取穴时令人正坐，曲脊，伸两手，以臂着膝前，令端直，手大指与膝头齐，以物支肘，毋令臂动摇，离胛骨容侧指许，按之酸痛。

神堂　在第五椎下两旁各三寸，正坐取之。

譩嘻　在肩髆内廉第六椎下两旁各三寸，正坐取之。

膈关　在第七椎下两旁各三寸，正坐阔肩取之。

魂门　在第九椎下两旁各三寸陷中，正坐取之。

阳纲　在第十椎下两旁各三寸陷中，正坐取之。

意舍　在第十一椎下两旁各三寸陷中，正坐取之。

胃仓　在第十二椎下两旁各三寸。

肓门　在第十三椎下两旁各三寸，又肋间陷中。

志室　在第十四椎下两旁各三寸陷中，并正坐取之。

胞肓　在第十九椎下两旁各三寸，伏而取之。

秩边　在第二十椎下陷中两旁各三寸，伏而取之。或云在第二十一椎下。○此支复自天柱而下，历附分至此而穴终，由此穴循本络直注于委中合。

经从秩边贯臀内，髀枢穴内承山外，旁厢一寸五分间，髀从里廉委中会，合阳膝约下二寸，贯穿腨内承筋顿；承筋正在腨肠中，下至承山肠肉分；飞扬外踝七寸存，附阳踝下循昆仑；仆参申脉白肉际，金门京骨足边屯。足外大骨赤白肉，小指本节收束骨；通谷之前出至阴，交足少阴肾经脉。《灵枢》第十篇云：循髀外后廉，下合腘中，以下贯腨内，出外踝之后，循京骨，至小指外侧。○滑氏曰：腨，腓肠也，循髀外后廉，髀枢之里，承扶之外一寸五分之间而下，与前之入腘

足太陽經六十三睛明攢竹曲差參五處承光上通天

穴歌曰

少指陰外者之側傴行鍼端自循鍼起至臂絡于陰柱從臀愚按足小穴長髀屬明之下斜交右趨于挾支交膀足脊者巔胱心少陰下腰柱起湧陰肾合入眦腘泉腎出故始中中大足也足其椎內小支挾背過

內背骨別髀骨源流小指通
總歌曰　內眦交巔方下項循肩挾脊抵腰中從腰絡腎膀胱過髀骨源流小指通

至陰
通谷
束骨
京骨
金門
申脈
僕參
崑崙
附陽
飛陽
承山
承筋
合陽

瓜在本在本在赤在之在白在中在骨在少在陽在分在央在寸在交小外下甲足節足節足白足都足肉外中跟上足陽足之閣爪陷腨或膝于指踝行角小前小後小肉外陽外際踝足骨陷外後絡外間腨取約足外後循如指陷指陷指際側維踝陽下得下中踝別踝陷腸中中陰崑陽非外中外中陷大所下跷陷之陷跟骨上走上中下央之崙穴葉側側側中骨下屬太鍼中間三太七也三僕下貫去側下太陽之跟寸陰寸央下參腨内容陽所跷骨太太也三申歷生瓜陽之陽陽寸脈承生甲却之前金筋門承循山京飛骨束

中者相合，下行循合阳穴，下贯腨内，历承筋、承山、飞扬、附阳，出外踝后，之昆仑、仆参、申脉、金门，循京骨、束骨、通谷，至小指外侧端之至阴穴，以交于足少阴也。

合阳　在膝约文中央下三寸，或取委中下三寸。
承筋　在腨肠中央陷中。
承山　在兑腨肠下分肉间陷中。
飞扬　在足外踝上七寸。太阳之络，别走太阴。
附阳　在足外踝上三寸。太阳前、少阳后筋骨间，阳跷之郄。
昆仑　在足外后跟骨上陷中。
仆参　在跟骨下陷中，拱足得之。
申脉　在外踝下陷中，容爪甲白肉际。阳跷脉之所生。
金门　在足外踝下，太阳之郄，阳维所属。
京骨　在足外侧大骨下赤白肉际陷中。
束骨　在足小指外侧本节后陷中。
通谷　在足小指外侧本节前陷中。
至阴　在足小指外侧，去爪甲角如韭叶。

总歌曰

　　内眦交巅方下项，循肩挟脊抵腰中；从腰络肾膀胱过，髀骨源流小指通。愚按：足太阳膀胱之脉，起于目内眦睛明穴，上额交巅，抵天柱，过大椎，挟脊下行，循膂络肾，属膀胱。其支者，从腰入腘中。其支别者，复自天柱从膊内左右挟脊而下，合腘中，出小指外侧端至阴穴，以①交于足少阴肾。故足少阴之脉起于小指之下，斜趋足心涌泉穴始也。

穴歌曰

　　足太阳经六十三，睛明攒竹曲差参；五处承光上通天，

———————————————
①以：原作"长"，据《十四经发挥》卷中改。

络却玉枕天柱崭；大杼风门引肺俞，厥阴心俞膈俞注；肝俞胆俞脾俞同，胃俞三焦肾俞中；大肠小肠膀胱俞，中膂白环两俞输。自从大杼至白环，相去脊中三寸间；上髎次髎中复下，会阳承扶殷门亚，浮郄委阳委中罅；髆内挟脊附分当，太阳行背第三行；魄户膏肓与神堂，噫嘻膈关魂门旁；阳纲意舍仍胃仓，肓门志室胞之肓；二十椎下秩边藏；合腘以下合阳是，承筋承山居其次；飞阳附阳泊昆仑，仆参申脉连金门；京骨束骨又通谷，小指外侧至阴续。

是动所生歌曰

是经血多气犹少，是动头疼不可当；项如拔兮腰似折，髀强痛彻脊中尖。腘如结兮腨如裂，是为踝厥筋乃伤。所生疟痔小指废，头囟顶痛目色黄；腰尻腘脚疼连背，泪流鼻衄及颠狂。《灵枢》第十篇云：是动则病冲头痛，目似脱，项似拔，脊痛，腰似折，髀不可以曲；腘如结，腨如裂，是为踝厥，是主筋所生病者。痔、疟、狂颠疾，头、囟、顶痛，目黄、泪出、鼻衄。项背腰尻腘腨脚皆痛，小指不用。为此诸病，盛则泻之，虚则补之，热则疾之，寒则留之，陷下则灸之；不盛不虚，以经取之。盛者，人迎大再倍于寸口；虚者，人迎反小于寸口也。

音释

窍　杼　膂音吕，脊骨两旁　髁苦瓦反，腰骨　臀音屯，髀也　郄　腘戈麦反，曲脚也　髆补合反　噫音依，痛声也　嘻音熙，痛声也　腨时充反，音喘　尻若高反

足少陰腎經之圖

足少陰腎經歌　足少陰腎之經，足走腹，而腹走胸。是經多氣少血。起于湧泉，止于俞府，計二十七穴，左右五十四穴。腎有兩枚，狀如石卵，色黑紫，當胃下兩旁入脊膂，附脊之第十四椎前後，與臍平。

足少陰經起足心，《靈樞》第十篇云：足少陰之脈，起于小指之下，斜趣足心。○滑氏曰：趣，向也。足少陰……指之下，斜向足心之湧泉也。

湧泉然谷太谿深；別入跟中大鍾穴，照海須從內踝尋；水泉之穴循踝……行上厥陰太陽外；復溜相連交信來，少陰之前太陰背；踝上三寸三陰交，內循上腕筑賓高；出膕內廉至陰谷，大小筋內尋其凹。

足少阴肾经之图（图见上）

足少阴肾经歌　足少阴肾之经，足走腹，而腹走胸。是经多气少血。起于涌泉，止于俞府，计二十七穴，左右五十四穴。肾有两枚，状如石卵[1]，色黑紫，当胃下两旁入脊膂，附脊之第十四椎前后，与脐平。

足少阴经起足心，《灵枢》第十篇云：足少阴之脉，起于小指之下，斜趣足心。○滑氏曰：趣，向也。足少阴……指之下，斜向足心之涌泉也。涌泉然谷太溪深；别入跟中大钟穴，照海须从内踝寻；水泉之穴循踝……行上厥阴太阳外；复溜相连交信来，少阴之前太阴背；踝上三寸三阴交，内循上腕筑宾高；出膕……廉至阴谷，大小筋内寻其凹。《灵枢》第十篇云：出然谷之下，循内踝之后，别入跟中，上腨内，出膕内廉。……氏曰：跟，足跟也。由涌泉转出足内踝然谷穴下，循内踝后太溪穴，别入跟中之大钟、照海、水泉，乃折自大钟……上循内踝，行厥阴太阴之后，经复溜、交信，过三阴交，上腨内，循筑宾，出膕内廉，抵阴谷也。○三阴交，……太阴。足三阴经之交会也。

……状如石卵：《针灸大成》卷六、《类经图翼》卷一作“形如豇豆”。

涌泉　然谷　太谿　太鍾　照海　水溜　復信　交賓　築谷　陰谷

湧泉　在足心宛宛中屈足卷指取之　○湧泉　少心之井也

然谷　在足内踝前起大骨下陷中　○然谷　足少陰

太谿　在足内踝後跟骨上動脈陷中　太谿　足少陰

太鍾　在足跟後衝中少陰之絡別走太陽　大鍾　足少陰之絡

照海　在足内踝下陰蹻脈之所生　照海　陰蹻所出

水溜　在内踝下太谿下一寸少陰之郄　水泉　少陰之郄

復溜　在内踝上二寸動脈陷中　復溜　足少陰

交信　在足内踝上二寸少陰前太陰後廉前筋骨間　交信　陰蹻之郄

築賓　在内踝上腨分中　築賓　陰維之郄

陰谷　在膝内輔骨後大筋下小筋上動脈按之應手屈膝乃得之　陰谷　足少陰

上股後廉長強位督脈絡繞在脊骶足少陰連足少陽
却循橫骨沿毛際大赫血氣四滿外中注之上肓俞分
平臍左右各寸半會屬循臍腎命門下騰關元會中極
乃足三陰共任脈絡繞膀胱屬腎經○《靈樞》第十篇云
見腎絡任脈別絡當長強肓俞也○所出一穴中長臍之極並見任脈還滑氏曰由陰谷上股内後廉貫脊會于脊之長強穴還出于前循橫骨大赫氣穴四滿中注肓俞當肓俞之所臍之左右屬腎下臍下過關元中極而絡膀胱也○長強見督脈足少陰少陽所結會督脈別絡也關元中極並見任脈足三陰任脈之會

橫骨　在大赫下一寸肓俞下五寸《千金》云
大赫　在氣穴下一寸或取肓俞下四寸
氣穴　在四滿下一寸或取肓俞下三寸衝脈之會一名胞門一名子戶
四滿　在中注下一寸氣海旁一寸或取肓俞下二寸
中注　在肓俞下一寸衝脈之會

涌泉　在足心宛宛中。屈足卷指取之。
然谷　在足内踝前起大骨下陷中。
太溪　在足内踝后跟骨上动脉陷中。
大钟　在足跟后冲中。少阴之络，别走太阳。
照海　在足内踝下。阴跷脉之所生。
水泉　在内踝下太溪下一寸。少阴之郄。
复溜　在内踝上二寸动脉陷中。
交信　在足内踝上二寸，少阴前、太阴后廉前筋骨间。
筑宾　在内踝上腨分中。
阴谷　在膝内辅骨后大筋下，小筋上，动脉按之应手。屈膝乃得之。

　　上股后廉长强位，督脉络绕在脊骶；足少阴连足少阳，却循横骨沿毛际；大赫血气四满外，中注之上肓俞分；平脐左右各寸半，会属循脐肾命门；下腾关元会中极，乃足三阴共任脉，络绕膀胱属肾经。《灵枢》第十篇云：上股内后廉，贯脊，属肾，络膀胱。○滑氏曰：由阴谷上股内后廉，贯脊，会于脊之长强穴；还出于前，循横骨、大赫、气穴、四满、中注、肓俞，当肓俞之所，脐之左右，属肾，下脐，下过关元、中极而络膀胱也。○长强，见督脉。足少阴、少阳所结会，督脉别络也。关元、中极，并见任脉。足三阴、任脉之会。

横骨　在大赫下一寸，肓俞下五寸。《千金》云。
大赫　在气穴下一寸，或取肓俞下四寸。
气穴　在四满下一寸，或取肓俞下三寸。冲脉之会。一名胞门，一名子户。
四满　在中注下一寸，气海旁一寸，或取肓俞下二寸。
中注　在肓俞下[1]一寸。冲脉之会。

---

①肓俞下：底本缺字，据《铜人腧穴针灸图经》卷上补。

肓俞

在商曲下一寸，去脐旁五分。○横骨至肓俞，去中行各一寸五分。

其支再从肓俞出上脐商曲石关腾，一寸六分要分别，神封向上是灵墟，仰取神藏或中接，更有俞府在胸堂，正在璇玑二寸旁，从前循向人迎去，上项沿喉舌本藏。《灵枢》第十篇云：其直者，从肾上贯肝膈，入肺中，循喉咙，挟舌本。○滑氏曰：其直行者，从肓俞属肾处上行，循商曲、石关、阴都、通谷诸穴，贯肝，上循幽门上膈，历步廊，入肺中，循神封、灵墟、神藏、彧中、俞府而上，循喉咙，并人迎，挟舌本而终也。○人迎，见足阳明经。

阴都　在通谷下一寸。冲脉之会。

通谷　在幽门下一寸，冲脉之会。○自商曲至通谷，去腹中行各五分。

幽门　挟巨阙旁各五分。一名上门。冲脉之会。

步廊　在神封下一寸六分陷中，或取俞府下八寸。

神封　在灵墟下一寸六分陷中，或取俞府下六寸四分。

灵墟　在神藏下一寸六分陷中，或取俞府下四寸八分。

神藏　在彧中下一寸六分陷中，或取俞府下三寸二分。

彧中　在俞府下一寸六分陷中。

俞府　

石关　

商曲　

支经横自神藏发，络心正向膻中治；膻中两乳直胸中，交手厥阴心包络。《灵枢》第十篇云：其支者，从肺出络心，注胸中。○滑氏曰：其两乳间为胸中。支

肓俞　在商曲下一寸，去脐旁五分。冲脉之会。○横骨至肓俞，去中行各一寸五分。

其支再从肓俞出，上脐商曲石关腾；一寸阴都通谷行；贯穿肝部幽门过，巨阙旁厢各五分；上膈斜经步廊穴，一寸六分要分别；神封向上是灵墟，仰取神藏或中接；更有俞府在胸堂，正在璇玑二寸旁；从前循向人迎去，上项沿喉舌本藏。《灵枢》第十篇云：其直者，从肾上贯肝膈，入肺中，循喉咙，挟舌本。○滑氏曰：其直行者，从肓俞属肾处上行，循商曲、石关、阴都、通谷诸穴，贯肝，上循幽门上膈，历步廊，入肺中，循神封、灵墟、神藏、彧中、俞府而上，循喉咙，并人迎，挟舌本而终也。○人迎，见足阳明经。

商曲　取幽门下四寸、肓俞上一寸。冲脉之会。

石关　在阴都下一寸。冲脉之会。

阴都　在通谷下一寸。冲脉之会。

通谷　在幽门下一寸，冲脉之会。○自商曲至通谷，去腹中行各五分。

幽门　挟巨阙旁各五分。一名上门。冲脉之会。

步廊　在神封下一寸六分陷中，或取俞府下八寸。

神封　在灵墟下一寸六分陷中，或取俞府下六寸四分。

灵墟　在神藏下一寸六分陷中，或取俞府下四寸八分。

神藏　在彧中下一寸六分陷中，或取俞府下三寸二分。

彧中　在俞府下一寸六分陷中。自步廊至彧中①，去胸中行各二寸。并仰而取之。

俞府　在巨骨下璇玑旁。

支经横自神藏发，络心正向膻中治；膻中两乳直胸中，交手厥阴心包络。《灵枢》第十篇云：其支者，从肺出络心，注胸中。○滑氏曰：两乳间为胸中。支

①彧中：底本脱字，据《十四经发挥》卷中补。

者，自神藏别出，绕心，注胸之膻中，以交于手厥阴也。

总歌曰

肾经足底斜循踝，出腘还从股后逢；贯脊络肠方属肾，上行侠舌散胸中。愚按：足少阴肾之脉，起于小指之下，斜趣足心，终于胸中俞府。其支别者，复自神藏横出，绕心，注膻中，交于手厥阴心包络经，故手□之脉，起于胸中，出胁下，腋三寸天池穴也。

穴歌曰

足少阴经二十七，涌泉然谷太溪溢；大钟照海通水泉，复溜交信筑宾连；阴谷横骨大赫赫，四满中注立；肓俞商曲石关蹲[①]，阴[②]都通谷幽门僻；步廊神封灵墟位，神藏或中俞府既。

是动所生歌曰

是经多气而少血，是动病饥不欲食；喘嗽唾血喉中鸣，坐而欲起面如漆；目视䀮䀮气不足，如饥常惕惕。所生病者为舌干，口热咽痛气贲逼；股内后廉并脊痛，心肠烦痛疸而澼；痿厥嗜卧体惰，足下热痛皆肾厥。《灵枢》第十篇云：是动则病饥不欲食，面如漆柴，咳唾则有血，喝喝而喘，坐而欲起，䀮䀮如无所见，心如悬，若饥状，气不足则善恐，心惕惕，如人将补之，是为骨厥。是主肾所生病者，口热舌干，上气嗌干及痛烦心，心痛，黄疸，肠澼，脊股内后廉痛，痿厥嗜卧，足下热而痛。为此诸病，盛则泻之，虚则补之，□则疾之，寒则留之，陷下则灸之；不盛不虚，以经取之。灸则强食生肉，缓带被发，大杖重履而步。盛者，寸口大□于人迎；虚者，寸口反小于人迎也。○滑氏面下有黑字，漆柴易地色，二字为字易谓字，澼作癖字，脊下有臀字。

---

① 蹲：原作"蹲"，据《类经图翼》卷一改。
② 阴：原作"接"，据《类经图翼》卷一改。

手厥陰心包經之圖

（图中穴位标注：天泉、曲澤、郄門、內關、間使、大陵、勞宮、中沖、天池）

手厥阴心包经之图 （图见上）

手厥阴心包络经歌　手厥阴心包络之经，脑走腋，而腋走手。是经多血少气。起于天池，止于中冲，计九穴，左右共一十八穴。心包一名手心主，以藏象校之，在心下横膜之上、竖①膜之下，与横膜相黏，而黄脂漫裹者，心也；其漫脂之外，有细筋膜如丝，与心肺相连者，心包也。或问：手厥阴经曰心主，又曰心包络，何也？曰：君火以名，相火以位，手厥阴代君火行事，以用而言，故曰手心主；以经而言，则曰心包络。一经而二名，实相火也。

心主心包手厥阴，如丝筋膜肺连心；脉从胸中心包会，下膈三焦脐下停。《灵枢》第十篇云：手厥阴之脉，起于胸中，出属心包，下膈，历络三焦。○滑氏曰：手厥阴受足少阴之交，起于胸中，出属心包，由是下膈，历络于三焦之上脘、中脘及脐下一寸，下焦之分也。

其支又自心包走，横出循胸来乳后；一寸天池厥肋间，循腋天泉循臑肘，前行尺泽肘纹空。《灵枢》第十篇云：其交者，循胸，出胁下

①竖：原作"坚"，据《十四经发挥》卷中改。

直行下臂兩筋中，郤門間使內關去；大陵自掌來勞宮，惟有中衝在中指

天池　天泉　曲澤

郤門　間使　內關　大陵　勞宮　中衝

其支別自勞宮起，出掌循行次指端，交手少陽三焦位

總歌曰
氣自胸中何所注，心包由始對三焦，其□□□□□，注入中衝入指標

腋三寸，上抵腋下，下循臑内，行太阴、少阴之间，入肘中。○滑氏曰：胁上际为腋，自属心包，上循胸，出肋三寸天池穴，上行抵腋下，下循臑内之天泉穴，介乎太阴、少阴两经之中间，入肘中之曲泽也。

天池　在乳后一寸，腋下三寸，着胁直腋，撅肋间。足少阳之会。

天泉　在曲腋下，去臂二寸，举臂取之。

曲泽　在肘内廉下陷中，屈肘取之。

直行下臂两筋中，郤门间使内关去；大陵自掌来劳宫，惟有中冲在中指。《灵枢》第十篇云：行两筋之间，入掌中，循中指，出其端。○滑氏曰：由肘中下臂，行臂两筋之间，循郤门、间使、内关、大陵，中劳宫穴，循中指，出其端之中冲云[1]。

郤门　在掌后，去腕五寸。厥阴之郤。

间使　在掌后三寸两筋间陷中。

内关　在掌后去腕二寸，或取患人三指，横加掌后腕上，以中指之下当中两筋间陷中。

大陵　在掌后两筋间陷中。

劳宫　在掌中央动脉中，屈无名指取之。厥阴少阳络穴也。

中冲　在手中指端，去爪甲如韭叶。

其支别自劳宫起，出掌循行次指端，交手少阳三焦位，《灵枢》第十篇云：其支别者，从掌中循小指，出其端。○滑氏曰：小指次指，无名指也。自小指逆数之，则为次指云。支别者，自掌中劳宫穴[2]别行，循小指，出其端而交于手少阳也。

总歌曰

气自胸中何所注，心包由始对三焦，其□□□□□，注入中冲入指标。愚按：手厥阴心包络之脉，于胸中，终于手中指中冲穴。其支别者，复自掌中劳宫穴别行，循小指之表端，长三尺，交于手少阳三焦经。故阳之脉，起于手小指次指之表端关冲穴始也。

①云：原作"去"，据《十四经发挥》卷中改。

②穴：原作"定"，据《十四经发挥》卷中改。

穴歌曰
九穴心包手厥陰天池天泉曲澤深郄門門使內關去
大陵勞宮中衝臨
是動所生歌曰
是經少氣原多血是動則病手心熱肘臂攣急腋下腫
甚則胸脇支滿結心中澹澹或大動善笑目黃面赤色
所生病者為煩心心痛掌中熱即生靈樞第十篇云是
動則病手心熱臂肘攣急腋腫甚則胸脇支滿心中澹
澹大動面赤目黃喜笑不休是主脉所生病者煩心心
痛掌中熱為此諸病盛則寫之虛則補之熱則疾之寒
則留之陷下則灸之不盛不虛以經取之盛者寸口大
一倍于人迎虛者寸口反小于人迎也

音釋

撅居越反

穴歌曰

九穴心包手厥阴，天池天泉曲泽深；郄门间[1]使内关去，大陵劳宫中冲临。

是动所生歌曰

是经少气原多血，是动则病手心热；肘臂挛急腋下肿，甚则胸胁支满结；心中澹澹或大动，善笑目黄面赤色；所生病者为烦心，心痛掌中热即生。《灵枢》第十篇云：是动则病手心热，臂肘挛急，腋肿，甚则胸胁支满，心中澹澹大动，面赤目黄，喜笑不休，是主脉所生病者，烦心，心痛，掌中热。为此诸病，盛则泻之，虚则补之，热则疾之，寒则留之，陷下则灸之；不盛不虚，以经取之。盛者，寸口大一倍于人迎；虚者，寸口反小于人迎也。

音释

撅居越反

---

①间：原作"门"，据穴位名改。

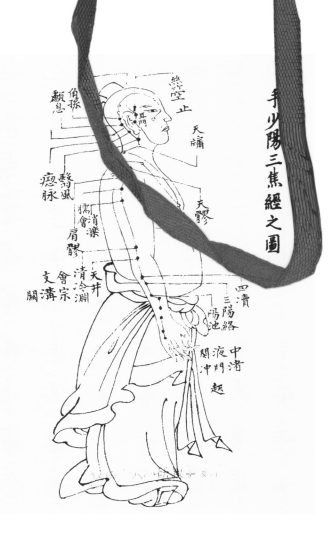

手少阳三焦经之图 （图见上）

手少阳三焦经　手少阳三焦之经，手走肩，而肩走头[1]。是经多气少血，起于关冲，止于丝竹空，计二十三穴，左右共四十六穴。三焦者，水谷之道路，气之所终始也。上焦在心下，下膈，在胃上口。其治在膻中，直两乳间陷者中；中焦在胃中脘，当脐上四寸，不上不下，其治在脐旁；下焦当膀胱上口，其治在脐下一寸。

手少阳经三焦传，关冲液门中渚流；阳池上臂外关透，别走心主名支沟；会宗空处三阳络，四渎肘前天井泊。

《灵枢》第十篇云：手少阳之脉，起于小指次指之端，上出两指之间，循手表腕，出臂外两骨之间，上贯肘。○滑氏两指作次指。○滑氏曰：臂骨尽处为腕，臑尽处为肘。手少阳起小指次指端关冲穴，上出次指之间，历液门、中渚，循手表腕之阳池，出臂外两骨之间，循外关、支沟、会宗、三阳络、四渎，乃上贯肘，抵天井穴也。

关冲　在手表小指次指之端，去爪甲如韭叶。

液门　在手表小指次指间陷中。

①头：原脱，语义不全。据《灵枢·经脉》"手之三阳，从手走头"句补。

肩髎
髃会
消泺
清冷渊

肩髎
臑会
消泺
清冷渊

编属三焦石门募
陽維手足少陽會竟入缺盆膻中去散走絡繞心包行
上臑臑外清冷淵肩肘腋斜是消泺上肩臑會共肩髎更有天髎髃骨高秉風手足三陽後肩井横量三指滔
天井
四瀆
會三陽絡
支溝
外關
陽池
中渚

中渚　在手表小指次指本节后间陷中。

阳池　在手表腕上陷中。禁灸。

外关　在手表腕后二寸陷中。少阳之络，别走手心主。

支沟　在手表腕后三寸两骨间陷中。

会宗　在手表腕后三寸空中一寸。

三阳络　在臂上大交脉支沟上一寸。

四渎　在肘前五寸外廉陷中。

天井　在肘外或大骨后上一寸两筋间陷中，屈肘取，或叉手按膝头，取之两筋骨罅。

　　上臑臑外清冷渊，肩肘腋斜是消泺，上肩臑会共肩髎，更有天髎髃骨高；秉风手足三阳后，肩井横量三指滔；阳维手足少阳会，竟入缺盆膻中去；散走络绕心包行，遍属三焦石门募。《灵枢》第十篇云：循臑外，上肩，而交出足少阳之后，入缺盆，布膻中，散络心包，下膈，循属三焦。○滑氏肩下无而字，布字作交字，循字作遍字。○滑氏曰：肩肘之间，膊下对腋处为臑。从天井上行，循臂臑之外，历清冷渊、消泺，行手太阳之里、阳明之外，上肩循臑会、肩髎、天髎，交出足少阳之后，过秉风、肩井，下入缺盆，复由足阳明之外而交会于膻中，散布络绕于心包，乃下膈，当膻上口，以属上焦；于中脘，以属中焦；于阴交，以属下焦也。○秉风，见手太阳经，手足少阳、手太阳阳明之会。肩井，见足少阳经，手足少阳、阳维之会。缺盆，足阳明经穴。膻中，见任脉，心包相火用事之分也。中脘、阴交，见任脉，三焦之募，任脉气所发也。

　　清冷渊　在肘上二寸，伸肘举臂取之。

　　消泺　在肩下臂外腋斜肘分，下行手太阳脉之里，阳明脉之外。

　　臑会　在肩前廉，去肩头三寸。手阳明之络。

　　肩髎　在肩端臑上陷中，举臂取之。

天髎　在肩缺盆中上毖骨之际陷中央。手少阳之络，阳维之会。

　　其支又自膻中移，缺盆上项来大椎；手足三阳督脉会，横循天牖经悬厘；颔厌手足少阳会，翳风瘈脉斜行耳；颅息青筋上角孙，阳白晴明归内眦；手足太阳与少阳，阳明五脉会晴旁；回循下额至于颔，颧髎兑骨陷中藏。《灵枢》第十篇云：其支者，从膻中上出缺盆，上项，系耳后，直上，出耳上角，以屈下颊至颔。○滑氏系字作挟字。○滑氏曰：脑户后为项，目下为颔。其支者，从膻中而上，出缺盆之外，上项，过大椎，循天牖，上挟耳后，经翳风、瘈脉、颅息直上，出耳上角，至角孙，过悬厘、颔厌，及过阳白、晴明，屈曲下颊，至颔，会颧髎之分也。○大椎，见督脉。手足三阳、督脉之会。悬厘、颔厌，见足少阳经，手足阳明、少阳之交会也。阳白，见足少阳经。手足阳明、少阳之会。晴明，见足太阳经。颧髎，见手太阳经，手少阳、太阳之会也。

　　天牖　在颈大筋外缺盆上，天窗后，天柱前，完骨下，发际上天窗。《资生经》作天容。

　　翳风　在耳后尖角陷中，按之引耳中痛。手足少阳之会。

　　瘈脉　在耳本后鸡足青络中。在耳后青脉中。

　　角孙　在耳郭中间上，开①口有空。手足少阳之会。

　　其支别从耳后起，再自翳风穿入耳；听宫即是耳中珠，二阳少阳三脉聚；耳门缺当和髎亲，瞳子髎悬皆五分；丝竹空居眉后陷，交足少阳之胆经。《灵枢》第十篇云：其支者，从耳后入耳中，出走耳前，过客主人前，交颊至目锐眦。○滑氏入耳中中字下有却字，无走耳前过客主人前交颊十字。目锐眦，目外眦也。○滑氏曰：此支从耳后翳风穴入耳中，过听宫，历耳门和髎，却出至目锐眦，会瞳子髎，循丝竹空而交于足少阳也。○听宫，见手太阳经。手足少阳、手太阳三脉之会。瞳子髎，见足少阳经。手太阳手足少阳之会。

----

①开：原作"问"，据《素问·气府论》改。

耳門 在耳前起肉當耳缺中
和髎 在耳前兌發下橫動脈
絲竹空 一名目髎 在眉後陷中

關衝流注方循腕 過肘交肩下缺盆 散絡心包還上項 至於銳眥却歸源 愚按手少陽三焦之脈 起於手小指次指之表端 終於眉後陷中絲竹空 其支別者 復自和髎別行至目銳眥 長五尺 交於足少陽膽經 故足少陽脈起於目銳眥瞳子髎穴始也

手中少陽是三焦 關衝液門中渚朝 陽池外關支溝引 會宗三陽四瀆豪 天井清冷淵消濼 臑會肩髎天髎各 天牖翳風瘈脈連 顱息角孫耳門樂 和髎絲竹空共全 二十三穴並無錯

是經少血還多氣 是動耳鳴喉腫痺 所生病者汗自出 耳後痛兼目銳眥 肩臑肘臂外眥疼 小指次指亦如廢

樂音釋 濼 瘈 臑 頷

耳门　在耳前起肉当耳缺中。

和髎　在耳前兑发下横动脉。

丝竹空　一名目髎。在眉后陷中。

总歌曰

关冲流注方循腕，过肘交肩下缺盆；散络心包还上项，至于锐眦却归源。愚按：手少阳三焦之脉，起于手小指次指之表端，终于眉后陷中丝竹空。其支别者，复自和髎别行至目锐眦，长五尺，交于足少阳胆经，故足少阳脉起于目锐眦瞳子髎穴始也。

穴歌曰

手中少阳是三焦，关冲液门中渚朝；阳池外关支沟引，会宗三阳四渎豪；天井清冷渊消泺，臑会肩髎天髎各；天牖翳风瘈脉连，颅息角孙耳门乐；和髎丝竹空共全，二十三穴并无错。

是动所生歌曰

是经少血还多气，是动耳鸣喉肿痹；所生病者汗自出，耳后痛兼目锐眦，肩臑肘臂外眦疼，小指次指亦如废。《灵枢》第十篇云：是动则病耳聋，浑浑焞焞，嗌肿喉痹，是主气所生病者，汗出，目锐眦痛，颊痛，耳后肩臑肘臂外皆痛，小指次指不用。为此诸病，盛则泻之，虚则补之，热则疾之，寒则留之，陷下则灸之；不盛不虚，以经取之。盛者，人迎大一倍于寸口；虚者，人迎反小于寸口也。

音释

泺　瘈　𦜝　颔

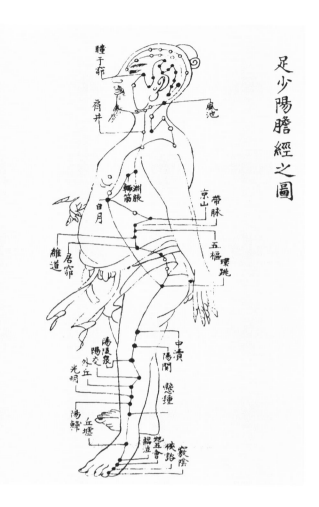

足少阳胆经之图 （图见上）

（左页佚）

瞳子髎　在目外五分。手太阳之会。

听会　在耳前陷中上关下一寸动脉宛宛中，张口得之。

客主人　耳前起骨上廉，开口有空，动脉宛宛中。侧卧张口取。足阳明会。一名上关。禁针。

颔厌　在曲周下脑空上廉。手足少阳、阳明之交会。

悬颅　在曲周上脑空中。

悬厘　在曲周上脑空下廉。手足少阳、阳明之交会。

曲鬓　取耳上，将耳掩前，对耳尖发际曲曲陷中。鼓颔有空。足太阳之会。

率谷　在耳上，如前三分，入发际一寸五分陷者宛宛中。嚼而取之。足太阳之会。

天冲　在耳上，如前三分，耳后发际二寸。

浮白　在耳后入发际一寸。足太阳之会。

窍阴　在完骨上、枕骨下。摇动有空。足太阳之会。

完骨　在耳后入发际四分。

本神　在曲差旁一寸五分，耳上入发际四分。阳维之会。

阳白　在眉上一寸，直目瞳子。阳维之会。

临泣　在眉上，直入发际五分陷中，直目瞳子。足太阳之会。

目窗　在临泣后一寸，或取眉上入发际一寸五分，直目瞳子。阳维之会。

正营　在目窗后一寸，或取眉上入发际二寸五分，直目瞳子。阳维之会。

承灵　在正营后一寸五分，或取眉上入发际四寸，夹玉枕骨上。阳维之会。

脑空　在承灵后一寸五分，夹玉枕骨下陷中。阳维之会。

风池　在脑空后发际陷中，夹风府两旁。阳维之会。

循颈行来至天牖，还从肩井穴中过；手足阳明少阳后，大椎手足三阳督；大迎太阳少阳足，秉风手足四阳交；

前项缺盆下胸腹。《灵枢》第十篇云：循颈，行手少阳之前，至肩上，却交手[①]少阳之后，入缺盆。○滑氏交出下无手字。○滑氏曰：自风池，循颈，过天牖穴，行手少阳脉之前；下至肩上，循肩井，却左右相交，出手少阳之后，过大椎、大杼、秉风，当秉风前入缺盆之外。○天牖，见手少阳经。大椎，见督脉。手足三阳、督脉之会。大杼，见足太阳经。足太阳、少阳之会。秉风，见手太阳经。手太阳、阳明、手足少阳之会。缺盆，见足阳明经。

　　肩井　在肩上陷中，缺盆上大骨前一寸五分。三指按取，中指下陷中。手足少阳、阳维之会。

　　其支别向耳之中，穴自悬厘过翳风；循出听宫并听会，瞳髎锐眦后方终。《灵枢》第十篇云：其支者，从耳后入耳中，出走耳前，至目锐眦后。○滑氏曰：其支者，从耳后颞颥间，过翳风之分，入耳中，过听宫，出走耳前，复自听会至目锐眦瞳子髎之分也。○翳风，见手少阳经。手足少阳之会。听宫，见手太阳经。手足少阳、太阳三脉之会。听会、瞳子髎，见前。

　　别支再起锐眦侧，大迎颧髎颊车幕，下颊循还本路前，以合缺盆下胸臆；天池贯膈自期门，足太阴经会厥阴；就属胆募到日月，太阳少阳阳维临。《灵枢》第十篇云：其支者，别锐眦，下大迎，合于手少阳，抵于頔，下加颊车，下颈，合缺盆，以下胸中，贯膈，络肝，属胆。○滑氏：其支者别，别下有目字。大迎合，合下无于字。手少阳，阳下无抵于二字。合缺盆，盆下无以字。○滑氏曰：其支者，别目外瞳子髎而下大迎，合于少阳于頔，当颧髎穴之分，下临颊车，下颈，循本经之前，与前之入缺盆者相合；下胸中天池之外，贯膈，即期门之所，络肝，下至日月之分，属于胆也。○大迎，见足阳明经。颧髎、颊车，见手太阳经。天池，见手心主。手厥阴、足少阳之会。期门，见足厥阴。日月，见下文，胆之募也。

　　循胁章门气冲出，绕毛髀厌环跳入。《灵枢》第十篇云：循胁里，出气冲，绕毛际，横入髀厌中。○滑氏曰：胁，肢也，腋下为胁。曲骨之分，为毛际，毛际两旁动脉中为气冲。捷骨之下为髀厌，即髀枢也，自属胆处，循胁内章门之里，出气冲，绕毛际，遂横入髀厌中之环跳也。○章门，见足厥阴经。足少阳、厥阴之会。气冲，见足阳明经。环跳，在髀枢中。

---

①手：此上原衍一"手"字，据《灵枢·经脉》删。

下
循
陽
交
外
丘
穴
光
明
陽
輔
骨
如
前
經
行
懸
中
來
髁
內

其
直
依
然
自
缺
盆
下
腋
循
胸
至
淵
腋
輒
筋
日
月
至
章
門

季
脅
還
從
帶
脈
行
更
有
五
樞
維
道
穴
居
髎
卻
與
上
髎
分

中
髎
夾
脊
長
強
骶
足
少
陰
陽
相
結
會
合
於
環
跳
髀
樞
中

太
陽
經
內
陽
明
外
中
瀆
陽
關
犢
鼻
偏
出
行
膝
內
陽
陵
泉

其直依然自缺盆，下腋循胸至渊腋；辄筋日月至章门，季胁还从带脉行；更有五枢维道穴，居髎却与上髎分；中髎夹脊长强骶，足少阴阳相结会；合于环跳髀枢中，太阳经内阳明外；中渎阳关犊鼻偏，出行膝内阳陵泉。《灵枢》第十篇云：其直者，从缺盆下腋，循胸，过季胁，下合髀厌中，以下循髀阳，出膝外廉。○滑氏曰：胁骨之下为季胁。此直者，从缺盆直下腋，循胸，历渊腋、辄筋、日月穴，过季胁，循京门、带脉、五枢、维道、居髎，由居髎入上髎、中髎、长强而下，与前之入髀厌者相合乃下，循髀外，行太阳、阳明之间，历中渎、阳关，出膝外廉，抵阳陵泉也。○上髎、中髎，并见足太阳经。上髎为足少阳、太阳之络；中髎则足少阴、少阳所结之会也。长强，见督脉。足少阴、少阳所结之会。犊鼻，见足阳明经。

渊腋　在腋下三寸宛宛中，举臂取之。禁灸。

辄筋　在腋下三寸、腹前一寸着胁陷中。

日月　在期门下[1]五分。足太阳、阳维之会，胆之募也。

京门　在监骨下腰中，季肋本夹脊。肾之募也。

带脉　在季肋下一寸八分。

五枢　在带脉下三寸，或云水道旁一寸五分。

维道　在章门下五寸三分。带脉之会。

居髎　在章门下八寸三分，监骨上陷中。阳蹻之会。

环跳　在髀枢中。侧卧，伸下足，屈上足取砚子骨宛宛中。

中渎　在髀骨外膝上五寸分肉间陷中。少阳之络。

阳关　在阳陵泉上三寸犊鼻外陷中。禁灸。○犊鼻，见足阳明经。

阳陵泉　在膝下一寸外廉陷中，蹲地取，尖骨前，乃筋之会。

下循阳交外丘穴，光明阳辅骨如前；经行悬中来髁内，

---

①下：原无，据《针灸甲乙经》卷三补。

丘虚临泣地五会，侠溪岐骨窍阴中。《灵枢》第十篇云：下外辅骨之前，直下抵绝骨之端，下出外踝之前，循足跗，上入小指次指之间。○滑氏曰：骭外为辅骨外踝，以上为绝骨。足面为跗。自阳陵泉下外辅骨前，历阳交、外丘、光明，直下抵绝骨之端，循阳辅、悬钟而下，出外踝之前，至丘墟，循足面之临泣、地五会、侠溪，乃上入小指次指之间，至窍阴而终也。

阳交　在足外踝上七寸，斜属三[1]阳分肉之间。阳维之郄。
外丘　在足外踝上七寸。
光明　在足外踝上五寸。少阳络别走厥阴。
阳辅　在足外踝上四寸，辅骨前绝骨端，如前三分，去丘墟七寸。
悬钟　在足外踝上三寸动脉中[2]。
丘墟　在足外踝下如前陷中，去临泣三寸。
临泣　在足小指次指本节后间陷中，去侠溪一寸五分。禁灸。
地五会　在足小指次指本节后陷中，去侠溪一寸。
侠溪　在足小指次指岐骨间本节后陷中。
窍阴　在足小指次指之端去爪甲如韭叶。

当有别支临泣递，沿跗横入岐骨间；贯甲三毛大指端，其名只是大敦穴，交足厥阴经属肝。《灵枢》第十篇云：其支者，别跗上，入大指，循岐骨内出其端，还贯入爪甲，出三毛。○滑氏曰：足大指本节后为岐骨，大指爪甲后为三毛。其支者，自足跗上临泣穴别行，入大指，循岐骨内，出大指端，还其入爪甲，出三毛，交于足厥阴也。

总歌曰

　　锐眦交巅行耳后，缺盆假道络于肝；下循髀厌方流膝，更过三毛出指端。愚按：足少阳胆之脉，起于目锐眦瞳子髎，终于足小指次指之端窍阴穴也。其支别者，复自跗上临泣穴，别行足大指之端，长八尺，交于足厥阴肝经。故足厥阴之脉，起于足大指

①三：原作"二"，据《千金翼方》卷二十六改。
②在足外踝上三寸动脉中：此十字底本缺，据《十四经发挥》卷中补。

端三毛中大敦穴始也。

穴歌曰

少阳足经瞳子髎，四十三穴行迢迢。听会客主颔厌集，悬颅悬厘曲鬓翘；率谷天冲浮白次，窍阴完骨本神企；阳白临泣开目窗，正营承灵脑空继；风池肩井渊液长，辄筋日月京门当；带脉五枢维道续，居髎环跳下中渎；阳关阳陵复阳交，外丘光明阳辅高；悬钟丘墟足临泣，地五侠溪窍阴毕。此经前图内头部自瞳子髎至风池，凡二十六，作三折向外而行。始瞳子髎至完骨是一折；又自完骨外折上至阳白、会睛明是一折；又是睛明上行循临泣、风池是一折。缘其穴曲折，外多难为科率，故此作一至二十，次第以该之。一瞳子髎，二听会，三客主人，四颔厌，五悬颅，六悬厘，七曲鬓，八率谷，九天冲，十浮白，十一窍阴，十二完骨，十三本神，十四阳白，十五临泣，十六目窗，十七正营，十八承灵，十九脑空，二十风池。

是动所生歌曰

此经多气及少血，是动口苦善太息；心胁疼痛难转移，面尘足热体无泽。所生头痛连锐眦，缺盆肿痛并两腋；马力挟瘿生两旁，汗出振寒痎疟疾；胸胁髀膝至骺骨，绝骨踝痛及诸节。《灵枢》第十篇云：是动则病口苦，善太息，心胁痛，不能转侧，甚则面微尘，体无膏泽，足外反热，是为阳厥。是主骨所生病者。头痛颔痛，目锐眦痛，缺盆中肿痛，腋下肿，马刀挟瘿，汗出振寒，疟，胸胁肋髀膝外至胫绝骨外踝前及诸节皆痛，小指次指不用。为此诸病，盛则泻之，虚则补之，热则疾之，寒则留之，陷下则灸之；不盛不虚，以经取之。盛者，人迎大一倍于寸口；虚者，人迎反小于寸口也。○滑氏：面微下无有字。腋下肿，肿作瘇字。

---

① 主：原作"是"，据《十四经发挥》卷中改。

足厥陰肝經之圖

足厥陰肝經歌
足厥陰肝之經，足走腹，而腹走目。是經多血少氣，起於大敦，止於期門，計一十三穴，左右共二十六穴。肝之為藏，左三葉，右四葉，凡七葉。其治在左，其藏在右脅右腎之前，並胃著脊之第九椎。

足厥陰經起聚毛，大敦行間太衝超；中封內踝前半寸，《靈樞》第十篇云：足厥陰之脈，起於大指聚毛之際，上循足跗上廉，去內踝一寸。○滑氏曰：足大指爪甲後為三毛，三毛後橫文為聚毛。去，相去也。足厥陰起於大指聚毛之大敦穴，循足跗上廉，歷行間、太衝，抵內踝一寸之中封也。

大敦　在足大指端，去爪甲如韭葉，及三毛中。
行間　在足大指間動脈應手陷中。
太衝　在足大指本節後二寸，或云一寸五分許，骨罅陷中，動脈應手。
中封　取足內踝前一寸斜行陷中，仰而取之。使逆則宛，使和則通，搖足而得之。

足厥阴肝经之图（图见上）

　　足厥阴肝经歌　足厥阴肝之经，足走腹，而腹走目。是经多血少气，起于大敦，止于期门，计一十三穴，左右共二十六穴。肝之为藏，左三叶，右四叶，凡七叶。其治在左，其藏在右胁右肾之前，并胃着脊之第九椎。

　　足厥阴经起聚毛，大敦行间太冲超；中封内踝前半寸，《灵枢》第十篇云：足厥阴之脉，起于大指聚毛之际，上循足跗上廉，去内踝一寸。○滑氏曰：足大指爪甲后为三毛，三毛后横文为聚毛。去，相去也。足厥阴起于大指聚毛之大敦穴，循足跗上廉，历行间、太冲，抵内踝一寸之中封也。

　　大敦　在足大指端，去爪甲如韭叶，及三毛中。

　　行间　在足大指间动脉应手陷中。

　　太冲　在足大指本节后二寸，或云一寸五分许，骨罅陷中，动脉应手。

　　中封　取足内踝前一寸斜行陷中，仰而取之。使逆则宛，使和则通，摇足而得之。

上踝三寸三陰交；蠡溝中都骱骨里，八寸交出太阳际；膝关眼内来曲泉，《灵枢》第十篇云：上踝八寸，交出太阴之后，上腘内廉。〇滑氏曰：自中封上踝，过三阴交，历蠡溝、中都，复上一寸，交出太阴之后；上腘内廉，至膝关、曲泉。〇三阴交，见足太阴经。足少阴、太阴、厥阴之交会也。

蠡溝　在内踝上五寸。厥阴之络。

中都　在内踝上七寸，骱骨中，与少阴相直。

膝关　在犊鼻下二寸陷中。犊鼻，见足阳明经。

曲泉　在膝内辅骨下，大筋上、小筋下陷中，屈膝得之。在膝横文头是。

循股阴包经五里；阴廉动脉至冲门；府舍循行绕阴器，小腹上来曲骨端；举经相会脉跷任，中极三阳任脉部；上自关元应过腹，章门脐直季胁端；直入期门属肝募，绕胆循募依日月。《灵枢》第十篇云：循股阴，入毛中，过阴器，抵小腹，挟胃，属肝，络胆。〇滑氏作：循股入阴中，环阴器。〇滑氏曰：髀内为股，脐下为小腹。由曲泉上行，循股内，之阴包、五里、阴廉，遂当冲门、府舍之分，入阴毛中，左右相交，环绕阴器，抵小腹而上，会曲骨、中极、关元、复循章门，至期门之所，挟胃，属肝，下日月之分，络于胆也。〇冲门、府舍，见足太阴。曲骨，见任脉，足厥阴、任脉之会。中极、关元，见任脉。足三阴、任脉之会也。日月，见足少阳经。

阴包　在膝上四寸股内廉两筋间。足厥阴别走。

五里　在气冲下三寸阴股中动脉。

阴廉　在羊矢下，去气冲二寸动脉中。

章门　大横外侧，卧，屈上足，伸下足，举臂取。或脐上二寸两旁各四寸半。少阳会，脾募，藏会。

期门　取巨阙两旁各四寸半，直乳下寸半，第二肋端动脉。足厥阴、太阴、阴维之会。肝募也。

贯穿胸膈食窦穴，渊腋三寸是大包；三寸里间是布胁，云门直入至人迎；扶结喉旁寸五分，喉升升入是颃颡；大迎骨陷地仓行，四白阳白上眉去；瞳子髎旁连目系，出额临泣发五分；督脉相连逢百会，《灵枢》第十篇云：上贯膈，布胁肋，循喉咙之后，上入颃颡，连目系，上出额，与督脉会于巅。〇滑氏曰：目内连深处，为目系。颃颡，咽颡也。自期门上贯膈，行食窦之外，大包之里，散布胁肋，上云门、渊腋之间，人迎之外，循喉咙之后，上入颃颡，行大迎、地仓、四白、阳白之外，连目系，上出额，行临泣之里，与督脉相会于巅顶之百会也。〇食窦、大包，足太阴经穴。云门，见手太阴经。渊腋，见足少阳经。人迎、大迎、地仓、四白，见足阳明经。阳白、临泣，见足少阳经。百会，见督脉。

复从目系颊还唇。《灵枢》第十篇云：其支者，从目系下颊里，环唇内。〇滑氏曰：前此连目系，上出额，此支从目系下行任脉之外，本经之里，下颊里，交环于口唇之内。

别支贯膈自期门，食窦外厢本经去，交手太阴之肺经。《灵枢》第十篇云：其支者，复从肝别贯膈，上注肺。〇滑氏曰：此交经之支，从期门属肝处，别贯膈，行食窦之外，本经之里，上注肺中，下行至中焦，挟中脘之分，以交于手太阴也。〇食窦，见足太阴经。中脘，见任脉。

总歌曰

大敦上踝方交腘，入股还阴不到腰；抵肠属肝方络胆，从肝贯膈复中焦。愚按：足厥阴肝之脉，起于足大指聚毛之上，循足跗上行，与督脉会于巅。其支者，从期门注肺，行中焦之分，长六尺五寸，交于手太阴肺经，故手太阴之脉起于中焦中府穴始也。

穴歌曰

足中厥阴肝经是，大敦行间太冲始；中封蠡沟中都传，膝关曲泉阴包里；五里阴廉至章门，相将直到期门止。

是动所生歌曰

此经血多气少焉，是动腰疼俯仰难；男疝女人少腹肿，面尘晚色及咽干；所生病者为胸满，呕逆洞泄小便艰。

癩蠱
音釋
俛𩩲
躁顑
顙

或時遺溺并狐疝，臨證還須仔細看。《靈樞》第十一病腰痛篇不可是動則病腰痛，不可以俯仰。丈夫癩疝，婦人小腹腫。甚則嗌乾，面塵晚色，是主肝所生病者。胸滿嘔逆，飧泄，狐疝，遺溺，癃閉。為此諸病，盛則瀉之，虛則補之，熱則疾之，寒則留之，陷下則灸之；不盛不虛，以經取之。盛者，寸口大一倍於人迎；虛者，寸口反小於人迎也。

或时遗溺并狐疝，临症还须仔细看。《灵枢》第十篇云：是动则病腰痛，不可以俯仰。丈夫癥疝，妇人小腹肿。甚则嗌干，面尘晚色，是主肝所生病者。胸满呕逆，飧泄，狐疝，遗溺，癃闭。为此诸病，盛则泻之，虚则补之，热则疾之，寒则留之，陷下则灸之；不盛不虚，以经取之。盛者，寸口大一倍于人迎；虚者，寸口反小于人迎也。

音释

　　蠱　𩩲　躁　顑　顙　癲　俛

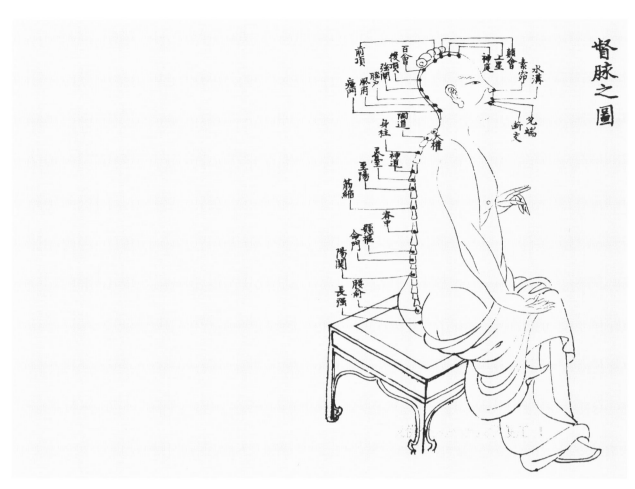

督脉之图（图见上）

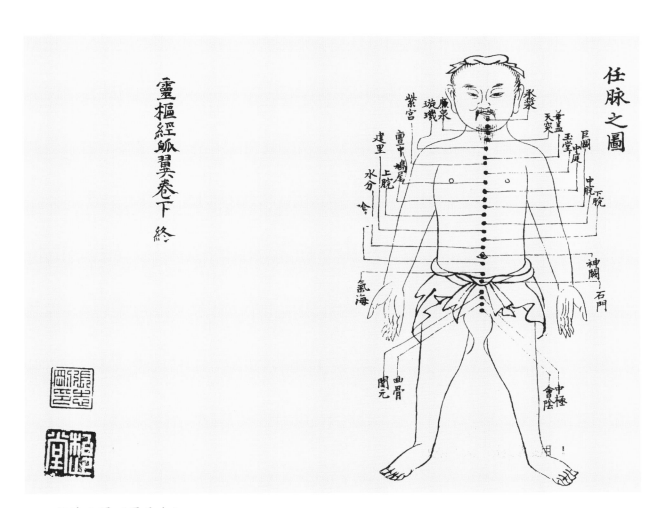

任脉之图（图见上）

[明] 张介宾 撰　卞雅莉 校订

明天启四年刻本

类经·经络

　　《类经·经络》选取《类经》七、八、九 3 卷，内容为明代著名医学家张介宾对《素问》《灵枢》有关经络理论的阐释。张介宾，字景岳，号通一子，精通易学、医学、天文、兵法，著有《景岳全书》《类经》等著作。《类经》共 32 卷，作者"以《灵枢》启《素问》之微，《素问》发《灵枢》之秘"，将《黄帝内经》按内容分为摄生、藏象、脉色、阴阳、经络、标本、气味、论治、疾病、针刺、运气、会通 12 类，并加以注释。其中卷七论经络原理及分类，是为理论基础；卷八论腧穴、脉度、骨度，重在论证腧穴；卷九则论奇经、皮部等经络外延，以天人相应理论阐述经络腧穴。现据明天启四年（1624）刻本影印并录出。

类经七卷

张介宾类注

经络类

人始生先成精脉道通血气行 《灵枢·经脉篇》〇一

雷公问于黄帝曰：禁脉之言脉当作服，即本经《禁服篇》也：凡刺之理，经脉为始，营其所行，制其度量，内次五脏，外别六腑。愿尽闻其道。营其所行，言经络之营行也。制其度量，言裁度其分数也。五脏属里，故言内次。六腑属表，故言外别。此数语即《禁服篇》之言，但彼次别二字，俱作刺字。详《针刺类二十九》。黄帝曰：人始生，先成精，精者，人之水也。万物之生，其初皆水。故《易》曰：天一生水。道家曰：水是三才之母，精为元气之根。《本神篇》曰：故生之来谓之精。《决气篇》曰：两神相搏，合而成形，常先身生，是谓精。故人始生先成精也。精成而脑髓生。精藏于肾，肾通于脑，脑者阴也，髓者骨之充也，诸髓皆属于脑，故精成而后脑髓生。骨为干，犹木之有干，土之有石，故能立其身。脉为营，脉络经营一身，故血气周流不息。筋为刚，筋力刚劲，故能约束骨骼，动作强健。肉为墙，肉象墙垣，故能蓄藏血气。皮肤坚而毛发长。皮肤不坚则气不聚，故万物皮壳无弗坚者，所以固其外也。谷入于胃，脉道以通，血气乃行。前言

類經七卷　《經絡類、二》

成形始於精，此言養形在於穀。如營衛生會篇曰：人受氣於穀，穀入於胃，以傳於肺，五藏六腑皆以受氣，其清者為營，濁者為衛。故脈道通，血氣行，此經脈之謂。則可以決死生，處百病，調虛實，施治療矣。經脈義連後篇。

○十二經脈　篇○二　靈樞經脈

雷公曰：願卒聞經脈之始生。黃帝曰：經脈者，所以能決死生，處百病，調虛實，不可不通。卒，盡也。○肺手太陰之脈，起於中焦，十二經脈所屬，肺為手太陰經也。中焦當胃中脘，在臍上四寸之分。手之三陰，皆從藏走手，故手太陰脈發於此。凡後手三陰經，皆自內而出也。○愚按：此十二經者，即營氣也。營行脈中，而序必始於肺經者，以脈氣流經，經氣歸於肺，肺朝百脈以行陰陽，而五藏六府皆以受氣，故十二經以肺經為首，循序相傳，盡於足厥陰肝經而又傳於肺，終而復始，是為一周。下絡大腸，絡，聯系也。當任脈水分穴之分，肺脈絡於大腸，以肺與大腸為表裏也。○按：十二經相通，各有表裏。凡在本經者皆曰屬，以此通彼者皆曰絡，故在手太陰則曰屬肺絡大腸，在手陽明則曰屬大腸絡肺，彼此互更，皆以本經為主也。下文十二經皆仿此。還循胃口，還，復也。循，巡繞也。自大腸而上，復循胃口。上膈屬肺，膈，膈膜也。人有膈膜，居心肺之下，前齊鳩尾，後齊十一椎，周圍相着，所以遮隔濁氣，不使上熏心肺也。屬者，所部之謂。從肺系橫出腋下，肺系，喉嚨也。喉

成形始于精，此言养形在于谷。如《营卫生会篇》曰：人受气于谷，谷入于胃，以传于肺，五脏六腑，皆以受气，其清者为营，浊者为卫。故脉道通，血气行，此经脉之谓。明经脉之道，则可以决死生，处百病，调虚实，施治疗矣。经脉义连后篇。

十二经脉《灵枢·经脉篇》○二

雷公曰：愿卒闻经脉之始生。黄帝曰：经脉者，所以能决死生，处百病，调虚实，不可不通。卒，尽也。肺手太阴之脉，起于中焦，十二经脉所属，肺为手太阴经也。中焦当胃中脘，在脐上四寸之分。手之三阴，从脏走手，故手太阴脉发于此。凡后手三阴经，皆自内而出也。愚按：此十二经者，即营气也。营行脉中，而序必始于肺经者，以脉气流经，经气归于肺，肺朝百脉以行阴阳，而五脏六腑皆以受气，故十二经以肺经为首，循序相传，尽于足厥阴肝经而又传于肺，终而复始，是为一周。下络大肠，络，联系也。当任脉水分穴之分，肺脉络于大肠，以肺与大肠为表里也。按：十二经相通，各有表里。凡在本经者皆曰属，以此通彼者皆曰络，故在手太阴则曰属肺络大肠，在手阳明则曰属大肠络肺，彼此互更，皆以本经为主也。下文十二经皆仿此。还循胃口，还，复也。循，巡绕也。自大肠而上，复循胃口。上膈属肺，膈，膈膜也。人有膈膜，居心肺之下，前齐鸠尾，后齐十一椎，周围相着，所以遮隔浊气，不使上熏心肺也。属者，所部之谓。从肺系横出腋下，肺系，喉咙也。喉

類經七卷　經絡類　三

少陰心主之前　下肘中循臂內　上骨下廉入寸口　上魚循魚際　出大指之端　其支者從腕後直出次指內廉　出其端　○大腸手陽明之脈起於　大指次指之端　循指上廉出合谷　兩骨之間　上入兩筋之中　循臂上廉

以通气，下连于肺。脾之下，胁之上曰腋。腋下，即中府之旁。○系，音係。下循臑内，脾之内侧，上至腋，下至肘，嫩耎白肉曰臑，天府侠白之次也。○臑，儒、软二音。又奴刀、奴到二切。行少阴、心主之前，少阴，心经也。心主，手厥阴经也。手之三阴，太阴在前，厥阴在中，少阴在后也。下肘中，循臂内，脾臂之交曰肘中，穴名尺泽。肘以下为臂。内，内侧也。行孔最、列缺、经渠之次。上骨下廉，入寸口，骨，掌后高骨也。下廉，骨下侧也。寸口，关前动脉也，即太渊穴处。上鱼，循鱼际，手腕之前，大指本节之间，其肥肉隆起形如鱼者，统谓之鱼。寸口之前，鱼之后，曰鱼际穴。出大指之端；端，指尖也，即少商穴，手太阴肺经止于此。其支者，从腕后直出次指内廉出其端。支者，如木之有枝，此以正经之外而复有旁通之络也。臂掌之交曰腕，此本经别络，从腕后上侧列缺穴直出次指之端，交商阳穴而接乎手阳明经也。○此下十二经为病，见疾病类第十，与此本出同篇，所当互考。○大肠手阳明之脉，起于大指次指之端，大肠为手阳明经也。大指次指，即食指之端也，穴名商阳。手之三阳，从手走头，故手阳明脉发于此。凡后手三阳经皆然。循指上廉，出合谷两骨之间，循义见前，凡前已注明者后不再注，余仿此。上廉，上侧也。凡经脉阳行于外，阴行于内，后诸经皆同。循指上廉，二间、三间也。合谷，穴名。两骨，即大指次指后岐骨间也，俗名虎口。上入两筋之中，腕中上侧两筋陷中，阳溪穴也。循臂上廉，

類經七卷　《經絡類》　四

○胃足陽明

入肘外廉，循陽谿等穴以上曲池也。上臑外前廉上肩出髃骨之前廉，上臑外前廉行肘髎、五里、臂臑也。肩端骨罅為髃骨，以上肩髃、巨骨也。○髃，隔同。上出於柱骨之會上，肩背之上，頸項之根，為天柱骨。六陽皆會於督脈之大椎，是為會上。下入缺盆絡肺下膈屬大腸，自大椎而前，入足陽明之缺盆，絡於肺中，復下膈，當臍旁天樞之分屬於大腸，與肺相為表裏也。其支者從缺盆上頸貫頰入下齒中，頭莖為頸。耳下曲處為頰。頸中之穴，天鼎、扶突也。還出挾口交人中，左之右右之左，上挾鼻孔。人中，即督脈之水溝穴。由人中而左右互交、上挾鼻孔者，自禾髎以交於迎香穴也。手陽明經止於此，乃自山根交承泣穴而接乎足陽明經也。

○胃足陽明之脈起於鼻之交頞中，胃為足陽明經也。頞，鼻莖也，亦曰山根。交頞，其脈左右互交也。足之三陽，從頭走足，故足陽明脈發於此。凡後足三陽經皆然。○頞，音遏。旁納太陽之脈，納，入也。足太陽起於目內眦睛明穴，與頞相近，陽明由此下行，故入之也。下循鼻外入上齒中，鼻外，即承泣、四白、巨髎之分。還出挾口環脣下交承漿，環，繞也。承漿，任脈穴。却循頤後下廉出大迎，腮下為頷。頷中為頤。由地倉以下大迎也。循頰車上耳前過客主人循髮際至額顱，頰車，本經穴，在耳下。上耳前，下關也。客主人，足

入肘外廉，循阳溪等穴以上曲池也。上臑外前廉，上肩出髃骨之前廉，上臑外前廉，行肘髎、五里、臂臑也。肩端骨罅为髃骨，以上肩髃、巨骨也。○髃，隔同。上出于柱骨之会上，肩背之上，颈项之根，为天柱骨。六阳皆会于督脉之大椎，是为会上。下入缺盆络肺，下膈属大肠；自大椎而前，入足阳明之缺盆，络于肺中，复下膈，当脐旁天枢之分属于大肠，与肺相为表里也。其支者，从缺盆上颈贯颊，入下齿中，头茎为颈。耳下曲处为颊。颈中之穴，天鼎、扶突也。还出挟口交人中，左之右，右之左，上挟鼻孔。人中，即督脉之水沟穴。由人中而左右互交、上挟鼻孔者，自禾髎以交于迎香穴也。手阳明经止于此，乃自山根交承泣穴而接乎足阳明经也。○胃足阳明之脉，起于鼻之交頞中，胃为足阳明经也。頞，鼻茎也，亦曰山根。交頞，其脉左右互交也。足之三阳，从头走足，故足阳明脉发于此。凡后足三阳经皆然。○頞，音遏。旁纳太阳之脉，纳，入也。足太阳起于目内眦睛明穴，与頞相近，阳明由此下行，故入之也。下循鼻外，入上齿中，鼻外，即承泣、四白、巨髎之分。还出挟口环唇，下交承浆，环，绕也。承浆，任脉穴。却循颐后下廉，出大迎，腮下为颔。颔中为颐。由地仓以下大迎也。循颊车，上耳前，过客主人，循发际，至额颅；颊车，本经穴，在耳下。上耳前，下关也。客主人，足

少陽經穴在耳前循髮際以上頭維至額顱會於督脉之神庭額顱髮際前也其支者從大迎前下人迎循喉嚨入缺盆下膈屬胃絡脾人迎缺盆俱本經穴屬胃謂本經之所屬也絡脾胃與脾為表裏也此支自缺盆入內下膈當上脘中脘之分屬胃絡脾其直者從缺盆下乳內廉直者直下而外行也從缺盆下行氣戶等穴以至乳中乳根也下挾臍天樞等穴也入氣街中也自外陵等穴下入氣街即氣衝也在毛際兩旁鼠蹊上一寸其支者起於胃口下循腹裏下至氣街中而合胃口胃之下口當下脘之分難經謂之幽門者是也循腹裏過足少陰肓腧之外即上文支者之脉由胃下行而與直者復合於氣街之中也○以下髀關抵伏兔下膝臏中下循脛外廉下足跗入中指內間髀股也抵至也髀關伏兔皆膝上穴名自此由陰市諸穴以下膝盖曰臏骱骨曰脛足面曰跗此三者即犊鼻巨虚衝陽等穴之次乃循內庭入中指內間而出厲兌足陽明經止於此厲兌義詳本穴條下○髀並米切又音比臏頻北二音脛形敬切跗附孚二音其支者下廉三寸而別下入中指外間其支者別跗上入大指間出其端廉上廉也下廉三寸即豐隆穴是為陽明別絡故下入中指外間又其支者自跗上衝陽穴次別行入大指間斜出足厥陰行間之次循大指出其端而接乎足太陰經也○脾足

《類經七卷》《經絡類》五

少阳经穴，在耳前。循发际以上头维，至额颅，会于督脉之神庭。额颅，发际前也。其支者，从大迎前下人迎，循喉咙，入缺盆，下膈属胃络脾；人迎、缺盆，俱本经穴。属胃，谓本经之所属也。络脾，胃与脾为表里也。此支自缺盆入内下膈，当上脘中脘之分，属胃络脾。其直者，从缺盆下乳内廉，直者，直下而外行也。从缺盆下行气户等穴，以至乳中、乳根也。下挟脐，天枢等穴也。入气街中；自外陵等穴下入气街，即气冲也，在毛际两旁鼠蹊上一寸。其支者，起于胃口，下循腹里，下至气街中而合，胃口，胃之下口，当下脘之分，《难经》谓之幽门者是也。循腹里，过足少阴肓腧之外，此即上文支者之脉，由胃下行，而与直者复合于气街之中。以下髀关，抵伏兔，下膝膑中，下循胫外廉，下足跗，入中趾内间；髀，股也。抵，至也。髀关、伏兔，皆膝上穴名。自此由阴市诸穴以下。膝盖曰膑。骱骨曰胫。足面曰跗。此三者，即犊鼻、巨虚、冲阳等穴之次。乃循内庭入中趾内间而出厉兑，足阳明经止于此。厉兑义详本穴条下。○髀，并米切，又音比。膑，频、北二音。胫，形敬切。跗，附、孚二音。其支者，下廉三寸而别；下入中趾外间；其支者，别跗上，入大趾间出其端。廉，上廉也。下廉三寸，即丰隆穴。是为阳明别络，故下入中趾外间。又其支者，自跗上冲阳穴次，别行入大趾间，斜出足厥阴行间之次，循大趾出其端，而接乎足太阴经也。○脾足

太阴之脉，起于大趾之端，脾为足太阴经也。起于足大趾端隐白穴。足之三阴，从足走腹，故足太阴脉发于此。凡后足三阴经皆然。循趾内侧白肉际，过核骨后，上内踝前廉，循趾内侧白肉际，行大都、太白等穴。核骨，即大趾本节后内侧圆骨也。滑氏言为孤拐骨者非，盖孤拐即名踝骨，古有击踝之说，即今北人所谓打孤拐也。核骨唯一，踝骨则有内外之分。滑氏以足跟骨为踝者亦非，盖彼曰跟踵，非踝也。○踝，胡寡切。上踹内，循胫骨后，交出厥阴之前，踹，足肚也，亦名腓肠。本经自漏谷上行，交出厥阴之前，即地机，阴陵泉也。○踹，本经与腨通用，音篆。盖踹本音煅，《玉篇》以足跟为踹。上膝股内前廉，股，大腿也，一曰髀内为股。前廉，上侧也，当血海、箕门之次。入腹属脾络胃，自冲门穴入腹内行。脾与胃为表里，故于中脘、下脘之分，属脾络胃也。上膈挟咽，连舌本，散舌下；咽以咽物，居喉之后。自胃脘上行至此，连舌本，散舌下而终。本，根也。其支者，复从胃别上膈，注心中。足太阴外行者，由腹之四行，上府舍，腹结等穴，散于胸中，而止于大包。其内行而支者，自胃脘别上膈，注心中，而接乎手少阴经也。○心手少阴之脉，起于心中，心为手少阴经，故脉发于心中。出属心系，心当五椎之下，其系有五，上系连肺，肺下系心，心下三系连脾肝肾，故心通五脏之气而为之主也。系，音係。下膈络小肠；心与小肠为表里，故下膈当脐上二寸下脘之分络小肠也。

類經七卷
《經絡類》
七

其支者從心系上挾咽繫目系
其直者復從心系却上肺下出腋
下循臑內後廉行太陰心主之後
下肘內循臂內後廉
抵掌後銳骨之端
入掌內後廉循小指之內出其端

小腸手太陽之脉起於小指之端
循手外側上腕出踝中
直上循臂骨下廉出肘內側兩筋之間
上循臑外後廉
出肩解繞肩胛交肩上
入缺盆絡心
循

其支者，从心系上挟咽，系目系；支者，从心系出任脉之外，上行挟咽，系目系，以合于内眦。其直者，复从心系却上肺，下出腋下，直者，经之正脉也。此自前心系复上肺，由足少阳渊腋之次出腋下，上行极泉穴，手少阴经行于外者始此。下循臑内后廉，行太阴、心主之后，臑内后廉，青灵穴也。手之三阴，少阴居太阴、厥阴之后。下肘内，循臂内后廉，少海、灵道等穴也。抵掌后锐骨之端，手腕下踝为锐骨，神门穴也。入掌内后廉，循小指之内出其端。少府、少冲也。手少阴经止于此，乃交小指外侧，而接乎手太阳经也。○滑氏曰：心为君主之官，尊于他脏，故其交经授受，不假支别云。○小肠手太阳之脉，起于小指之端，小肠为手太阳经也。起于小指外侧端少泽穴也。循手外侧，上腕，出踝中，前谷、后溪、腕骨等穴也。直上循臂骨下廉，出肘内侧两筋之间，循臂骨下廉阳谷等穴，出肘内侧两骨尖陷中，小海穴也。此处捺之，应于小指之上。上循臑外后廉，行手阳明、少阳之外。出肩解，绕肩胛，交肩上，肩后骨缝曰肩解，即肩贞穴也。肩胛，臑腧、天宗等处也。肩上，秉风、曲垣等穴也。左右交于两肩之上，会于督脉之大椎。○滑氏曰：脊两旁为膂，膂上两角为肩解，肩解下成片骨为肩胛，即肩膊也。胛，音甲。入缺盆络心，自缺盆由胸下行，入膻中络心，心与小肠为表里也。循咽下膈，抵胃属小肠；自缺盆之下，循咽下膈，抵胃下行，当脐上二寸之分属小肠，此本经之行于内者。其支者，从缺盆循颈上颊，至目锐眦，却入耳中；其支行于外者，出缺盆，循颈中之天窗，上颊后之天容，由颧髎以入耳中听宫穴也，手太阴经止于此。○眦，音资。其支者，别颊上𬓲抵鼻，至目内眦，斜络于颧。目下为𬓲。目内角为内眦。颧，即颧骨下颧髎穴，手太阳自此交目内眦，而接乎足太阳经也。○𬓲，音拙。颧，音权。○膀胱足太阳之脉，起于目内眦，膀胱为足太阳经也。起于目内眦睛明穴。上额交巅；由攒竹上额，历曲差、五处等穴，自络却穴左右斜行，而交于项巅之百会。其支者，从巅至耳上角；其支者由百会旁行，至耳上角，过足少阳之曲鬓、率谷、天冲、浮白、窍阴、完骨，故此六穴者皆为足太阳、少阳之会。其直者，从巅入络脑，自百会行通天、络却、玉枕，入络于脑中也。还出别下项，循肩膊内，挟脊抵腰中，自脑复出别下项，由天柱而下会于督脉之大椎、陶道，却循肩膊内分作四行而下。此节言内两行者，挟脊两旁，各相去一寸半，自大杼，行风门及脏腑诸腧而抵腰中等穴也。中行椎骨曰脊。臀骨上曰腰。膊，音博。入循膂，络肾属膀胱；自腰中入脊，络肾，前属膀胱，肾与膀胱为表里也。挟脊两旁之肉曰膂。○膂，音旅。其支者，从腰中下挟脊贯臀，入腘中；从腰中循髋骨下挟脊，历四髎穴，贯臀之会阳，下行承扶、殷门、浮郄、委阳，入腘之委中也。尻旁大肉曰臀。膝后曲处曰腘。○臀，音屯。腘，音国。髎，音辽。其支者，从膊内左右别下贯胛，挟脊内，此支言肩膊内、大杼下，外两行也。左右贯胛，去脊各三寸别行，历附分、魄户、膏肓等穴，挟脊下行，由秩边而过髀枢也。过髀枢，循髀外，从后廉下合腘中，过髀枢，会于足少阳之环跳，循髀外后廉，去承扶一寸五分之间下行，复与前之入腘中者相合。以下贯踹内，出外踝之后，循京骨，至小趾外侧。贯踹内者，由合阳以下承筋、承山等穴也。出外踝之后，昆仑、仆参等穴也。小趾本节后大骨曰京骨。小趾外侧端曰至阴，足太阳经穴止此，乃交于小趾之下，而接乎足少阴经也。踹，腨同。肾足少阴之脉，起于小趾之下，邪走足心，肾为足少阴经也。起于小趾下，斜走足心之涌泉穴。邪，斜同。出于然谷之下，循内踝之后，别入跟中，然谷，在内踝前大骨下。内踝之后别入跟中，即太溪、大钟等穴。以上踹内，出腘内廉，自复溜、交信，过足太阴之三阴交，以上踹内之筑宾，出腘内廉之阴谷。上股内后廉，贯脊属肾络膀胱；上股内后廉，结于督脉之长强，以贯脊中而后属于肾，前当关元中极之分而络于膀胱，以其相为表里也。

滑氏曰：由阴谷上股内后廉、贯脊，会于脊之长强穴，还出于前，循横骨、大赫、气穴、四满、中注、肓俞，当肓俞之所脐之左右属肾，下脐，过关元、中极而络膀胱也。其直

中国针灸大成 〇七八

者，从肾上贯肝膈，入肺中，循喉咙，挟舌本；滑氏曰：其直行者，从肓俞属肾处上行，循商曲、石关、阴都、通谷诸穴，贯肝，上循幽门上膈，历步廊入肺中，循神封、灵墟、神藏、或中、俞府而上循喉咙，并人迎，挟舌本而终也。愚按：足少阴一经，考之本篇及《经别》《经筋》等篇，皆言由脊里，上注心肺而散于胸中；惟《骨空论》曰：冲脉者，起于气街，并少阴之经，挟齐上行，至胸中而散。故甲乙经于俞府、或中、神藏、灵墟、神封、步廊等穴，皆云足少阴脉气所发；幽门、通谷、阴都、石关、商曲、肓俞、中注、四满、气穴、大赫、横骨十一穴，皆云冲脉足少阴之会。故滑氏之注如此，实本于甲乙、铜人诸书，而甲乙等书实本之骨空论也。其支者，从肺出络心，注胸中。其支者，自神藏之际，从肺络心注胸中，以上俞府诸穴，足少阴经止于此，而接乎手厥阴经也。胸中，当两乳之间，亦曰膻中。心主手厥阴心包络之脉，起于胸中，心主者，心之所主也。心本手少阴，而复有手厥阴者，心包络之经也。如《邪客篇》曰：心者，五脏六腑之大主也。诸邪之在心者，皆在心之包络。包络者，心主之脉也。其脉之出入屈折，行之疾徐，皆如手少阴心主之脉行也。故曰心主手厥阴心包络之脉。胸中义见上文。滑氏曰：或问：手厥阴经曰心主，又曰心包络何也？曰：君火以明，相火以位。手厥阴代君火行事，以用而言，故曰手心主，以经而言，则曰心包络，一经而二名，实相火也。出属心包络，下膈，历络三焦；心包络，包心之膜络也。包络为心主之外卫，三焦为脏腑之外卫，故为表里而相络。诸经皆无历字，独此有之，

類經七卷 經絡類 十一

三焦手少陽經也。起於無名指端關衝穴也。

之脉起於小指次指之端。於無名指端關衝穴。上出兩指之間。即小指次指之間液門中渚穴也。循手表腕出

臂外兩骨之間。骨間外關支溝等穴也。上貫肘循外上肩而交出足少陽之後。上貫肘之天井。循臑外。歷清冷淵消泺臑會過足少陽之肩井。自天髎而交出足少陽之後也。

入缺盆布膻中散絡心包下膈循屬三焦。其內行者入缺盆。復由足陽明之外。下布膻中。散絡心包。相為表裏。乃自上焦下膈。循中焦下行。並足太陽之正入絡膀胱以約下

焦。其詳見後十。故足太陽經委陽穴為三焦下輔腧也。

其支者別掌中循小指次指出其端。小指次指。謂小指之次指。即無名指也。其支者自勞宮別行名指端而接乎手少陽經也。〇三焦手少陽

中循中指出其端。入掌中勞宮也。中指端中衝也。手厥陰經止於此。〇

行兩筋之間。入肘中曲澤也。下臂行兩筋之間都門間使內關大陵也。入肘中下臂。

上抵腋下。循臑內行太陰少陰之間。以手之三陰厥陰在中也。入肘中下臂。

其支者循胷出脇下腋三寸。三寸天池也。胷上際為腋。腋下三寸。手厥陰經穴始此。〇陰交穴

蓋指上中下而言。下即臍下。故任脉之陰交穴為三焦募也。〇膻、焦通用。

盖指上中下而言，上即膻中，中即中脘，下即脐下，故任脉之阴交穴为三焦募也。○膻、焦通用。其支者，循胸出胁，下腋三寸，胁上际为腋。腋下三寸，天池也，手厥阴经穴始此。上抵腋下，循臑内，行太阴少阴之间，上抵腋下之天泉，循臑内行太阴、少阴之间，以手之三阴，厥阴在中也。入肘中，下臂行两筋之间，入肘中，曲泽也。下臂行两筋之间，郄门、间使、内关、大陵也。入掌中，循中指出其端；入掌中，劳宫也。中指端，中冲也，手厥阴经止于此。其支者，别掌中，循小指次指出其端。小指次指，谓小指之次指，即无名指也。其支者，自劳宫别行名指端，而接乎手少阳经也。○三焦手少阳之脉，起于小指次指之端，三焦为手少阳经也。起于无名指端关冲穴。上出两指之间，即小指次指之间液门、中渚穴也。循手表腕，出臂外两骨之间，手表之腕，阳池也。臂外两骨间，外关、支沟等穴也。上贯肘，循外，上肩而交出足少阳之后，上贯肘之天井，循臑外，行手太阳之前，手阳明之后，历清冷渊、消泺、臑会上肩髃，过足少阳之肩井，自天髎而交出足少阳之后也。入缺盆，布膻中，散络心包，下膈，循属三焦；其内行者入缺盆，复由足阳明之外，下布膻中，散络心包，相为表里，乃自上焦下膈，循中焦下行，并足太阳之正入络膀胱以约下焦，故足太阳经委阳穴为三焦下辅腧也。详见后十

其支者，從膻中上出缺盆，上項，繫耳後直上出耳上角，以屈下頰至頤。其支行於外者，自膻中上行，出缺盆，循天髎上項，會於督脉之大椎，循天牖，繫耳後之翳風、瘈脉、顱息，出耳上角之角孫，過足少陽之懸厘、頷厭，下行耳頰至頤，會於手太陽顴髎之分。○頤，音拙，目下也。其支者，從耳後入耳中，出走耳前，過客主人前交頰，至目銳眥。此支從耳後翳風入耳中，過手太陽之聽宮，出走耳前之耳門，過足少陽之客主人，交頰，循和髎，上絲竹空，至目銳眥，會於瞳子髎穴，手少陽經止於此，而接乎足少陽經也。○

膽

類經七卷

〈經絡類〉

十二

足少陽之脉起於目銳眥。胆足少陽之脉起於目銳眥，膽為足少陽經也。起於目銳眥瞳子髎穴。目之外角曰銳眥。上抵頭角，下耳後。自目銳眥由聽會、客主人上抵頭角，循頷厭，下懸顱、懸厘，從耳上髮際入曲鬢、率谷，歷手少陽之角孫外折下耳後，行天衝、浮白、竅陰、完骨，又自完骨外折上行，循本神，前至陽白，復內折上行，循臨泣、目窗、正營、承靈、腦空，由風池而下行也。循頸行手少陽之前，至肩上，却交出手少陽之後，入缺盆。自風池循頸，過手少陽之天牖，行少陽之前，下至肩上，循肩井，復交出手少陽之後，過督脉之大椎，會於手太陽之秉風，而前入於足陽明缺盆之外。其支者，從耳後入耳中，出走耳前，至目銳眥後。其支者，從耳後顳顬間過手少陽之翳風，入耳中，過手太陽之聽宮，出走耳前，復自聽會至目

六。其支者，从膻中上出缺盆，上项，系耳后，直上出耳上角，以屈下颊至顊；其支行于外者，自膻中上行，出缺盆，循天髎上项，会于督脉之大椎，循天牖，系耳后之翳风、瘈脉、颅息，出耳上角之角孙，过足少阳之悬厘、颔厌，下行耳颊至顊，会于手太阳颧髎之分。○顊，音拙，目下也。其支者，从耳后入耳中，出走耳前，过客主人前交颊，至目锐眦。此支从耳后翳风入耳中，过手太阳之听宫，出走耳前之耳门，过足少阳之客主人，交颊，循和髎，上丝竹空，至目锐眦，会于瞳子髎穴，手少阳经止于此，而接乎足少阳经也。○胆足少阳之脉，起于目锐眦，胆为足少阳经也。起于目锐眦瞳子髎穴。目之外角曰锐眦。上抵头角，下耳后，自目锐眦，由听会、客主人上抵头角，循颔厌，下悬颅、悬厘，从耳上发际入曲鬓、率谷，历手少阳之角孙外折下耳后，行天冲、浮白、窍阴、完骨，又自完骨外折上行，循本神，前至阳白，复内折上行，循临泣、目窗、正营、承灵、脑空，由风池而下行也。循颈行手少阳之前，至肩上，却交出手少阳之后，入缺盆；自风池循颈，过手少阳之天牖，行少阳之前，下至肩上，循肩井，复交出手少阳之后，过督脉之大椎，会于手太阳之秉风，而前入于足阳明缺盆之外。其支者，从耳后入耳中，出走耳前，至目锐眦后；其支者，从耳后颞颥间，过手少阳之翳风，入耳中，过手太阳之听宫，出走耳前，复自听会至目

類經七卷

經絡類 十三

銳眥後瞳子髎之分也。其支者別銳眥下大迎合於手少陽。抵於頞，其支者別自目外眥瞳子髎下足陽明大迎之次由手少陽之絲竹和髎而下抵於頞也。下加頰車下頸合缺盆，其下於足陽明者合於下關乃自頰車下頸循本經之前與前之入缺盆者相合以下胸中。以下胸中貫膈絡肝屬膽循脅裏出氣街繞毛際橫入髀厭中；其內行者由缺盆下胸當手厥陰天池之分貫膈足厥陰期門之分絡肝本經日月之分屬膽而相為表裏乃循脅裏由足厥陰之章門下行出足陽明之氣街繞毛際合於足厥陰以橫入髀厭中之環跳穴也。其直者從缺盆下腋循胸過季脅下合髀厭中，其直下而行於外者從缺盆下腋循胸歷淵腋輒筋日月過季脅循京門帶脈等穴下行由居髎入足太陽之上髎中髎下髎下行復與前之入髀厭者相合。以下循髀陽出膝外廉下外輔骨之前，髀陽髀之外側也輔骨膝下兩旁高骨也由髀陽行太陽陽明之中歷中瀆陽關出膝外廉下外輔骨之前自陽陵泉以下陽交等穴也。直下抵絕骨之端下出外踝之前循足跗上入小趾次趾之間；外踝上骨際曰絕骨絕骨之端陽輔穴也下行懸鍾循足面上之丘墟臨泣等穴乃入小趾次趾之間至竅陰穴足少陽經止於此。其支者別跗上入大指之間循大指岐骨內出其端還

锐眦后瞳子髎之分。其支者，别锐眦，下大迎，合于手少阳，抵于頞，其支者，别自目外眦瞳子髎，下足阳明大迎之次，由手少阳之丝竹、和髎而下抵于頞也。下加颊车，下颈合缺盆，其下于足阳明者，合于下关，乃自颊车下颈，循本经之前，与前之入缺盆者相合，以下胸中。以下胸中，贯膈，络肝属胆，循胁里，出气街，绕毛际，横入髀厌中；其内行者，由缺盆下胸，当手厥阴天池之分贯膈，足厥阴期门之分络肝，本经日月之分属胆，而相为表里，乃循胁里，由足厥阴之章门下行，出足阳明之气街，绕毛际，合于足厥阴，以横入髀厌中之环跳穴也。其直者，从缺盆下腋，循胸过季胁，下合髀厌中，其直下而行于外者，从缺盆下腋循胸，历渊腋、辄筋、日月过季胁，循京门、带脉等穴下行，由居髎入足太阳之上髎、中髎、下髎下行，复与前之入髀厌者相合。以下循髀阳，出膝外廉，下外辅骨之前，髀阳，髀之外侧也。辅骨，膝下两旁高骨也。由髀阳行太阳阳明之中，历中渎、阳关、出膝外廉，下外辅骨之前，自阳陵泉以下阳交等穴也。直下抵绝骨之端，下出外踝之前，循足跗上，入小趾次趾之间；外踝上骨际曰绝骨。绝骨之端，阳辅穴也。下行悬钟，循足面上之丘墟、临泣等穴，乃入小趾次趾之间，至窍阴穴，足少阳经止于此。其支者，别跗上，入大趾之间，循大趾岐骨内出其端，还

貫爪甲出三毛。足大指次指本節後骨縫爲岐骨也。大指爪甲後二節間爲三毛也。其支者自足跗上別行入大指，循岐骨內，出大指端，還貫入爪甲，出三毛，而接乎足厥陰經也。○肝足厥陰之脉起於大指叢毛之際，肝爲足厥陰經也。起於足大指，去爪甲橫紋後，叢毛際大敦穴也。叢毛即上文所謂三毛也。上循足跗上廉，去內踝一寸，足跗上廉，行間、太衝也。內踝前一寸，中封也。上踝八寸，交出太陰之後，上膕內廉，上踝過足太陰之三陰交，歷蠡溝、中都，復上一寸，交出太陰之後，上膕內廉，至膝關、曲泉也。循股陰入毛中，過陰器，股陰，內側也。循股內之陰包、五里、陰廉，上會於足太陰之衝門、府舍，入陰毛中之急脉，遂左右相交，環繞陰器，而會於任脉之曲骨。抵小腹，挾胃屬肝絡膽，自陰上入小腹，會於任脉之中極、關元，循章門至期門之所挾胃屬肝，下足少陽日月之所絡膽，而肝膽相爲表裏也。上貫膈，布脇肋，自期門上貫膈，行足太陰食竇之外，大包之裏，散布脇肋，上足少陽淵腋、手太陰雲門之下，足厥陰經穴止於此。循喉嚨之後上入頏顙連目系上出額與督脉會於巔；頏顙，咽顙也。目內深處爲目系。其內行而上者，自脇肋間，由足陽明人迎之外，循喉嚨之後入頏顙，行足陽明大迎、地倉、四白之外，內連目系，上出足少陽陽白之外，臨泣之裏，與督脉相會於頂巔之百會。其支者從目系下頰裏環唇內者，此支者，從

類經七卷　經絡類　十四

贯爪甲，出三毛。足大趾次趾本节后骨缝为岐骨。大趾爪甲后二节间为三毛。其支者自足跗上别行入大趾，循岐骨内，出大趾端，还贯入爪甲，出三毛，而接乎足厥阴经也。○肝足厥阴之脉，起于大趾丛毛之际，肝为足厥阴经也。起于足大趾，去爪甲横纹后，丛毛际大敦穴也。丛毛，即上文所谓三毛也。上循足跗上廉，去内踝一寸，足跗上廉，行间、太冲也。内踝前一寸，中封也。上踝八寸，交出太阴之后，上腘内廉，上踝过足太阴之三阴交，历蠡沟、中都，复上一寸，交出太阴之后，上腘内廉，至膝关、曲泉也。循股阴，入毛中，过阴器，股阴，内侧也。循股内之阴包、五里、阴廉，上会于足太阴之冲门、府舍，入阴毛中之急脉，遂左右相交，环绕阴器，而会于任脉之曲骨。抵小腹，挟胃属肝络胆，自阴上入小腹，会于任脉之中极、关元，循章门至期门之所挟胃属肝，下足少阳日月之所络胆，而肝胆相为表里也。上贯膈，布胁肋，自期门上贯膈，行足太阴食窦之外，大包之里，散布胁肋，上足少阳渊腋、手太阴云门之下，足厥阴经穴止于此。循喉咙之后，上入颃颡，连目系，上出额，与督脉会于巅；颃颡，咽颡也。目内深处为目系。其内行而上者，自胁肋间，由足阳明人迎之外，循喉咙之后入颃颡，行足阳明大迎、地仓、四白之外，内连目系，上出足少阳阳白之外，临泣之里，与督脉相会于顶巅之百会。其支者，从目系下颊里，环唇内；此支者，从

肝別貫膈上注肺。又其支者從前期門屬肝所行足太陰食竇之外，本經之裏，別貫膈，上注於肺，下行至中焦，挾中脘之分，復接於手太陰肺經，以盡十二經之一週，終而復始也。

前目系之分，下行任脈之外，本經之裏，下頰裏，交環於口脣之內。其支者，復從肝別貫膈上注肺。

十二經離合 靈樞經別篇全〇三

類經七卷　經絡類　十五

黃帝問於岐伯曰：余聞人之合於天道也，內有五藏以應五音、五色、五時、五味、五位也；外有六府以應六律，六律建陰陽諸經而合之十二月、十二辰、十二節、十二經水、十二時、十二經脈者，此五藏六府之所以應天道。（此言人身藏府經脈，無非合於天道。五音五色等義，見藏象類。六律義，見《附翼·律原》。十二月等義，俱詳載《圖翼》中。）夫十二經脈者，人之所以生，病之所以成，人之所以治，病之所以起，學之所以始，工之所止也，麤之所易，上之所難也。請問其離合出入奈何。（經脈者，藏府之枝葉；藏府者，經脈之根本。知十二經脈之道，則陰陽明，表裏悉，氣血分，虛實見，天道之逆從可察，邪正之安危可辨。凡人之生，病之成，人之所以治，病之所以起，莫不由之。故初學人必始於此，工）

前目系之分，下行任脉之外，本经之里，下颊里，交环于口唇之内。其支者，复从肝别贯膈，上注肺。又其支者，从前期门属肝所行足太阴食窦之外，本经之里，别贯膈，上注于肺，下行至中焦，挟中脘之分，复接于手太阴肺经，以尽十二经之一周，终而复始也。

十二经离合《灵枢·经别篇》全〇三

黄帝问于岐伯曰：余闻人之合于天道也，内有五脏以应五音、五色、五时、五味、五位也；外有六腑以应六律，六律建阴阳诸经而合之十二月、十二辰、十二节、十二经水、十二时、十二经脉者，此五脏六腑之所以应天道。此言人身脏腑经脉，无非合于天道者。五音五色等义，见藏象类。六律义，见《附翼·律原》。十二月等义，俱详载《图翼》中。夫十二经脉者，人之所以生，病之所以成，人之所以治，病之所以起，学之所始，工之所止也，粗之所易，上之所难也。请问其离合出入奈何？经脉者，脏腑之枝叶；脏腑者，经脉之根本。知十二经脉之道，则阴阳明，表里悉，气血分，虚实见，天道之逆从可察，邪正之安危可辨。凡人之生，病之成，人之所以治，病之所以起，莫不由之。故初学人必始于此，工之良者亦止於此而已。第麤工忽之，謂其尋常易知耳；上工難之，謂其應變無窮也。十二經脉已具前《經脉篇》，但其上下離合、內外出入之道猶有未備，故此復明其詳。然《經脉篇》以首尾循環言，故上下起止有別；此以離合言，故但從四末始。雖此略彼詳，然義有不同，所當參閱。○岐伯稽首再拜曰：明乎哉問也。此麤之所過，上之所息也，請卒言之。過猶經過，謂忽略不察也。息如止息，謂必所留心也。○足太陽之正，別入於膕中，其一道下尻五寸別入於肛，屬於膀胱，散之腎，循膂當心入散；直者，從膂上出於項，復屬於太陽，此為一經也。○足少陰之正，至膕中別走太陽而合，上至腎，當十四椎出屬帶脈；直者，繫舌本，復出於項，合於太陽，此為一合。成以諸陰之別，皆為正也。此膀胱與腎為表裏，故其經脈相為一合也。足太陽之正，入膕中，與少陰合而上行；其別一道下尻五寸，當承扶之次，上入肛門，內行腹中，屬於膀胱，散於腎，循膂當心入散，上出於項，而復屬於本經太陽，此內外同為一經也。○足少陰之正，自膕中合於太陽，內行上至腎，當十四椎旁腎俞之次，出屬帶脈，其直者上繫舌本，復出於項，合於太陽，是為六合之一也。然有表必有裏，有陽必有陰，故諸陽之正，必成於諸陰之別，此皆正脈相為離合，非旁通交會之謂也。餘倣此。○尻，開高切。

之良者亦止于此而已。第粗工忽之，谓其寻常易知耳；上工难之，谓其应变无穷也。十二经脉已具前《经脉篇》，但其上下离合、内外出入之道犹有未备，故此复明其详。然《经脉篇》以首尾循环言，故上下起止有别；此以离合言，故但从四末始。虽此略彼详，然义有不同，所当参阅。岐伯稽首再拜曰：明乎哉问也。此粗之所过，上之所息也，请卒言之。过犹经过，谓忽略不察也。息如止息，谓必所留心也。○足太阳之正，别入于腘中，其一道下尻五寸别入于肛，属于膀胱，散之肾，循膂当心入散；直者，从膂上出于项，复属于太阳，此为一经也。○足少阴之正，至腘中别走太阳而合，上至肾，当十四椎出属带脉；直者，系舌本，复出于项，合于太阳，此为一合。成以诸阴之别，皆为正也。此膀胱与肾为表里，故其经脉相为一合也。足太阳之正，入腘中，与少阴合而上行；其别一道下尻五寸，当承扶之次，上入肛门，内行腹中，属于膀胱，散于肾，循膂当心入散，上出于项，而复属于本经太阳，此内外同为一经也。○足少阴之正，自腘中合于太阳，内行上至肾，当十四椎旁肾俞之次，出属带脉，其直者上系舌本，复出于项，合于太阳，是为六合之一也。然有表必有里，有阳必有阴，故诸阳之正，必成于诸阴之别，此皆正脉相为离合，非旁通交会之谓也。余仿此。○尻，开高切。

肛，音工，又好剛切。頷、椎同，音槌。○足少陽之正，繞髀入毛際，合於厥陰；別者，入季脇之間，循胃裹屬膽，散之上肝，貫心，以上挾咽，出頤頷中，散於面，繫目系，合少陽於外眥也。○足厥陰之正，別跗上，上至毛際，合於少陽，與別俱行，此為二合也。

類經七卷　《經絡類》　十七

足少陽繞髀陽，入毛際，與足厥陰合。其內行而別者，乃自季脇入胸屬膽、散之上肝，由肝之上繫貫心，上挾咽，自頤頷中出，散於面，上繫目系，復合少陽本經於目外眥瞳子髎也。○足厥陰之正，別足跗內行，上至陰毛之際，合於足少陽，與別者俱行，上布脇肋，是為六合之二也。○頤，音移。頷，何敢切。○足陽明之正，上至髀，入於腹裏，屬胃，散之脾，上通於心，上循咽，出於口，上頤頓，還繫目系，合於陽明也。○足太陰之正，上至髀，合於陽明，與別俱行，上結於咽，貫舌中，此為三合也。此胃脾二經表裏相為一合也。足陽明上至髀關，其內行者，由氣街入腹裏，屬於胃，散於脾，上通於心，循咽出於口，上頤頓，入承泣之次，繫目系為目下網，以合於陽明本經也。足太陰之正，上股內，合於足陽明，與別者俱行，上咽貫舌，是為六合之三也。○頤，音遏。頓，音拙。○手太陽之正，指地，別於肩解，入腋走心。

肛，音工，又好刚切。頷、椎同，音槌。足少阳之正，绕髀入毛际，合于厥阴；别者，入季胁之间，循胸里属胆、散之上肝，贯心，以上挟咽，出颐颔中，散于面，系目系，合少阳于外眦也。○足厥阴之正，别跗上，上至毛际，合于少阳，与别俱行，此为二合也。此胆肝二经为表里，经脉相为一合也。足少阳绕髀阳，入毛际，与足厥阴合。其内行而别者，乃自季胁入胸属胆、散之上肝，由肝之上系贯心，上挟咽，自颐颔中出，散于面，上系目系，复合少阳本经于目外眦瞳子髎也。○足厥阴之正，别足跗内行，上至阴毛之际，合于足少阳，与别者俱行，上布胁肋，是为六合之二也。○颐，音移。颔，何敢切。○足阳明之正，上至髀，入于腹里，属胃，散之脾，上通于心，上循咽，出于口，上颐顿，还系目系，合于阳明也。○足太阴之正，上至髀，合于阳明，与别俱行，上结于咽，贯舌中，此为三合也。此胃脾二经表里相为一合也。足阳明上至髀关，其内行者，由气街入腹里，属于胃，散于脾，上通于心，循咽出于口，上颐顿，入承泣之次，系目系为目下网，以合于阳明本经也。足太阴之正，上股内，合于足阳明，与别者俱行，上咽贯舌，是为六合之三也。○颐，音遏。顿，音拙。○手太阳之正，指地，别于肩解，入腋走心，繫小腸也。○手少陰之正別入於淵腋兩筋之間屬於心上走喉嚨出於面合目內眥此爲四合也。此小腸與心表裏經脉相爲一合也。指地者地屬陰居天之內。手太陽內行之脉別於肩解入腋走心繫於小腸皆自上而下自外而內故曰指地。《經脉篇》言交肩上入缺盆絡心此言別於肩解入腋走心蓋前後皆有入心之脉。手少陰之正自腋下三寸足少陽淵腋之次行兩筋之間內屬於心與手太陽入腋走心者合乃上行挾於咽出於面合於目內眥是當與足太陽睛明相會矣。此六合之四也。○手少陽之正指天別於巓入缺盆下走三焦散於胸中也。○手心主之

正別下淵腋三寸入胸中別屬三焦出循喉嚨出耳後合少陽完骨之下此爲五合也。此三焦心主表裏經脉相爲一合也。指天者天屬陽運於地之外。手少陽之正上別於巓入缺盆下走三焦散於胸中包羅藏府之外故曰指天。○手厥陰之正其別而內行者與少陰之脉同自腋下三寸足少陽淵腋之次入胸中屬於三焦乃出循喉嚨行耳後合手足少陽於完骨之下此六合之五也。

于陽明之正從手循膺乳別於肩髃入柱骨下走大腸屬於肺上循喉嚨出缺盆合於陽明也。○手太陰之正別入淵腋少陰之前入走

類經七卷　《經絡類》　十八

系小肠也。○手少阴之正，别入于渊腋两筋之间，属于心，上走喉咙，出于面，合目内眦，此为四合也。此小肠与心表里经脉相为一合也。指地者，地属阴，居天之内。手太阳内行之脉，别于肩解，入腋走心，系于小肠，皆自上而下，自外而内，故曰指地。《经脉篇》言交肩上，入缺盆络心；此言别于肩解，入腋走心。盖前后皆有入心之脉。手少阴之正，自腋下三寸足少阳渊腋之次，行两筋之间，内属于心，与手太阳入腋走心者合，乃上行挟于咽、出于面，合于目内眦，是当与足太阳睛明相会矣。此六合之四也。○手少阳之正，指天，别于巅，入缺盆，下走三焦，散于胸中也。○手心主之正，别下渊腋三寸入胸中，别属三焦，出循喉咙，出耳后，合少阳完骨之下，此为五合也。此三焦心主表里经脉相为一合也。指天者，天属阳，运于地之外。手少阳之正，上别于巅，入缺盆，下走三焦，散于胸中，包罗脏腑之外，故曰指天。○手厥阴之正，其别而内行者，与少阴之脉，同自腋下三寸，足少阳渊腋之次，入胸中，属于三焦，乃出循喉咙，行耳后，合手足少阳于完骨之下，此六合之五也。○手阳明之正，从手循膺乳，别于肩髃，入柱骨，下走大肠，属于肺，上循喉咙，出缺盆，合于阳明也。○手太阴之正，别入渊腋少阴之前，入走

膁散之大腸，上出缺盆，循喉嚨，復合陽明，此六合也。此大腸與肺為表裏，經脉相為一合也。手陽明之正，循胸前膺乳之間，其內行者，別于肩髃，入柱骨，由缺盆下走大腸，屬於肺；其上者，循喉嚨，復出缺盆，而合于陽明本經也。○手太陰之正，其內行者，自天府別入淵腋，由手少陰心經之前入內走肺，散之大腸；其上行者，出缺盆，循喉嚨，復合于手陽明經。以上共十二經，是為六合也。

十二經筋結支別篇《靈樞·經筋》○四

類經七卷 《經絡類》 十九

足太陽之筋，起於足小指，上結於踝，邪上結於膝，足陽明經脉所止之處，至陰穴次也。循足跗外側上結於外踝昆侖之分，乃邪上附陽而結於膝腘之分。結，聚也。○凡後十二經筋所起所行之次，與十二經脉多相合；其中有小異者，乃其支別，亦互相發明耳。○獨足之三陰，則始同而終不同也，所當並考。○愚按：十二經脉之外，而復有所謂經筋者何也？蓋經脉營行表裏，故出入臟腑，以次相傳；經筋聯綴百骸，故維絡周身，各有定位。雖經筋所行之部，多與經脉相同；然其所結所盛之處，則惟四肢溪谷之間為最，以筋會於節也。筋屬木，其華在爪，故十二經筋皆起於四肢指爪之間，而後盛於輔骨，結於肘腕，系於膝關，聯於肌肉，上於頸項，終於頭面，此人身經筋之大略也。筋有剛柔，剛者所以束骨，柔者所以相維，亦猶經之有絡，綱之有紀，故手足項背直行附骨之筋皆堅大，而胸腹頭面支別橫絡之筋皆柔細也。但手足十二經之筋又各有不

肺，散之大肠，上出缺盆，循喉咙，复合阳明，此六合也。此大肠与肺为表里，经脉相为一合也。手阳明之正，循胸前膺乳之间，其内行者，别于肩髃，入柱骨，由缺盆下走大肠，属于肺；其上者，循喉咙，复出缺盆，而合于阳明本经也。○手太阴之正，其内行者，自天府别入渊腋，由手少阴心经之前入内走肺，散之大肠；其上行者，出缺盆，循喉咙，复合于手阳明经。以上共十二经，是为六合也。

十二经筋结支别 《灵枢·经筋篇》○四

足太阳之筋，起于足小趾，上结于踝，邪上结于膝，足太阳之筋，起于足小趾爪甲之侧，即足太阳经脉所止之处，至阴穴次也。循足跗外侧上结于外踝昆仑之分，乃邪上附阳而结于膝腘之分。结，聚也。○凡后十二经筋所起所行之次，与十二经脉多相合；其中有小异者，乃其支别，亦互相发明耳。独足之三阴，则始同而终不同也，所当并考。○愚按：十二经脉之外，而复有所谓经筋者何也？盖经脉营行表里，故出入脏腑，以次相传；经筋联缀百骸，故维络周身，各有定位。虽经筋所行之部，多与经脉相同；然其所结所盛之处，则惟四肢溪谷之间为最，以筋会于节也。筋属木，其华在爪，故十二经筋皆起于四肢指爪之间，而后盛于辅骨，结于肘腕，系于膝关，联于肌肉，上于颈项，终于头面，此人身经筋之大略也。筋有刚柔，刚者所以束骨，柔者所以相维，亦犹经之有络，纲之有纪，故手足项背直行附骨之筋皆坚大，而胸腹头面支别横络之筋皆柔细也。但手足十二经之筋又各有不

同者。如手足三陽行於外。其筋多柔。而足三陰陽明之筋皆聚於陰器。故曰前陰者宗筋之所聚。此又筋之大會也。然一身之筋。又皆肝之所生。故惟足厥陰之筋絡諸筋。而肝曰罷極之本。此經脉經筋之所以異也。

其下循足外踝結於踵。上循跟結於腘。其下足跗之下也。踵即足跟之突出者。跟即踵上之硬筋處也。乃僕參申脉之分。結於腘委中也。○腘音國。鞭硬同。其別者結於踹外。上腘中內廉與腘中并。此即大筋之旁出者。別為柔軟短筋。亦猶木之有枝也。後凡言別者支者皆仿此。此支自外踝別行。由足腨肚之下尖處。行少陽之後。結於腨之外側絡穴飛陽之分。乃上腘內廉。合大筋於委中而一之也。上結於臀。尾骶骨旁。會陽之分也。○臀音屯。

上挟脊上項。挟脊背。分左右上項。會於督脉之陶道大椎。此皆附脊之剛筋也。

其支者別入結於舌本。其支者自項別入內行。與手少陽之筋結於舌本。散於舌下。自此以上皆柔之筋而散於頭面。

其直者結於枕骨。上頭下顏結於鼻。其直者自項而上。與足少陰之筋。合於腦後枕骨間。由是而上過於頭。前下於顏。以結於鼻下之兩旁也。額上曰顏。

其支者為目上網下結於頄。網綱維也。所以約束目睫司開闔者也。目下曰頄。即顴也。此支自通頂入腦者下屬目本。散於目上。為目上網。下行者結於頄。與足少陽之筋合。○頄音求。

其支者從腋後外廉結於肩髃。又其支者從挟

同者，如手足三阳行于外，其筋多刚，手足三阴行于内，其筋多柔；而足三阴、阳明之筋皆聚于阴器，故曰前阴者，宗筋之所聚，此又筋之大会也。然一身之筋，又皆肝之所生，故惟足厥阴之筋络诸筋，而肝曰罢极之本，此经脉经筋之所以异也。其下循足外踝，结于踵，上循跟，结于腘；其下，足跗之下也。踵即足跟之突出者，跟即踵上之硬筋处也，乃仆参申脉之分。结于腘，委中也。○腘，音国。鞭，硬同。其别者，结于踹外，上腘中内廉，与腘中并，此即大筋之旁出者，别为柔软短筋，亦犹木之有枝也。后凡言别者、支者皆仿此。此支自外踝别行，由足腨肚之下尖处，行少阳之后，结于腨之外侧络穴飞阳之分，乃上腘内廉，合大筋于委中而一之也。上结于臀，尾骶骨旁，会阳之分也。○臀，音屯。上挟脊上项；挟脊背，分左右上项，会于督脉之陶道、大椎，此皆附脊之刚筋也。其支者，别入结于舌本；其支者，自项别入内行，与手少阳之筋结于舌本，散于舌下。自此以上，皆柔之筋而散于头面。其直者，结于枕骨，上头下颜，结于鼻；其直者，自项而上，与足少阴之筋，合于脑后枕骨间，由是而上过于头，前下于颜，以结于鼻下之两旁也。额上曰颜。其支者，为目上网，下结于頄；网，纲维也，所以约束目睫、司开阖者也。目下曰頄，即颧也。此支自通顶入脑者下属目本，散于目上，为目上网，下行者结于頄，与足少阳之筋合。○頄，音求。其支者，从腋后外廉，结于肩髃；又其支者，从挟

脊，循腋后外廉，行足少阳之后，上至肩，会手阳明之筋，结于肩髃。其支者，入腋下，上出缺盆，上结于完骨；此支后行者，从腋后走腋下，向前邪出阳明之缺盆，乃从耳后直上，会手太阳、足少阳之筋，结于完骨。完骨，耳后高骨也。其支者，出缺盆，邪上出于頄。此支前行者，同前缺盆之筋岐出，别上颐颔，邪行出于頄，与前之下结于頄者相合也。○此下仍有十二经筋病刺法，见疾病类六十九，与此本出同篇，所当互考。○足少阳之筋，起于小趾次趾，上结外踝，上循胫外廉，结于膝外廉；小趾次趾，即第四趾窍阴之次也。外踝，丘墟之次。胫外廉，外丘、阳交之次。膝外廉，阳陵泉、阳关之次。此皆刚筋也。○胫，奚敬切。其支者，别起外辅骨，上走髀，前者结于伏兔之上，后者结于尻；膝下两旁突出之骨曰辅骨。膝上六寸起肉曰伏兔。尾骶骨曰尻。此支自外辅骨上走于髀，分为二岐，前结于阳明之伏兔，后结于督脉之尻，至此刚柔相制，所以联臀膝而运枢机也。○髀，并米切，又音比。尻，开高切。其直者，上乘䏚季胁，上走腋前廉，系于膺乳，结于缺盆；季胁下两旁奥处曰䏚。胸上两旁高处曰膺。此直者，自外辅骨走髀，由髀枢上行乘䏚，循季胁上走腋，当手太阴之下，出腋前廉，横系于胸乳之分，上结于缺盆，与手太阴之筋相合，皆刚筋也。○䏚，音秒，一作眇，《五音篇》曰少也，盖其处少骨之义。直者，上出腋，贯缺盆，出太阳之

①缺盆：原倒作"盆缺"，据上文"结于缺盆"、下文"贯缺盆"乙正。

前循耳後，上額角，交巔上，下走頷，上結於頄。此直者，自上走腋處直上出腋，貫於缺盆，與上之結於缺盆者相合，乃行足太陽經筋之前，循耳，上額角，交太陽之筋於巔上，復從足陽明頭維之分走耳前，下腮頷，復上結於頄。○頷，何敢切，腮下也。云燕頷者即此。支者，結於目眥為外維。此支者，從顛上斜趨結於目外眥，而為目之外維，凡人能左右盼視者，正以此筋為之伸縮也。○按本篇有曰從左之右，右目不開，上過右角，并蹻脈而行，左絡於右等義，詳疾病類六十九。○足陽明之筋，起於中三指，結於跗上，邪外上加於輔骨，上結於膝外廉，直上結於髀樞，上循脅屬脊。中三指，即足之中指，厲兌之旁也。結於跗上衝陽之次，乃從足面邪行，出太陰、少陽兩筋之間，上輔骨，結於膝之外廉，直上髀樞，行少陽之前，循脅向後，內屬於脊。其直者，上循骭，結於膝，其支者，結於外輔骨，合少陽。骭，足脛骨也。其直者，自跗循骭，結於膝下外廉三里之次，以上膝臏中。其支者，自前跗上邪外上行，結於外輔骨陽陵泉之分，與少陽相合。○骭，音干。其直者，上循伏兔，上結於髀，聚於陰器，上腹而布。此直者，由膝臏直上，循伏兔、髀關之分，結於髀中，乃上行聚於陰器，陰陽總宗筋之會，會於氣街而陽明為之長也。乃自橫骨之分，左右挾行，循天樞、關門等穴，而上布於腹，此上至頸，皆剛筋也。至缺盆而結，上頸，上挾口

類經七卷　經絡類　二十二

前，循耳后，上额角，交巅上，下走颔，上结于頄；此直者，自上走腋处直上出腋，贯于缺盆，与上之结于缺盆者相合，乃行足太阳经筋之前，循耳，上额角，交太阳之筋于巅上，复从足阳明头维之分走耳前，下腮颔，复上结于頄。○颔，何敢切，腮下也。云燕颔者即此。支者，结于目眦为外维。此支者，从颛上斜趋结于目外眦，而为目之外维，凡人能左右盼视者，正以此筋为之伸缩也。○按本篇有曰从左之右，右目不开，上过右角，并蹻脉而行，左络于右等义，详疾病类六十九。○足阳明之筋，起于中三趾，结于跗上，邪外上加于辅骨，上结于膝外廉，直上结于髀枢，上循胁属脊；中三趾，即足之中趾，厉兑之旁也。结于跗上冲阳之次，乃从足面邪行，出太阴、少阳两筋之间，上辅骨，结于膝之外廉，直上髀枢，行少阳之前，循胁向后，内属于脊。其直者，上循骭，结于膝，其支者，结于外辅骨，合少阳；骭，足胫骨也。其直者，自跗循骭，结于膝下外廉三里之次，以上膝膑中。其支者，自前跗上邪外上行，结于外辅骨阳陵泉之分，与少阳相合。○骭，音干。其直者，上循伏兔，上结于髀，聚于阴器，上腹而布，此直者，由膝膑直上，循伏兔、髀关之分，结于髀中，乃上行聚于阴器，阴阳总宗筋之会，会于气街而阳明为之长也。乃自横骨之分，左右挟行，循天枢、关门等穴，而上布于腹，此上至颈，皆刚筋也。至缺盆而结，上颈，上挟口，

合於頏。下結於鼻。上合於太陽太陽為目上綱。陽明為目下綱。自缺盆上頸中人迎穴。乃循頤頰上挾口吻。與陽蹻會於地倉。上合於顴髎。下結於鼻旁。復上睛明穴。合於足太陽。太陽細筋散於目上。故為目上綱。陽明細筋散於目下。故為目下綱。其支者從頰結於耳前。其支者。自頤頰間上結耳前。會於足少陽之上關。頷厭。上至頭維而終也。○足太陰之筋起於大指之端內側。上結於內踝。大指之端內側隱白也。循核骨而上。結於內踝下商丘之次。其直者絡於膝內輔骨。上循陰股。結於髀。聚於陰器。絡當作結。此自內踝直上。結於膝內輔骨陰陵泉之次。股之內側曰陰股。結於髀。箕門之次也。乃上橫骨兩端。與足厥陰會於衝門。橫繞曲骨。并足少陰陽明之筋而聚於陰器。皆剛筋也。上腹結於臍。循腹裏。結於脇。散於胸中。其內者著於脊。其前行者。自陰器上腹。會手少陰之筋結於臍。循腹裏由大橫。腹哀之次結於脇。乃散為柔細之筋上行。布於胸中胸鄉。大包之次。其內行者。由陰器宗筋之間。并陽明少陰之筋而上著於脊。○足少陰之筋起於小指之下。并足太陰之筋。邪走內踝之下。結於踵。與太陽之筋合。而上結於內輔之下。足少陰之筋起小指下。邪趨足心。又邪趨內側。上然谷。并足太陰商丘之次。走內踝之下。結於根踵之間。

類經七卷　《經絡類》　二十三

合于頏，下结于鼻，上合于太阳，太阳为目上网，阳明为目下网；自缺盆上颈中人迎穴，乃循颐颊上挟口吻，与阳跷会于地仓，上合于颧髎，下结于鼻旁，复上睛明穴，合于足太阳。太阳细筋，散于目上，故为目上网；阳明细筋，散于目下，故为目下网。其支者，从颊结于耳前。其支者，自颐颊间上结耳前，会于足少阳之上关、颔厌，上至头维而终也。○足太阴之筋，起于大趾之端内侧，上结于内踝；大趾之端内侧，隐白也。循核骨而上，结于内踝下商丘之次。其直者，络于膝内辅骨，上循阴股，结于髀，聚于阴器，络当作结。此自内踝直上，结于膝内辅骨阴陵泉之次。股之内侧曰阴股。结于髀，箕门之次也。乃上横骨两端，与足厥阴会于冲门，横绕曲骨，并足少阴阳明之筋而聚于阴器，皆刚筋也。上腹，结于脐，循腹里，结于肋，散于胸中；其内者，着于脊。其前行者，自阴器上腹，会手少阴之筋结于脐，循腹里由大横、腹哀之次结于肋，乃散为柔细之筋上行，布于胸中胸乡、大包之次。其内行者，由阴器宗筋之间，并阳明少阴之筋而上着于脊。○足少阴之筋，起于小趾之下，并足太阴之筋，邪走内踝之下，结于踵，与太阳之筋合，而上结于内辅之下，足少阴之筋，起小趾下，邪趋足心，又邪趋内侧，上然谷，并足太阴商丘之次，走内踝之下，结于根踵之间，与太阳之筋合，由踵内侧上行，结于内辅骨下阴谷之次。并太阴之筋，而上循阴股，结于阴器，自内辅并太阴之筋，上循阴股，上横骨，与太阴、厥阴、阳明之筋合，而结于阴器，皆刚筋也。循脊内，挟膂上至项，结于枕骨，与足太阳之筋合。自阴器内行，由子宫上系肾间，并冲脉循脊两旁，挟膂上至项，与足太阳之筋合，结于枕骨，内属髓海。○膂，音旅。○足厥阴之筋，起于大趾之上，上结于内踝之前，大趾上三毛际，大敦次也。行跗上，与足太阴之筋并行，结于内踝前中封之次。上循胫，上结内辅之下，上循阴股，结于阴器，络诸筋。由内踝上足胫，循三阴交之分上行，并足少阴之筋，上结于内辅骨下曲泉之次，复并太阴之筋，上循阴股中五里、阴廉之分，上急脉而结于阴器。阴器者，合太阴、厥阴、阳明、少阴之筋，以及冲、任、督之脉皆聚于此，故曰宗筋。厥阴属肝，肝主筋，故络诸筋而一之，以成健运之用。○手太阳之筋，起于小指之上，结于腕，上循臂内廉，结于肘内锐骨之后，弹之应小指之上，入结于腋下；手小指之上外侧，少泽穴也。上行结于手腕外侧腕骨、阳谷之次，上循臂内侧，结于肘下锐骨之后，小海之次。但于肘尖下两骨蹉中，以指捺其筋，则酸麻应于小指之上，是其验也。又由肘上臑外廉，入结于后腋之下，此皆刚筋也。其支者，后走腋后廉，上绕肩胛，循颈出走太阳之前，结于耳后完骨；其支者，自腋下与足太阳之筋合，走腋后廉，上绕肩胛，行肩外腧、肩中腧，循颈中天窗之分，出走太阳经筋，自缺盆出者之前，同上结于耳后完骨之次也。其支者，入耳中；直者，出耳上，下结于颔，上属目外眦。此支者，自颈上曲牙，入耳中听宫之分。其直者，上行出耳上，会于手少阳角孙之次。其前而下者，循颐，结于颔，与手阳明之筋合。其前而上者，属目外眦瞳子髎之次，与手足少阳之筋合也。○手少阳之筋，起于小指次指之端，结于腕中，循臂结于肘，上绕臑外廉，上肩走颈，合手太阳；小指次指之端，无名指关冲之次也。上结于手腕之阳池，循臂外关、支沟之次，出臂上两骨间结于肘，自肘上臑外廉，由臑会行太阳之里、阳明之外，上肩髎，走颈中天牖之分，与手太阳之筋合，此皆刚筋也。其支者，当曲颊，入系舌本；其支者，自颈中当曲颊下入系舌本，与足太阳之筋合。其支者，上曲牙，循耳前，属目外眦，上乘颔，结于角。又支者，自颊行曲牙，会足阳明之筋，循耳前上行，与手太阳、足少阳之筋屈曲交绾，而会于耳上之角孙，乃属目外眦，而复会于瞳子髎之次。颔当作额，盖此筋自耳前行外眦，与三阳交会，上出两额之左右，以结于额之上角也。○手阳明之筋，起于大指次指之端，结于腕，上循臂，上结于肘外，上臑，结于髃；

類經七卷

經絡類

二十六

大指次指之端，於腕上陽谿之次，循臂上廉，又結于肘外肘髎之次，乃上臑會，與足太陽之筋合，結於肩髃，此皆剛筋也。其支者繞肩胛挾脊；直者從肩髃上頸。上頸，其支者，上頰，結於頷。陽之前上左角絡頭下右頷。〇手太陰之筋，起於大指之上，循指上行，結於魚後，行寸口外側。上循臂，結肘中，上臑內廉，入腋下。出缺盆，結肩前髃。上結缺盆，下結胸，裏散貫賁合賁下抵季脇。

大指次指之端，食指尖商阳之次也。历合谷，结于腕上阳溪之次，循臂上廉，又结于肘外肘髎之次，乃上臑会，与足太阳之筋合，结于肩髃，此皆刚筋也。其支者，绕肩胛，挟脊；此支自肩髃屈曲后行，绕肩胛，与手足太阳之筋合而挟于脊。直者，从肩髃上颈；此直者自肩髃，行巨骨，上颈中天鼎、扶突之次。其支者，上颊，结于頷；此支者，自颈上颊入下齿中，上结于手太阳颧髎之分。直者，上出手太阳之前，上左角，络头，下右頷；此直者，自颈，出手太阳天窗、天容之前，行耳前上额左角络头，以下右頷。此举左而言，则右在其中，亦如经脉之左之右右之左也。故右行者，亦上额右角，交络于头，下左頷，以合于太阳、少阳之筋。〇手太阴之筋，起于大指之上，循指上行，结于鱼后，行寸口外侧，手大指上，少商之次也。鱼后，鱼际也。寸口外侧，即列缺之次。上循臂，结肘中，上臑内廉，入腋下，上循臂结于肘中尺泽之次，上臑内廉天府之次，乃横入腋下，与手少阴之筋合，此上皆刚筋也。出缺盆，结肩前髃，此自腋下上出缺盆，行肩上三阳之前，而结于肩之前髃也。上结缺盆，下结胸里，散贯贲，合贲，下抵季胁。此上行者，自腋而上，并足三阳之筋上结于缺盆。下行者，自腋入胸，结于胸里，散贯于胃上口贲门之分，与手厥阴之筋合，下行抵季胁，与足少阳、厥阴之筋合也。〇愚按：《四十四难》七冲门者，胃为贲门。杨玄操云：贲者膈也，胃气之所出，胃出谷气，以传于肺，肺在膈上，故胃为贲门。详此则经络之行于三焦，脏腑之列于五内，其脉络相贯之处，在上焦则联于咽喉，中焦则联于贲膈，下焦则联于二阴，舍此三处，无所连属矣。○贲，音秘，又音奔。○手心主之筋，起于中指，与太阴之筋并行，结于肘内廉，中指端，中冲之次也。循指入掌中，至掌后大陵之次，并手太阴之筋，上结于肘内廉曲泽之次。上臂阴，结腋下，下散前后挟胁；上臂阴天泉之次，由曲腋间并太阴之筋结于腋下，当天池之次下行，前后布散挟胁，联于手太阴、足少阳之筋。此经自掌至腋，皆刚筋也。其支者，入腋，散胸中，结于臂。此支者，自天池之分，入腋内，散于胸中。臂当作贲，盖此支并太阴之筋入散胸中，故同结于贲也。○手少阴之筋，起于小指之内侧，结于锐骨，上结肘内廉，上入腋，交太阴，挟乳里，小指内侧，少冲次也。结于锐骨，神门次也。肘内廉，少海次也。上入腋极泉之次，交手太阴之筋，邪络挟乳内行。此经自指至腋，皆刚筋也。结于胸中，循臂，下系于脐。自乳里内行结于胸中，与三阴之筋合。臂字亦当作贲，盖心主、少阴之筋，皆与太阴合于贲而下行也。

十五别络病刺《灵枢·经脉篇》○五

手太阴之别，名曰列缺，起于腕上分间，并太阴之经，直入掌中，散入于鱼际，此下即十五络穴也。不曰络而曰别者，以本经由此穴而别走邻经也。手太阴之络名列缺，在腕后一寸五分，上侧分肉间，太阴自此别走阳明者。其太阴本经之脉，由此直入掌中，散于鱼际也。人或有寸关尺三部脉不见，自列缺至阳溪见者，俗谓之反关脉，此经脉虚而络脉满，《千金翼》谓阳脉逆，反大于气口三倍者是也。其病实则手锐掌热，虚则欠㰦，小便遗数，取之去腕半寸，别走阳明也。掌后高骨为手锐骨。实为邪热有余，故手锐掌热。欠㰦，张口伸腰也。虚因肺气不足，故为欠㰦，及小便遗而且数。《通俗文》曰：体倦则伸，志倦则㰦也。治此者取列缺，谓实可泻之，虚可补之。后诸经皆准此。半寸当作寸半。此太阴之络别走阳明，而阳明之络曰偏历，亦入太阴，以其相为表里，故互为注络以相通也。他经皆然。○㰦，音去。○手少阴之别，名曰通里，去腕一寸半，别而上行，循经入于心中，系舌本，属目系。其实则支膈，虚则不能言，取之掌后一寸，别走太阳也。手少阴之络名通里，在腕后一寸陷中。别走手太阳者也。此经入心下膈，故邪实则支膈，谓膈间若有所支而不畅也。其支者上系舌本。故虚则不能言。当取通里，或补或泻以治之也。○手心主之别，名曰内关，去腕二寸，出于两筋之间，循经以上系于心包，络心系。实则心痛。虚则

為頭強取之兩筋間也。○手厥陰之絡名內關在
掌後去腕二寸兩筋間
別走手少陽者也此經繫心
包絡心系又出耳後合少陽完骨之下故邪實則心痛
虛則頭強不利也皆取以治之○手太陽之別名曰支正上腕五
寸內注少陰其別者上走肘絡肩髃實則節弛肘廢
虛則生肬小者如指痂疥取之所別也○手陽明之別名曰偏歷去腕三寸別入
太陰其別者上循臂乘肩髃上曲頰偏齒其別者入耳合於宗脈實則齲聾虛則齒寒痹隔取
之所別也○手少陽之別名曰外關去腕二寸外遶
臂注胷中合心主病實則肘攣虛則不收取之
所別也

類經七卷　　　　　　　經絡類　　　　二十九

为头强，取之两筋间也。手厥阴之络名内关，在掌后去腕二寸两筋间，别走手少阳者也。此经系心包，络心系，又出耳后，合少阳完骨之下。故邪实则心痛，虚则头强不利也。皆取内关以治之。手太阳之别，名曰支正，上腕五寸，内注少阴；其别者上走肘，络肩髃。实则节弛肘废，虚则生肬，小者如指痂疥，取之所别也。手太阳之络名支正，在腕后五寸，走臂内侧，注手少阴者也。此经走肘络肩，故邪实则脉络壅滞而节弛肘废，正虚则血气不行，大则为肬，小则为指间痂疥之类。取之所别，即支正也。○肬，音尤，赘也。瘤也。手阳明之别，名曰偏历，去腕三寸，别入太阴；其别者，上循臂，乘肩髃，上曲颊偏齿；其别者，入耳合于宗脉。实则齲聋，虚则齿寒痹隔，取之所别也。手阳明之络名偏历，在腕后三寸上侧间，别走手太阴者也。按本经筋脉皆无入耳上目之文，惟此别络有之。宗脉者，脉聚于耳目之间者也。齲，齿蠹病也。此经上曲颊偏齿入耳，络肺下膈，故实则为齿齲耳聋，虚则为齿寒内痹而隔。治此者，当取所别之偏历。齲，丘雨切。手少阳之别，名曰外关，去腕二寸，外绕臂，注胸中，合心主。病实则肘挛，虚则不收，取之所别也。手少阳之络名外关，在腕后二寸两筋间，别走手厥阴心主者也。此经绕臂，故

为肘挛及不收之病。治此者，当取所别之外关。足太阳之别，名曰飞阳，去踝七寸，别走少阴。实则鼽窒头背痛，虚则鼽衄，取之所别也。足太阳之络名飞阳，在足外踝上七寸，别走足少阴者也。此经起于目内眦，络脑行头背，故其为病如此。治此者，当取所别之飞阳。鼽，音求，鼻塞也。窒，音质。衄，女六切，鼻出血也。足少阳之别，名曰光明，去踝五寸，别走厥阴，下络足跗。实则厥，虚则痿躄，坐不能起，取之所别也。足少阳之络名光明，在外踝上五寸，别走足厥阴者也。此经下络足跗，故为厥为痿躄。治此者，当取所别之光明。躄，音璧，足不能行也。足阳明之别，名曰丰隆，去踝八寸，别走太阴；其别者，循胫骨外廉，上络头项，合诸经之气，下络喉嗌。其病气逆则喉痹瘁瘖，实则狂巅，虚则足不收胫枯，取之所别也。足阳明之络名丰隆，在外踝上八寸，别走足太阴者也。此经循喉咙入缺盆，胃为五脏六腑之海，而喉嗌缺盆为诸经之孔道，故合诸经之气下络喉嗌而为病如此。治之者，当取所别之丰隆也。胫，奚敬切。嗌，音益。瘁，悴同，病之也。瘖，音音。巅，癫同。足太阴之别，名曰公孙，去本节之后一寸，别走阳明；其别者，入络肠胃。厥气上逆则霍乱，实則腸中切痛，虛則鼓脹，取之所別也。足太陰之絡名公孫，在足大指本節後一寸，別走足陽明者也。厥氣者，脾氣失調而或寒或熱，皆為厥氣。逆而上行則為霍亂。本經入腹，屬脾絡胃，故其所病如此。治此者，當取所別之公孫也。○足少陰之別，名曰大鍾，當踝後繞跟，別走太陽；其別者，並經上走於心包，下外貫腰脊。其病氣逆則煩悶，實則閉癃，虛則腰痛，取之所別也。足少陰之絡名大鍾，在足跟後骨上兩筋間，別走足太陽者也。前十二經脈言本經從肺出絡心，此言上走心包，下外貫腰脊，故其為病如此。而治此者，當取所別之大鍾也。○足厥陰之別，名曰蠡溝，去內踝五寸，別走少陽；其別者，循脛上睾，結於莖。其病氣逆則睾腫卒疝，實則挺長，虛則暴癢，取之所別也。足厥陰之絡名蠡溝，在足內踝上五寸，別走足少陽者也。本經絡陰器，上睾結於莖，故其所病如此。而治此者，當取所別之蠡溝。○蠡，音里。睾，音高，陰丸也。莖，英、行二音，陰莖也。○任脈之別，名曰尾翳，下鳩尾，散於腹。實則腹皮痛，虛則癢搔，取之所別也。尾翳，誤也，任脈之絡名屏翳，即會陰穴，在大便前、小便後、兩陰之間，任、督、衝三脈所起之處。此經由鳩尾下行，散於腹，故其為病若此。而治之者，當取所別之會陰。○搔，思高切，爬也。○

類經七卷　《經絡類》　三十一

则肠中切痛，虚则鼓胀，取之所别也。足太阴之络名公孙，在足大趾本节后一寸，别走足阳明者也。厥气者，脾气失调而或寒或热，皆为厥气。逆而上行则为霍乱。本经入腹，属脾络胃，故其所病如此。治此者，当取所别之公孙也。○足少阴之别，名曰大钟，当踝后绕跟，别走太阳；其别者，并经上走于心包，下外贯腰脊。其病气逆则烦闷，实则闭癃，虚则腰痛，取之所别也。足少阴之络名大钟，在足跟后骨上两筋间，别走足太阳者也。前十二经脉言本经从肺出络心，此言上走心包，下外贯腰脊，故其为病如此。而治此者，当取所别之大钟也。○足厥阴之别，名曰蠡沟，去内踝五寸，别走少阳；其别者，循胫上睾，结于茎。其病气逆则睾肿卒疝，实则挺长，虚则暴痒，取之所别也。足厥阴之络名蠡沟，在足内踝上五寸，别走足少阳者也。本经络阴器，上睾结于茎，故其所病如此。而治此者，当取所别之蠡沟。○蠡，音里。睾，音高，阴丸也。茎，英、行二音，阴茎也。○任脉之别，名曰尾翳，下鸠尾，散于腹。实则腹皮痛，虚则痒搔，取之所别也。尾翳，误也，任脉之络名屏翳，即会阴穴，在大便前、小便后、两阴之间，任、督、冲三脉所起之处。此经由鸠尾下行，散于腹，故其为病若此。而治之者，当取所别之会阴。○搔，思高切，爬也。○

督脉之别，名曰长强，挟膂上项，散头上，下当肩胛左右，别走太阳，入贯膂。实则脊强，虚则头重高摇之，挟脊之有过者，取之所别也。督脉之络名长强，在尾骶骨端，别走任脉足少阴者也。此经上头项走肩背，故其所病如此。头重高摇之，谓力弱不胜而颤掉也。治此者，当取所别之长强。〇膂，音吕。〇脾之大络，名曰大包，出渊腋下三寸，布胸胁。实则身尽痛，虚则百节尽皆纵，此脉若罗络之血者，皆取之脾之大络脉也。脾之大络名大包，在渊腋下三寸，布胸胁，出九肋间，总统阴阳诸络，由脾灌溉五脏者也，故其为病如此。罗络之血者，言此大络包罗诸络之血，故皆取脾之大络以去之。大络，即大包也。〇凡此十五络者，实则必见，虚则必下，视之不见，求之上下，人经不同，络脉异所别也。十二经共十二络，而外有任督之络，及脾之大络，是为十五络也。凡人之十二经脉，伏行分肉之间，深不可见；其脉之浮而可见者，皆络脉也。然又必邪气盛者脉乃壅盛，故实则必见；正气虚者，脉乃陷下，而视之不见矣。故当求上下诸穴，以相印证而察之，何也？盖以人经有肥瘦长短之不同，络脉亦异其所别，故不可执一而求也。〇愚按：本篇以督脉之长强，任脉之尾翳，合为十五络，盖督脉统络诸阳，任脉统络诸阴，以为十二经络阴阳之纲领故也。而《二十六难》以

（図・《類經》書影）

陽蹻陰蹻合爲十五絡者，不知陽蹻爲足太陽之別，陰蹻爲足少陰之別，不得另以爲言也，學者當以本經爲正。○又按：本篇足太陰之別名曰公孫，而復有脾之大絡名曰大包；足陽明之別名曰豐隆，而《平人氣象論》復有胃之大絡名曰虛里。然則諸經之絡唯一，而脾胃之絡各二。蓋以脾胃爲臟腑之本，而十二經皆以受氣者也。共爲十六絡，有圖。

經絡之辨刺診之法 六

黃帝曰：經脈十二者，伏行分肉之間，深而不見；其常見者，足太陰過於外踝之上，無所隱故也。諸脈之浮而常見者，皆絡脈也。《靈樞經脈篇》足太陰當作手太陰。

類經七卷　經絡類　三十三

經脈深而直行，故手足十二經脈，皆伏行分肉之間，不可得見。其有見者，惟手太陰一經，過於手外踝之上，因其骨露皮淺，故不能隱。下文云經脈者常不可見也，其虛實也以氣口知之，正謂此耳。此外諸脈，凡浮露於外而可見者，皆絡脈也。分肉，言肉中之分理也。

六經

絡，手陽明少陽之大絡起於五指間上合肘中。此舉手絡之最大者，以明視絡之法也。手足各有六經，而手六經之絡，則惟陽明少陽之絡爲最大。手陽明之絡名偏歷，在腕後三寸上側間，別走太陰；手少陽之絡名外關，在臂表腕後二寸兩筋間，邪行向內，歷陽明、太陰別走厥陰。二絡之下行者，陽明出合谷之次，分絡於大食二指；少陽出陽池之次，散絡於中名小三指，故起於五指間。其上行者，總合於肘中內廉厥陰曲

阳跷阴跷合为十五络者，不知阳跷为足太阳之别，阴跷为足少阴之别，不得另以为言也，学者当以本经为正。○又按：本篇足太阴之别名曰公孙，而复有脾之大络名曰大包；足阳明之别名曰丰隆，而《平人气象论》复有胃之大络名曰虚里。然则诸经之络唯一，而脾胃之络各二。盖以脾胃为脏腑之本，而十二经皆以受气者也。共为十六络，有图。

经络之辨刺诊之法《灵枢·经脉篇》《脉度篇》[①]〇六

黄帝曰：经脉十二者，伏行分肉之间，深而不见；其常见者，足太阴过于外踝之上，无所隐故也。诸脉之浮而常见者，皆络脉也。《灵枢·经脉篇》。○足太阴当作手太阴。经脉深而直行，故手足十二经脉，皆伏行分肉之间，不可得见。其有见者，惟手太阴一经，过于手外踝之上，因其骨露皮浅，故不能隐。下文云经脉者常不可见也，其虚实也以气口知之，正谓此耳。此外诸脉，凡浮露于外而可见者，皆络脉也。分肉，言肉中之分理也。六经络：手阳明少阳之大络，起于五指间，上合肘中。此举手络之最大者，以明视络之法也。手足各有六经，而手六经之络，则惟阳明少阳之络为最大。手阳明之络名偏历，在腕后三寸上侧间，别走太阴；手少阳之络名外关，在臂表腕后二寸两筋间，邪行向内，历阳明、太阴别走厥阴。二络之下行者，阳明出合谷之次，分络于大食二指；少阳出阳池之次，散络于中名小三指，故起于五指间。其上行者，总合于肘中内廉厥阴曲

---

① 《灵枢·经脉篇》《脉度篇》：此八字原无，据本书总目录补。

澤之次。凡人手背之露筋者皆顯然可察，此本非筋非脉，即蓄血之大絡也。凡浮絡之在外者，皆可推此而知耳。

飲酒者，衛氣先行皮膚、先充絡脉，絡脉先盛，故衛氣已平，營氣乃滿，而經脉大盛。

衛氣者，水谷之悍氣也，其氣慓疾滑利，不入於經。酒亦水谷之悍氣，其慓疾之性亦然。故飲酒者，必隨衛氣先達皮膚，先充絡脉，絡脉先盛，則衛氣已平，而後營氣滿，經脉乃盛矣。平，猶潮平也，即盛滿之謂。○愚按：脉有經絡，經在內，絡在外；氣有營衛，營在內，衛在外。今飲酒者，其氣自內達外，似宜先經而後絡，茲乃先絡而後經者，何也？蓋營氣者，猶原泉之混混，循行地中，周流不息者也，故曰營行脉中。衛氣者，猶雨霧之郁蒸，透徹上下，遍及萬物者也，故曰衛行脉外。是以雨霧之出於地，必先入百川而後歸河海；衛氣之出於胃，必先充絡脉而後達諸經，故《經水篇》以十二經分配十二水。然則經即大地之江河，絡猶原野之百川也。此經絡營衛之辨。

脉之卒然動者，皆邪氣居之，留於本末；不動則熱，不堅則陷且空，不與眾同，是以知其何脉之動也。

上文言飲酒者能致經脉之盛，故脉之平素不甚動而卒然動者，皆邪氣居之，留於經脉之本末而然耳。邪氣者，即指酒氣為言。酒邪在脉，則浮絡者雖不動，亦必熱也；雖大而不堅，故陷且空也。此浮絡與經脉之不同，故可因之以知其動者為何經之脉也。此特舉飲酒為言者，正欲見其動與不動，空與不空，而經脉絡脉為可辨矣。

雷公曰：何以知

泽之次。凡人手背之露筋者，皆显然可察，俗谓之青筋，此本非筋非脉，即蓄血之大络也。凡浮络之在外者，皆可推此而知耳。饮酒者，卫气先行皮肤、先充络脉，络脉先盛，故卫气已平，营气乃满，而经脉大盛。卫气者，水谷之悍气也，其气慓疾滑利，不入于经。酒亦水谷之悍气，其慓疾之性亦然。故饮酒者，必随卫气先达皮肤，先充络脉，络脉先盛，则卫气已平，而后营气满，经脉乃盛矣。平，犹潮平也，即盛满之谓。○愚按：脉有经络，经在内，络在外；气有营卫，营在内，卫在外。今饮酒者，其气自内达外，似宜先经而后络，兹乃先络而后经者，何也？盖营气者，犹原泉之混混，循行地中，周流不息者也，故曰营行脉中。卫气者，犹雨雾之郁蒸，透彻上下，遍及万物者也，故曰卫行脉外。是以雨雾之出于地，必先入百川而后归河海；卫气之出于胃，必先充络脉而后达诸经，故《经水篇》以十二经分配十二水。然则经即大地之江河，络犹原野之百川也。此经络营卫之辨。脉之卒然动者，皆邪气居之，留于本末；不动则热，不坚则陷且空，不与众同，是以知其何脉之动也。上文言饮酒者能致经脉之盛，故脉之平素不甚动而卒然动者，皆邪气居之，留于经脉之本末而然耳。邪气者，即指酒气为言。酒邪在脉，则浮络者虽不动，亦必热也；虽大而不坚，故陷且空也。此浮络与经脉之不同，故可因之以知其动者为何经之脉也。此特举饮酒为言者，正欲见其动与不动，空与不空，而经脉络脉为可辨矣。雷公曰：何以知

經脉之與絡脉異也黃帝曰經脉者常不可見也其虛實也以氣口知之脉之見者皆絡脉也氣口者手太陰肺經也肺朝百脉氣口為脉之大會凡十二經脉深不可見而其虛實惟於氣口可知之因其無所隱也露在外而可見者皆絡脉而非經也雷公曰細子無以明其然也黃帝曰諸絡脉皆不能經大節之間必行絕道而出入復合於皮中其會皆見於外大節大關節也絕道間道也凡經脉所行必由溪谷大節之間絡脉所行乃不經大節而於經脉不到之處出入聯絡以為流通之用然絡有大小大者曰大絡小者曰孫絡脉者必刺其結上甚血者雖無結急取之以寫大絡猶木之幹行有出入孫絡猶木之枝散於膚腠故其會皆見於外故諸刺絡其邪而出其血留之發為痹也凡刺絡脉者必刺其結上此以血之所聚其結粗突倍常是為結上即當刺處也苦血聚已甚雖無結絡亦必急取之以去其邪血否則發為痹痛之病今西北之俗但遇風寒痛痹等疾即以繩帶緊束上臂令手肘青筋脹突乃用磁鋒於肘中曲澤穴次合絡結上砭取其血謂之放寒即此節之遺法勿謂其無所據也凡診絡脉脉色青則寒且痛赤則有熱胃中寒手魚之絡多青矣胃中有熱魚際絡赤其暴

经脉之与络脉异也？黄帝曰：经脉者常不可见也，其虚实也以气口知之，脉之见者皆络脉也。气口者，手太阴肺经也。肺朝百脉，气口为脉之大会，凡十二经脉，深不可见，而其虚实，惟于气口可知之，因其无所隐也。若其他浮露在外而可见者，皆络脉而非经也。雷公曰：细子无以明其然也。黄帝曰：诸络脉皆不能经大节之间，必行绝道而出入，复合于皮中，其会皆见于外。大节，大关节也。绝道，间道也。凡经脉所行，必由溪谷大节之间。络脉所行，乃不经大节，而于经脉不到之处，出入联络，以为流通之用。然络有大小，大者曰大络，小者曰孙络。大络犹木之干，行有出入；孙络犹木之枝，散于肤腠，故其会皆见于外。故诸刺络脉者，必刺其结上，甚血者虽无结，急取之以泻其邪而出其血，留之发为痹也。凡刺络脉者，必刺其结上，此以血之所聚，其结粗突倍常，是为结上，即当刺处也。苦血聚已甚，虽无结络，亦必急取之以去其邪血，否则发为痹痛之病。今西北之俗，但遇风寒痛痹等疾，即以绳带紧束上臂，令手肘青筋胀突，乃用磁锋于肘中曲泽穴，次合络结上，砭取其血，谓之放寒，即此节之遗法，勿谓其无所据也。凡诊络脉，脉色青则寒且痛，赤则有热。胃中寒，手鱼之络多青矣；胃中有热，鱼际络赤；其暴

黑者，留久痹也；其有赤有黑有青者，寒热气也；其青短者，少气也。诊，视也。此诊络脉之色可以察病，而手鱼之络，尤为显浅易见也。寒则气血凝涩，凝涩则青黑，故青则寒且痛。热则气血淖泽，淖泽则黄赤，故赤则有热。手鱼者，大指本节间之丰肉也。鱼虽手太阴之部，而胃气至于手太阴，故可以候胃气。五色之病，惟黑为甚，其暴黑者，以痹之留久而致也。其赤黑青色不常者，寒热气之往来也。其青而短者，青为阴胜，短为阳不足，故为少气也。凡刺寒热者皆多血络，必间日而一取之，血尽而止，乃调其虚实。凡邪气客于皮毛，未入于经而为寒热者，其病在血络，故当间日一取以去其血。血尽则邪尽，邪尽则止针，而后因其虚实以调治之也。邪自皮毛而入，极于五脏之次，义详针刺类三十。其小而短者少气，甚者泻之则闷，闷甚则仆不得言，闷则急坐之也。视其络脉之小而短者，气少故也，不可刺之。虚甚而泻，其气重虚，必致昏闷，甚则运仆暴脱不能出言，急扶坐之，使得气转以渐而苏。若偃卧则气滞，恐致不救也。○经脉为里，支而横者为络，络之别者为孙，盛而血者，疾诛之，盛者泻之，虚者饮药以补之。《灵枢·脉度篇》。经脉直行深伏，故为里而难见。络脉支横而浅，故在表而易见。络之别者为孙，孙者言其小也，愈小愈多矣。凡人遍体细脉，即皆肤腠之孙络也。络脉有血而盛者，不去之，则壅而

爲患故當疾誅之誅除也然必盛者而後可寫虛則不宜用鍼故邪氣藏府病形篇曰陰陽形氣俱不足勿取以鍼而調以甘藥即虛者飲藥以補之之謂

氣穴三百六十五 素問氣穴論○七

黃帝問曰余聞氣穴三百六十五以應一歲未知其所願卒聞之人身孔穴皆氣所居本篇言穴不言經故曰氣穴周身三百六十五氣穴周歲三百六十五日故以應一歲卒盡也岐伯稽首再拜對曰窘乎哉問也其非聖帝就能窮其道焉因請溢意盡言其處窘窮而難也就……溢暢達也帝捧手逡巡而

類經七卷

經絡類

三十七

卻曰夫子之開余道也目未見其處耳未聞其數而目以明耳以聰矣岐伯曰此所謂聖人易語良馬易御也聖人者聞聲知情無所不達故聖人易語良馬者不稱其力稱其德也故良馬易御帝曰余非聖人之易語也世言真數開人意今余所訪問者真數發蒙解惑未足以論也然余願聞夫子溢志盡言其處令解其意請藏之金匱不敢復出真數格物窮理之數也發蒙解惑未足以論蓋帝自謙非聖人故不有真數不足以論也岐伯再拜而起曰臣請言

为患，故当疾诛之。诛，除也。然必盛者而后可泻，虚则不宜用针。故《邪气脏腑病形篇》曰：阴阳形气俱不足，勿取以针，而调以甘药。即虚者饮药以补之之谓。

气穴三百六十五 《素问·气穴论》○七

黄帝问曰：余闻气穴三百六十五，以应一岁，未知其所，愿卒闻之。人身孔穴，皆气所居，本篇言穴不言经，故曰气穴。周身三百六十五气穴，周岁三百六十五日，故以应一岁。卒，尽也。岐伯稽首再拜对曰：窘乎哉问也。其非圣帝，孰能穷其道焉？因请溢意尽言其处。窘，穷而难也。孰，谁也。溢，畅达也。帝捧手逡巡而却曰：夫子之开余道也，目未见其处，耳未闻其数，而目以明，耳以聪矣。岐伯曰：此所谓圣人易语，良马易御也。圣人者闻声知情，无所不达，故圣人易语。良马者不称其力，称其德也，故良马易御。帝曰：余非圣人之易语也，世言真数开人意，今余所访问者真数，发蒙解惑，未足以论也。然余愿闻夫子溢志尽言其处，令解其意，请藏之金匮，不敢复出。真数，格物穷理之数也。发蒙解惑未足以论，盖帝自谦非圣人，故不有真数，不足以论也。岐伯再拜而起曰：臣请言

类经七卷 《经络类》 三十八

藏俞 五十穴

府俞 七十二穴

（以上为明天启四年刻本书影，正文内容见下）

之。此下旧本有云：背与心相控而痛，所治天突与十椎及上纪。上纪者，胃脘也；下纪者，关元也。背胸邪系阴阳左右如此，其病前后痛涩，胸胁痛而不得息，不得卧，上气短气，偏痛，脉满起，斜出尻脉，络胸胁，支心贯鬲，上肩加天突，斜下肩交十椎下。以上共计八十七字，按其文义与上下文不相流贯，新校正疑其为《骨空论》文脱误于此者是，今移入针刺类四十七。脏俞五十穴，脏，五脏也。俞，井、荥、俞、经、合也。五脏之俞，五五二十五穴，左右合之，共五十穴。○肝之井，大敦也。荥，行间也。俞，太冲也。经，中封也。合，曲泉也。○心主之井，中冲也；荥，劳宫也；俞，大陵也；经，间使也；合，曲泽也。○脾之井，隐白也；荥，大都也；俞，太白也；经，商丘也；合，阴陵泉也。○肺之井，少商也；荥，鱼际也；俞，太渊也；经，经渠也；合，尺泽也。○肾之井，涌泉也；荥，然谷也；俞，太溪也；经，复溜也；合，阴谷也。○右五脏言心主而不言心，以《邪客篇》云：手少阴之脉独无腧。诸邪之在于心者，皆在于心之包络，包络者心主之脉也，故独无俞焉。义详针刺类二十三。腑俞七十二穴，腑，六腑也。脏俞惟五，腑俞有六，曰井荥俞原经合也。六腑之俞，六六三十六穴，左右合之，共七十二穴。○胆之井，窍阴也；荥，侠溪也；俞，临泣也；原，丘墟也；经，阳辅也；合，阳陵泉也。○胃之井，厉兑也；荥，内庭也；俞，陷谷也；原，冲阳也；经，解溪也；合，三里也。○大肠之井，商阳也；荥，二间也；俞，三间也；原，合谷也；经，阳溪也；合，曲池也。○小肠之井，少泽也；荥，前谷也；俞，后溪也；原，腕骨也；经，阳谷也；合，小海也。○三焦之井，关冲也；荥，液门也；俞，中渚也；原，阳池也；经，支沟也；合，天井也。○膀胱之井，至阴也；荥，通谷也；俞，束骨也；原，京骨也；经，昆仑也；合，委中也。热俞五十九穴，具《水热穴》论注中，详针刺类三十九。水俞五十七穴，详针刺类三十六，并出《水热穴论》王氏注中。头上五行行五，五五二十五穴，此即前热俞五十九穴中之数，而重言之也。中膂两旁各五凡十穴，此五脏之背俞，谓肺俞心俞肝俞脾俞肾俞也，皆足太阳经挟脊之两旁者，共十穴。○胻，膂同。大椎上两旁各一凡二穴，大椎，督脉穴，连上两旁者共三穴。其两旁二穴，按王氏云：《甲乙经》《经脉流注孔穴图经》并不载，未详何俞也。新校正云：大椎上旁无穴。今于大椎上旁按之甚酸，必当有穴，意者《甲乙》等经犹有未尽。目瞳子、浮白二穴，瞳子髎、浮白各二穴，皆足少阳经也，共四穴。两髀厌分中二穴，髀厌分中，谓髀枢骨分缝中，即足少阳环跳穴也。犊鼻二穴，犊鼻，足阳明穴也。耳中多所闻二穴，手太阳听宫也。眉本二穴，足太阳攒竹也。完骨二穴，足少阳经也。项中央一穴，督脉风府也。枕骨二穴，足少阳上窍阴也。上关二穴，足少阳客主人也。大迎二穴，足阳明穴也。下关二穴，足阳明穴也。天柱二穴，足太阳经穴也。巨虚上下廉四穴，巨虚上廉，巨虚下廉，皆足阳明经穴。曲牙二穴，足阳明颊车也。天突一穴，任脉穴也。天府二穴，手太阴穴也。天牖二穴，手少阳穴也。扶突二穴，手阳明穴也。天窗二穴，手太阳穴也。

肩髆二穴。足少陽。肩井也。關元一穴。任脉穴也。委陽二穴。足太陽穴也。肩貞二穴。手太陽穴也。瘖門一穴。督脉瘂門也。齊一穴。任脉神闕也。胸俞十二穴。謂俞府或中神藏靈墟神封步廊左右共十二穴俱足少陰經穴。背俞二穴。足太陽大杼也。膺俞十二穴。胸之兩旁曰膺膺俞者手太陰之雲門中府足太陰之周榮胸鄉天谿食竇左右共十二穴也。分肉二穴。足少陽陽輔也重出。踝上橫二穴。內踝上交信也足少陽經穴外踝上附陽也足太陽經穴左右共四穴。陰陽蹻四穴。陰蹻穴足少陰照海也陽蹻穴足太陽申脉也左右共四穴○蹻有五音蹻皎喬脚又極虐切。水俞在諸分。水屬陰多在肉理諸分之間故治水者當取諸陰分如水俞五十七穴者是也。熱俞在氣穴。熱為陽多在氣聚之穴故治熱者當取諸陽分如熱俞五十九穴者是也。寒熱俞在兩骸厭中二穴。兩骸厭中謂膝下外側骨厭中足少陽陽關穴也○骸音鞋說文胫骨。大禁二十五在天府下五寸。大禁者禁刺之穴謂手陽明五里也在手太陰天府穴下五寸左右共二穴玉版篇曰迎之五里中道而止五至而已五往而臟之氣盡矣故五五二十五而竭其輸矣正此謂也詳鍼刺類六十一。凡三百六十五穴鍼之所由行也。自臟俞五十穴至此共三百六十五穴若連前移附鍼刺類原文所列天突十椎胃脘關元四穴則總計三百六十九穴內除天突

類經七卷　經絡類　四十

肩解二穴，足少阳肩井也。关元一穴，任脉穴也。委阳二穴，足太阳穴也。肩贞二穴，手太阳穴也。喑门一穴，督脉哑门也。齐一穴，任脉神阙也。胸俞十二穴，谓俞府、彧中、神藏、灵墟、神封、步廊，左右共十二穴，俱足少阴经穴。背俞二穴，足太阳大杼也。膺俞十二穴，胸之两旁曰膺。膺俞者，手太阴之云门、中府，足太阴之周荣、胸乡、天溪、食窦，左右共十二穴也。分肉二穴，足少阳阳辅也，重出。踝上横二穴，内踝上，交信也，足少阳经穴。外踝上，附阳也，足太阳经穴。左右共四穴。阴阳跷四穴，阴跷穴，足少阴照海也。阳跷穴，足太阳申脉也。左右共四穴。○跷有五音：跷、皎、乔、脚，又极虐切。水俞在诸分，水属阴，多在肉理诸分之间，故治水者当取诸阴分，如水俞五十七穴者是也。热俞在气穴，热为阳，多在气聚之穴，故治热者当取诸阳分，如热俞五十九穴者是也。寒热俞在两骸厌中二穴，两骸厌中，谓膝下外侧骨厌中，足少阳阳关穴也。○骸，音鞋，《说文》：胫骨。大禁二十五，在天府下五寸，大禁者，禁刺之穴，谓手阳明五里也，在手太阴天府穴下五寸，左右共二穴。《玉版篇》曰：迎之五里，中道而止，五至而已，五往而脏之气尽矣，故五五二十五而竭其输矣。正此谓也。详针刺类六十一。凡三百六十五穴，针之所由行也。自脏俞五十穴至此，共三百六十五穴。若连前移附针刺类原文所列天突、十椎、胃脘、关元四穴，则总计三百六十九穴。内除天突、

關元及頭上二十五穴俱係重複外。實止三百四十二穴。蓋去古既遠，相傳多失。必欲考其詳數不能也。

孫絡谿谷之應 《素問氣穴論》連前篇〇八

帝曰：余已知氣穴之處，遊鍼之居，願聞孫絡谿谷亦有所應乎？遊鍼之居，鍼所遊行之處也。孫絡，支別之小絡也。谿谷義見後。岐伯曰：孫絡三百六十五穴會，亦以應一歲。孫絡之云穴會，以絡與穴為會也。穴深在內，絡淺在外，內外為會，故曰穴會。非謂氣穴之外，別有三百六十五絡穴也。以溢奇邪，以通榮衛。溢，注也，滿也。奇，異也。邪自皮毛而溢於絡者，以左注右，以右注左，其氣無常處而不入於經，是為奇邪。表裏之氣，由絡以通，故以通營衛。〇榮、營通用，下同。榮衛稽留，衛散榮溢，氣竭血著，外為發熱，內為少氣。邪氣留於榮衛，故衛氣散，榮氣溢。氣竭於內，故為少氣。血著於經，故為發熱。〇著，直略切，留滯也。疾寫無怠，以通榮衛，見而寫之，無問所會。邪客於絡，則病及榮衛，故疾寫之，則榮衛通矣。疾，速也。然寫絡者，但見其結，即可刺之，不必問其經穴之所會。帝曰：願聞谿谷之會也。岐伯曰：肉之大會為谷，肉之小會為谿，肉分之間，谿谷之會，以行榮衛，以會大氣。肉之會依乎骨，骨之

关元及头上二十五穴俱系重复外，实止三百四十二穴。盖去古既远，相传多失，必欲考其详数不能也。

孙络溪谷之应 《素问气穴论》连前篇〇八

帝曰：余已知气穴之处，游针之居，愿闻孙络溪谷亦有所应乎？游针之居，针所游行之处也。孙络，支别之小络也。溪谷义见后。岐伯曰：孙络三百六十五穴会，亦以应一岁，孙络之云穴会，以络与穴为会也。穴深在内，络浅在外，内外为会，故曰穴会。非谓气穴之外，别有三百六十五络穴也。以溢奇邪，以通荣卫，溢，注也，满也。奇，异也。邪自皮毛而溢于络者，以左注右，以右注左，其气无常处而不入于经，是为奇邪。表里之气，由络以通，故以通营卫。〇荣、营通用，下同。荣卫稽留，卫散荣溢，气竭血着，外为发热，内为少气，邪气留于荣卫，故卫气散，荣气溢。气竭于内，故为少气。血着于经，故为发热。〇着，直略切，留滞也。疾泻无怠，以通荣卫，见而泻之，无问所会。邪客于络，则病及荣卫，故疾泻之，则荣卫通矣。疾，速也。然泻络者，但见其结，即可刺之，不必问其经穴之所会。帝曰：愿闻溪谷之会也。岐伯曰：肉之大会为谷，肉之小会为溪，肉分之间，溪谷之会，以行荣卫，以会大气。肉之会依乎骨，骨之

會在乎節，故大節小節之間，即大會小會之所，而谿谷出乎其中。凡分肉之間，谿谷之會，皆所以行榮衛之大氣者也。○愚按：谿谷之義，《說文》：泉出通川爲谷。又《詩》有谷風，詩詁風自谷出也。宋均曰：無水曰谷，有水曰谿。故谿谷之在天地，則所以通風水；在人身，則所以通血氣。凡諸經俞穴，有曰天曰星者，皆所以應天也。有曰地曰山陵、谿谷、淵海、泉澤、都里者，皆所以應地也。又如穴名府者，爲神之所集。穴名門戶者，爲神之所出入。穴名宅舍者，爲神之所安。穴名臺者，爲神之所遊行。此先聖之取義命名，皆有所因，用以類推，則庶事可見。邪溢氣壅，脈熱肉敗，榮衛不行，必將爲膿，內銷骨髓，外破大腘，腘當作腘，誤也。蓋腘可稱大，腘不必稱大也。留於節湊，必將爲敗。若邪氣溢壅於谿谷，鬱而成熱，則榮衛不行，必爲癰膿破腘等疾；設或留於節湊，則必更甚而爲敗矣。積寒留舍，榮衛不居，卷肉縮筋，肋肘不得伸，內爲骨痹，外爲不仁，命曰不足，大寒留於谿谷也。若積寒留舍於谿谷，陰凝而滯，則榮衛之氣不能居，卷肉縮筋，故肋肘不得伸，乃爲骨痹不仁等疾，皆陽氣不足而寒邪得留也。○卷、捲同。谿谷三百六十五，穴會亦應一歲。有骨節而後有谿谷，有谿谷而後有穴俞，人身骨節三百六十五，而谿谷穴俞應之，故曰穴會亦應一歲之數。其小痹淫溢，循脈往來，微鍼所及，與法相同。邪在孫絡，邪未深也，是爲小痹，故可微鍼以治，而用

会在乎节，故大节小节之间，即大会小会之所，而溪谷出乎其中。凡分肉之间，溪谷之会，皆所以行荣卫之大气者也。○愚按：溪谷之义，《说文》：泉出通川为谷。又《诗》有谷风，诗诂风自谷出也。宋均曰：无水曰谷，有水曰溪。故溪谷之在天地，则所以通风水；在人身，则所以通血气。凡诸经俞穴，有曰天曰星者，皆所以应天也。有曰地曰山陵、溪谷、渊海、泉泽、都里者，皆所以应地也。又如穴名府者，为神之所集。穴名门户者，为神之所出入。穴名宅舍者，为神之所安。穴名台者，为神之所游行。此先圣之取义命名，皆有所因，用以类推，则庶事可见。邪溢气壅，脉热肉败，荣卫不行，必将为脓，内销骨髓，外破大腘，腘，当作腘，误也。盖腘可称大，腘不必称大也。留于节凑，必将为败。若邪气溢壅于溪谷，郁而成热，则荣卫不行，必为痈脓破腘等疾；设或留于节凑，则必更甚而为败矣。积寒留舍，荣卫不居，卷肉缩筋，肋肘不得伸，内为骨痹，外为不仁，命曰不足，大寒留于溪谷也。若积寒留舍于溪谷，阴凝而滞，则荣卫之气不能居，卷肉缩筋，故肋肘不得伸，乃为骨痹不仁等疾，皆阳气不足而寒邪得留也。○卷、捲同。溪谷三百六十五，穴会亦应一岁。有骨节而后有溪谷，有溪谷而后有穴俞，人身骨节三百六十五，而溪谷穴俞应之，故曰穴会亦应一岁之数。其小痹淫溢，循脉往来，微针所及，与法相同。邪在孙络，邪未深也，是为小痹，故可微针以治，而用

法則同也。帝乃辟左右而起再拜曰今日發蒙解惑
藏之金匱不敢復出乃藏之金蘭之室署曰氣
穴所在　署表識也　岐伯曰孫絡之脈別經者其血盛
而當寫者亦三百六十五脈盒注於絡傳注十
二絡脈非獨十四絡脈也　內解寫於中者十脈

類經七卷

經絡類

四十三

氣府三百六十五　素問氣府論全〇九

足太陽脈氣所發者七十八穴

眉頭各一二本經攢竹二穴也

入髮至項三寸半傍五相

去三寸

法则同也。帝乃辟左右而起，再拜曰：今日发蒙解惑，藏之金匮，不敢复出。乃藏之金兰之室，署曰气穴所在。署，表识也。岐伯曰：孙络之脉别经者，其血盛而当泻者，亦三百六十五脉，并注于络，传注十二络脉，非独十四络脉也。三百六十五脉，即首节三百六十五穴会之义。孙络之多，皆传注于十二经之大络，非独十四络穴也。络有十五而此言十四，内大包即脾经者。内解泻于中者十脉。解，解散也，即《刺节真邪篇》解结之谓。泻，泻去其实也。中者，五脏也。此言络虽十二，而分属于五脏，故可解泻于中。左右各五，故云十脉。

气府三百六十五《素问·气府论》全〇九

足太阳脉气所发者七十八穴：详考本经下文，共得九十三穴，内除督脉、少阳二经，其浮气相通于本经而重见者凡十五穴，则本经止七十八穴。近世经络相传，足太阳左右共一百二十六穴，即下文各经之数，亦多与今时者不同。盖本篇所载者，特举诸经脉气所发及别经所会而言，故曰气府；至于俞穴之详，仍散见各篇，此犹未尽。两眉头各一，本经攒竹二穴也。入发至项三寸半，旁五，相去三寸，项，当作顶。自眉上入发，曲差穴也。自曲差上行，至顶中通天穴，则三寸半也。并通天而居中者，督脉之百会也。百会为太阳督脉之会，故此以为言。百会居中，而前后共五穴，

左右凡五行，故曰旁五。自百會前至顖會，後至強間，左至少陽經穴，相去各三寸，共五五二十五穴，如下文者是也。其浮氣在皮中者凡五行，行五，五五二十五。浮氣者，言脈氣之浮於頂也。共五行，行五穴，五行之中而太陽惟二。其中行者，督脈也，顖會、前頂、百會、後頂、強間，共五穴也。次兩行者，本經也，五處、承光、通天、絡却、玉枕，左右各五穴也。又次兩行者，少陽經也，臨泣、目窗、正營、承靈、腦空，左右各五穴也。共二十五穴也。○行，音杭。項中大筋兩傍各一，天柱二穴也。風府兩傍各一，風府，督脈穴。兩傍各一，足少陽風池二穴也。○按：此穴與太陽無涉，今此言之，必其脈氣之所會者。後仿此。俠背以下至尻尾二十一節十五間各一，脊骨二十一節，自大椎穴為第一節以下至尻尾而言，除項骨三節不在內也。間，骨節之間也。十五間各一，今考之甲乙等經惟十四穴，乃大杼、附分、魄戶、神堂、譩嘻、膈關、魂門、陽綱、意舍、胃倉、肓門、志室、胞肓、秩邊也。近世復有膏肓一穴，亦合十五穴；然此穴自晉以前所未言，而原數則左右共二十八穴也。五藏之俞各五，六府之俞各六，五藏俞，謂肺俞、心俞、肝俞、脾俞、腎俞也。六府俞，謂膽俞、胃俞、三焦俞、大腸俞、小腸俞、膀胱俞也。合藏府之俞，左右共二十二穴。委中以下至足小趾傍各六俞，謂委中、崑崙、京骨、束骨、通谷、至陰也，左右共十二穴也。○足少陽脈氣所發者六十二穴，此足少陽脈氣所發及別經有關於本經脈氣者，共六十二穴。兩

類經七卷　《經絡類》　四十四

左右凡五行，故曰旁五。自百会前至囟会，后至强间，左右至少阳经穴，相去各三寸，共五五二十五穴，如下文者是也。其浮气在皮中者凡五行，行五，五五二十五，浮气者，言脉气之浮于顶也，共五行，行五穴，五行之中而太阳惟二。其中行者，督脉也，囟会、前项、百会、后项、强间，共五穴。次两行者，本经也，五处、承光、通天、络却、玉枕，左右各五穴。又次两行者，少阳经也，临泣、目窗、正营、承灵、脑空，左右各五穴。共二十五穴也。○行，音杭。项中大筋两旁各一，天柱二穴也。风府两旁各一，风府，督脉穴。两旁各一，足少阳风池二穴也。○按：此穴与太阳无涉，今此言之，必其脉气之所会者。后仿此。挟背以下至尻尾二十一节十五间各一，脊骨二十一节，自大椎穴为第一节以下至尻尾而言，除项骨三节不在内也。间，骨节之间也。十五间各一，今考之甲乙等经惟十四穴，乃大杼、附分、魄户、神堂、噫嘻、膈关、魂门、阳纲、意舍、胃仓、肓门、志室、胞肓、秩边也。近世复有膏肓一穴，亦合十五穴；然此穴自晋以前所未言，而原数则左右共二十八穴也。五脏之俞各五，六腑之俞各六，五脏俞，谓肺俞、心俞、肝俞、脾俞、肾俞也。六腑俞，谓胆俞、胃俞、三焦俞、大肠俞、小肠俞、膀胱俞。合脏腑之俞，左右共二十二穴。委中以下至足小趾旁各六俞。谓委中、昆仑、京骨、束骨、通谷、至阴也，左右共十二穴。○足少阳脉气所发者六十二穴：此足少阳脉气所发及别经有关于本经脉气者，共六十二穴。两

角上各二，角，耳角也。角上各二，天冲、曲鬓也，共四穴。直目上发际内各五，谓临泣、目窗、正营、承灵、脑空也，左右共十穴。重见前足太阳下。耳前角上各一，耳前角，曲角也。角上各一，颔厌二穴也。耳前角下各一，悬厘二穴也。锐发下各一，手少阳和髎也，手足少阳之会。客主人各一，上关二穴也。耳后陷中各一，手少阳翳风二穴也，手足少阳之会。下关各一，足阳明穴也。足少阳阳明之会。耳下牙车之后各一，足阳明颊车二穴也。《经别篇》曰：足少阳出颐颔中，故会于此。缺盆各一，足阳明经穴。手足六阳，俱出于此。掖下三寸，胁下至胠八间各一，掖下三寸，渊腋也。自渊腋下胁至胠八间各一者，谓辄筋、天池、日月、章门、带脉、五枢、维道、居髎，连渊腋共九穴，左右合十八穴。内天池属手厥阴，章门属足厥阴，皆足少阳之会。掖，腋同。胠，区、去二音。髀枢中旁各一，环跳二穴也。膝以下至足小趾次趾各六俞。谓阳陵泉、阳辅、丘墟、临泣、侠溪、窍阴，左右共十二穴也。○足阳明脉气所发者六十八穴：额颅发际旁各三，谓悬颅、阳白、头维也，左右共六穴。内悬颅、阳白俱足少阳穴。王氏曰：悬颅为足阳明脉气所发，阳白为足阳明阴维之会。面鼽骨空各一，四白二穴也。○鼽，頄同，音求。大迎之骨空各一，即大迎二穴也。人迎各一，人迎脉即此也，左右二穴。缺盆外骨空各一，手少阳天髎二穴也。膺中骨间各一，谓气户、库房、屋翳、膺窗、乳中、乳根，左右共十二穴也。挟鸠尾之外，当乳下三寸，挟胃脘各五，谓不容、承满、梁门、关门、太乙，左右共十穴也。挟齐广三寸各三，谓滑肉门、天枢、外陵，左右共六穴也。○齐，脐同。下齐二寸，挟之各三，谓大巨、水道、归来，左右共六穴也。气街动脉各一，即气冲也，左右二穴。伏兔上各一，髀关二穴也。三里以下至足中趾各八俞，分之所在穴空。谓三里、上廉、下廉、解溪、冲阳、陷谷、内庭、厉兑，左右共十六穴。足阳明支者，一出下廉三寸而别下入中趾，一自跗上别入大趾端，故日分之所在穴空。之，走也。○手太阳脉气所发者三十六穴：目内眦各一，足太阳睛明二穴也，为手太阳之会。目外各一，足少阳瞳子髎二穴也，手太阳之会。𩑺骨下各一，𩑺，当作頄。颧髎二穴也。耳郭上各一，手少阳角孙二穴也，手太阳之会。耳中各一，听宫二穴也。巨骨穴各一，手阳明经二穴也。曲掖上骨穴各一，臑俞二穴也。柱骨上陷者各一，足少阳肩井二穴也。上天窗四寸各一，谓天窗、窍阴四穴。窍阴，足少阳穴也。肩解各一，秉风二穴也。肩解下三寸各一，天宗二穴也。肘以下至手小指本各六俞。脉起于指端，故日本六俞。谓小海、阳谷、腕骨、后溪、前谷、少泽，左右共十二俞也。手阳明脉气所发者二十二穴：鼻空外廉项上各二，谓迎香、扶突，左右共四穴也。大迎骨空各一，大迎二穴，足阳明经也，重出。柱骨之会各一，天鼎二穴也。髃骨之会各一，肩髃二穴也。肘以下至手大指次指本各六俞。谓三里、阳溪、合谷，三间、二间、商阳，左右共十二穴。○手少阳脉气所发者三十二穴：鼽骨下各一，手太阳颧髎二穴也，手少阳之会，重出。眉后各一，丝竹空二穴也。角上各一，足少阳颔厌二穴也，手少阳之会，重出。下完骨后各一，天牖二穴也。项中足太阳之前各一，足少阳风池二穴也，重出。挟扶突各一，手太阳天窗二穴也，重出。肩贞各一，手太阳二穴也。肩贞下三寸分间各一，谓肩髎、臑会、消泺，左右各六穴也。肘以下至手小指次指本各六俞。谓天井、支沟、阳池、中渚、液门、关冲，左右共十二穴也。○督脉气所发者二十八穴：今多一穴。项中央二，风府、哑门二穴也。发际后中八，前发际以至于后，中行凡八穴，谓神庭、上星、囟会、前顶、百会、后顶、强间、脑户也。内囟会等五穴，重见前足太阳下。面中三，素髎、水沟、兑端三穴也。大椎以下至尻尾及旁十五穴。谓大椎、陶道、身柱、神道、灵台、至阳、筋缩、中枢、脊中、悬枢、命门、阳关、腰俞、长强、会阳也。内会阳二穴属足太阳经，在尻尾两旁，故曰及旁。共十六穴。本经连会阳则二十九穴也。至骶下凡二十一节，脊椎法也。此除项骨而言。若连项骨三节，则共二十四节。骶，音底，尾骶也。椎，音槌，脊骨也。○任脉之气所发者二十八穴：今少一穴。喉中央二，廉泉、天突也。膺中骨陷中各一，谓璇玑、华盖、紫宫、玉堂、膻中、中庭，共六穴也。鸠尾下三寸胃脘，五寸胃脘，以下至横骨六寸半，一，腹脉法也。鸠尾，心前蔽骨也。胃脘，言上脘也。自蔽骨下至上脘三寸，故曰鸠尾下三寸胃脘。自脐上至上脘五寸，故又曰五寸胃脘。此古经颠倒文法也。又自脐以下至横骨长六寸半，《骨度篇》曰：髃骭以下至天枢长八寸，天枢以下至横骨长六寸半。正合此数。一，谓一寸当有一穴。此上下共十四寸半，故亦有十四穴，即鸠尾、巨阙、上脘、中脘、建里、下脘、水分、齐中、阴交、气海、丹田、关元、中极、曲骨是也。此为腹脉之法。下阴别一，自曲骨之下，别络两阴之间，为冲督之会。故曰阴别。一，谓会阴穴也。目下各一，足阳明承泣二穴，任脉之会。下唇一，承浆穴也。龈交一。督脉穴，任脉之会。○冲脉气所发者二十二穴：挟鸠尾外各半寸至齐寸一，齐，脐同。寸一，谓每寸一穴，即幽门、通谷、阴都、石关、商曲、肓俞，左右共十二穴也。挟齐下旁各五分至横骨寸一，腹脉法也。谓中注、髓府、胞门、阴关、横骨，左

類經七卷　經絡類　四十九

右共十穴。上俱腹二行脉法也。按此皆足少阴穴，盖衝脉并足少阴之经而上行也。○足少阴舌下，經脉气所发也。《刺疟论》曰：舌下两脉者，廉泉也，指此而言。故廉泉虽任脉之穴，而实为肾經脉气所发。○厥阴毛中急脉各一，急脉在阴毛之中，凡疝气急痛者，上引小腹，下引阴丸，即急脉之验，厥阴脉气所发也。今甲乙针灸等书，俱失此穴。○手少阴各一，阴郄二穴也。○阴阳跷各一，阴跷之郄，足少阴交信也。阳跷之郄，足太阳附阳也。手足诸鱼际脉气所发者，凡三百六十五穴也。手足诸鱼际，言手足鱼际非一也。然则手足掌两旁丰肉处，皆谓之鱼。此举诸鱼际为言者，盖四肢为十二经发脉之本，故言此以明诸经气府之纲领也。

总计前数，共三百八十六穴，除重复十二穴，仍多九穴，此则本篇之数。○愚按：《气穴论》言气穴三百六十五以应一岁，而《气府论》复言三百六十五，其数既多，又将何所应乎？余尝求之天道，此正所以应人也。夫天象有竖有横，有经有纬，经分南北，纬分东西，如岁数之应天者，特以纬度言之耳，而天之四正四隅，盖无往而非此数。其在人者，故有《气穴》《气府》及孙络溪谷骨度之分，亦无往而不相应，此正天人气数之合也。今考之《气穴》之数，则三百四十二，《气府》之数则三百八十六，共七百二十八穴，内除《气府》重复十二穴，又除《气穴》《气府》相重者二百一十三穴，实存五百零三穴，是为二篇之数。及详考近代所传十四经俞穴图经总数，通共六百六十穴，则古今之数，已不能全合矣。此其中虽后世不无发明，而遗漏古法者，恐亦不能免也。

右共十穴。上俱腹二行脉法也。按：此皆足少阴穴，盖冲脉并足少阴之经而上行也。○足少阴舌下，《刺疟论》曰：舌下两脉者，廉泉也。指此而言。故廉泉虽任脉之穴，而实为肾经脉气所发，重出。○厥阴毛中急脉各一，急脉在阴毛之中，凡疝气急痛者，上引小腹，下引阴丸，即急脉之验，厥阴脉气所发也。今甲乙针灸等书，俱失此穴。○手少阴各一，阴郄二穴也。○阴阳跷各一，阴跷之郄，足少阴交信。阳跷之郄，足太阳附阳也。手足诸鱼际脉气所发者，凡三百六十五穴也。手足诸鱼际，言手足鱼际非一也。然则手足掌两旁丰肉处，皆谓之鱼。此举诸鱼际为言者，盖四肢为十二经发脉之本，故言此以明诸经气府之纲领也。总计前数，共三百八十六穴，除重复十二穴，仍多九穴，此则本篇之数。○愚按：《气穴论》言气穴三百六十五以应一岁，而《气府论》复言三百六十五，其数既多，又将何所应乎？余尝求之天道，此正所以应人也。夫天象有竖有横，有经有纬，经分南北，纬分东西，如岁数之应天者，特以纬度言之耳，而天之四正四隅，盖无往而非此数。其在人者，故有《气穴》《气府》及孙络溪谷骨度之分，亦无往而不相应，此正天人气数之合也。今考之《气穴》之数，则三百四十二，《气府》之数则三百八十六，共七百二十八穴，内除《气府》重复十二穴，又除《气穴》《气府》相重者二百一十三穴，实存五百零三穴，是为二篇之数。及详考近代所传十四经俞穴图经总数，通共六百六十穴，则古今之数，已不能全合矣。此其中虽后世不无发明，而遗漏古法者，恐亦不能免也。

项腋头面诸经之次 《灵枢·本输篇》〇十

缺盆之中，任脉也，名曰天突。此下言颈项中诸经之次也。缺盆，足阳明经穴，居横骨之上，左右各一。缺盆之中，即任脉之天突穴，是为颈前居中第一行脉也。一次任脉侧之动脉，足阳明也，名曰人迎。一次者，次于中脉一行，足阳明也。其动脉名曰人迎，即颈中第二行脉也。二次脉，手阳明也，名曰扶突。二次于足阳明之外者，手阳明也。穴名扶突，在颈当曲颊下一寸，人迎后一寸五分，即第三行脉也。三次脉，手太阳也，名曰天窗。三次于手阳明之外者，手太阳也。穴名天窗，在颈大筋前，曲颊下，扶突后，即第四行脉也。四次脉，足少阳也，名曰天容。四次于手太阳之后者，足少阳也。上出天窗之外，而颈中无穴，是第五行脉也。此云天容者，系手太阳经穴，疑误。五次脉，手少阳也，名曰天牖。五次于足少阳之后者，手少阳也。穴名天牖，在颈大筋外，天容后，天柱前，完骨后，发际上，是第六行脉也。〇牖，音有。六次脉，足太阳也，名曰天柱。六次于手少阳之后者，足太阳也。穴名天柱，在挟项后大筋外廉发际陷中，是第七行脉也。七次脉。颈中央之脉，督脉也，名曰风府。七次于足太阳之后而居颈之中央者，督脉也。穴名风府，在项后入发际一寸，自前中行任脉至此，是为第八行，而颈脉止于此也。腋内动脉，手太阴也，名曰天府。腋下三寸，手心主也，名曰天池。此言腋下二经之脉也。手太阴之穴名天府，手厥阴之脉名天池，二穴俱在腋下三寸，然天府则在臂臑内廉，天池则在肋间乳后一寸也。刺上关者，欬不能欠；刺下关者，欠不能欬。刺犊鼻者，屈不能伸；刺两关者，伸不能屈。此言取穴之法有所验也。欬，张口也。欠，张而复合也。上关，足少阳客主人也，在耳前开口有空，张口取之，故刺上关则欬不能欠。下关，足阳明穴也，在客主人下，合口有空，开口则闭，故刺下关则欠不能欬也。犊鼻，足阳明穴也，屈足取之，故刺犊鼻则屈不能伸。两关，内关外关也，内者手厥阴，外者手少阳，俱伸手取之，故刺两关则伸不能屈也。足阳明挟喉之动脉也，其腧在膺中。此下乃重言上文六阳经脉以明其详也。挟喉动脉，即足阳明人迎也。阳明之脉，自挟喉而下行于胸膺，凡气户、库房之类，皆阳明之腧，故曰其腧在膺中。手阳明次在其腧外，不至曲颊一寸。此复言扶突穴，在足阳明动脉之外，当曲颊下一寸也。手太阳当曲颊。此复言天窗穴也。足少阳在耳下曲颊之后。耳下曲颊后，仍如上文言手太阳之天容也。此非足少阳之穴而本篇重言在此，意者古以此穴属足少阳经也。手少阳出耳后，上加完骨之上。此复言天牖穴也。足太阳挟项大筋之中发际。此复言天柱穴，挟后项大筋中发际也。

五藏背腧 十一

黃帝問於岐伯曰願聞五藏之腧出於背者。《靈樞》背腧篇全。○五藏居於腹中，其脉氣俱出於背之足太陽經，是為五藏之腧。故唐太宗讀明堂針灸書云：人五藏之系，咸附於背。詔自今毋得笞囚背，蓋恐傷其藏氣，則傷其命也。太宗之仁恩被天下，於此可想見矣。其有故笞人背以害人者，嗚呼！又何心哉？腧，音恕，本經腧、輸、俞三字俱通用。岐伯曰：背中大腧在杼骨之端，肺腧在三焦之間，心腧在五焦之間，膈腧在七焦之間，肝腧在九焦之間，脾腧在十一焦之間，腎腧在十四焦之間，皆挾脊相去三寸所。焦，即椎之義，指脊骨之節間也，古謂之焦，亦謂之顀，後世作椎。此自大腧至腎腧，左右各相去脊中一寸五分，故云挾脊相去三寸所也。○愚按：諸焦字義，非專指骨節為言，蓋謂藏氣自節間而出，以行於肉理脉絡之分，凡自上至下皆可言焦。所以三焦之義，本以上中下通體為言，固可因此而知彼也。則欲得而驗之，按其處，應在中而痛解，乃其腧也。此所以驗取穴之法也。但按其腧穴之處，必痛而且解，即其所也。解，酸軟解散之謂。○解，音械。灸之則可，刺之則不可。氣盛則寫之，虛則補之。以火補者，毋吹其火，須

類經七卷 《經絡類》 五十二

五脏背腧《灵枢·背输篇》全、《素问·血气形志篇》[1]〇十一

黄帝问于岐伯曰：愿闻五脏之腧出于背者。《灵枢·背输篇》全。〇五脏居于腹中，其脉气俱出于背之足太阳经，是为五脏之腧。故唐太宗读明堂针灸书云：人五脏之系，咸附于背。诏自今毋得笞囚背，盖恐伤其脏气，则伤其命也。太宗之仁恩被天下，于此可想见矣。其有故笞人背以害人者，呜呼！又何心哉？腧，音恕，本经腧、输、俞三字俱通用。岐伯曰：背中大腧在杼骨之端，大腧，大杼穴也，在项后第一椎两旁，故云杼骨之端。肺腧在三焦之间，心腧在五焦之间，膈在七焦之间，肝腧在九焦之间，脾腧在十一焦之间，肾腧在十四焦之间，皆挟脊相去三寸所。焦，即椎之义，指脊骨之节间也，古谓之焦，亦谓之顀，后世作椎。此自大腧至肾腧，左右各相去脊中一寸五分，故云挟脊相去三寸所也。〇愚按：诸焦字义，非专指骨节为言，盖谓脏气自节间而出，以行于肉理脉络之分，凡自上至下皆可言焦。所以三焦之义，本以上中下通体为言，固可因此而知彼也。则欲得而验之，按其处，应在中而痛解，乃其腧也。此所以验取穴之法也。但按其腧穴之处，必痛而且解，即其所也。解，酸软解散之谓。〇解，音械。灸之则可，刺之则不可。气盛则泻之，虚则补之。以火补者，毋吹其火，须

①《灵枢·背输篇》全、《素问·血气形志篇》：此十二字原无，据本书总目录补。

類經七卷

《經絡類》

五十三

自减也。以火寫者疾吹其火傳其艾湏其火滅也。○此言五藏之腧但可灸而不可刺也。不惟鍼有補寫而亦有補寫。凡欲以火補者勿吹其火致令疾速必待其從容自滅可也。凡欲以火寫者必疾吹其火欲其迅速即傳易其艾湏其火之速滅可也。此用火補寫之法也。○欲知背俞先度其兩乳間中折之更以他草度去半已即以兩隅相挂也乃舉以度其背令其一隅居上齊脊大椎兩隅在下當其下隅者肺之俞也。《素問·血氣形志篇》。○此亦取五藏之俞而量之有法也。以其在足太陽經而出於背故總稱為背俞。其度量之法先以草橫量兩乳之間中半折折之又另以一草比前草而去其半取齊中折之數乃竪立長草橫置短草於下兩頭相挂象△三隅乃舉此草以量其背令一隅居上齊脊中之大椎其在下兩隅當三椎之間即肺俞穴也。○度音鐸。挂音主。令平聲。○復下一度心之俞也。復下一度謂以上隅齊三椎即肺俞之中央其下兩隅即五椎之間心之俞也。○度如字下同。復下一度左角肝之俞也右角脾之俞也。復下一度腎之俞也。是謂五藏之俞灸刺之度也。復下一度皆如前法遞相降也。按肝俞脾俞腎俞以此法折量乃與前背腧篇及甲乙經銅人等書皆不相合其中未必無誤，

自灭也。以火泻者，疾吹其火，传其艾，须其火灭也。此言五脏之腧，但可灸而不可刺也。不惟针有补泻，而灸亦有补泻。凡欲以火补者，勿吹其火致令疾速，必待其从容自灭可也。凡欲以火泻者，必疾吹其火，欲其迅速，即传易其艾，须其火之速灭可也。此用火补泻之法。○欲知背俞，先度其两乳间，中折之，更以他草度去半已，即以两隅相挂也，乃举以度其背，令其一隅居上，齐脊大椎，两隅在下，当其下隅者，肺之俞也。《素问·血气形志篇》。○此亦取五脏之俞而量之有法也。背俞，即五脏之俞，以其在足太阳经而出于背，故总称为背俞。其度量之法，先以草横量两乳之间，中半折折之，又另以一草比前草而去其半，取齐中折之数，乃竖立长草，横置短草于下，两头相挂，象△三隅，乃举此草以量其背，令一隅居上，齐脊中之大椎，其在下两隅当三椎之间，即肺俞穴也。○度，音铎。挂，音主。令，平声。复下一度，心之俞也。复下一度，谓以上隅齐三椎，即肺俞之中央，其下两隅，即五椎之间，心之俞也。○度，如字，下同。复下一度，左角肝之俞也，右角脾之俞也。复下一度，肾之俞也。是谓五脏之俞，灸刺之度也。复下一度，皆如前法，递相降也。按：肝俞、脾俞、肾俞，以此法折量，乃与前《背腧篇》及《甲乙经》《铜人》等书皆不相合，其中未必无误，

或古时亦有此别一家法也。仍当以前《背腧篇》及《甲乙》等书者为是。

诸经标本气街《灵枢·卫气篇》全○十二

黄帝曰：五脏者，所以藏精神魂魄者也。六腑者，所以受水谷而行化物者也。其气内干五脏而外络肢节，其浮气之不循经者为卫气，其精气之行于经者为营气，阴阳相随，外内相贯，如环之无端，亭亭淳淳乎，孰能穷之？人之精神魂魄，赖五脏以藏。食饮水谷、赖六腑以化。其表里运行之气，内则为脏腑，外则为经络。其浮气之不循经者为卫气，卫行脉外也。其精气之行于经者为营气，营行脉中也。此阴阳外内相贯之无穷也。亭，《释名》曰：停也。淳，《广韵》曰：清也。亭亭淳淳乎，言停集虽多而不乱也，然孰能穷之哉？然其分别阴阳，皆有标本虚实所离之处。能别阴阳十二经者，知病之所生。候虚实之所在者，能得病之高下。知六腑之气街者，能知解结契绍于门户。能知虚石之坚软者，知补泻之所在。能知六经标本者，可以无惑于天下。阴阳标本，各有所在，即虚实所离之处也。街，犹道也。契合也。绍，继也。门户，出入要地也。六腑主表，皆属阳经，知六腑往来之气街者，可以解其結聚。凡脉絡之相合相繼。目表自內皆得其要。故曰契紹於門戶。石。猶實也。標本。本末也。知本知末。則無惑於天下。○解結義。詳鍼刺類三十五。岐伯曰。博哉聖帝之論。臣靖盡意悉言之。足太陽之本在跟以上五寸中。標在兩絡命門。命門者目也。足太陽之本也。在跟上五寸中。即外踝上三寸。當是附陽穴也。標在兩絡命門。即睛明穴。睛明左右各一。故云兩絡。此下諸經標本。與後三十章稍有互異。然亦不甚相遠。足少陽之本在竅陰之間。標在窗籠之前。窗籠者耳也。竅陰在小指次指端。窗籠者耳也。即手太陽聽宮穴。足少陰之本在內踝

類經七卷　經絡類　五十五

下上三寸中。標在背腧與舌下兩脉也。內踝下一寸。照海也。踝上二寸。復溜交信也。皆足少陰之本。背腧。腎腧也。舌下兩脉。廉泉也。皆足少陰之標。足厥陰之本。在行間上五寸所。標在背腧也。行間上五寸所。當是中封穴。背腧。即肝腧。足陽明之本。在厲兌。標在人迎。頰挾頏顙也。厲兌。在足次指端。人迎。在頰下。挾結喉旁也。○頏。音杭。又上、去二聲。顙。思黨切。足太陰之本。在中封前上四寸之中。標在背腧與舌本也。中封足厥陰經穴。前上四寸之中。當是三陰交也。背腧。即脾腧也。舌本。舌根也。手太陽之本。在外踝之後。標

解其结聚,凡脉络之相合相继,自表自内,皆得其要,故曰契绍于门户。石,犹实也。标本,本末也。知本知末,则虽天下之广,何所不知,故可无惑于天下。○解结义,详针刺类三十五。岐伯曰:博哉圣帝之论,臣请尽意悉言之。足太阳之本,在跟以上五寸中,标在两络命门,命门者目也。足太阳之本,在跟上五寸中,即外踝上三寸,当是附阳穴也。标在两络命门,即睛明穴。睛明左右各一,故云两络。此下诸经标本,与后三十章稍有互异,然亦不甚相远。足少阳之本,在窍阴之间,标在窗笼之前,窗笼者耳也。窍阴,在小趾次趾端。窗笼者耳也,即手太阳听宫穴。足少阴之本,在内踝下上三寸中,标在背腧与舌下两脉也。内踝下上三寸中,踝下一寸,照海也;踝上二寸,复溜、交信也。皆足少阴之本。背腧,肾腧也。舌下两脉,廉泉也。皆足少阴之标。足厥阴之本,在行间上五寸所,标在背腧也。行间上五寸所,当是中封穴。背腧,即肝腧。足阳明之本,在厉兑,标在人迎,颊挟颃颡也。厉兑,在足次趾端。人迎,在颊下,挟结喉旁也。○颃,音杭,又上、去二声。颡,思党切。足太阴之本,在中封前上四寸之中,标在背腧与舌本也。中封,足厥阴经穴。前上四寸之中,当是三阴交也。背腧,即脾腧也。舌本,舌根也。手太阳之本,在外踝之后,标

類經七卷　《經絡類》　五十六

在命門之上一寸也。手外踝之後，當是養老穴也。命門之上一寸，當是睛明穴上一寸，蓋睛明為手足太陽之會也。手少陽之本，在小指次指之間上二寸，標在耳後上角下外眥也。手小指次指之間上二寸，當是液門穴也。耳後上角，當是角孫穴也。下外眥，當是絲竹空也。手陽明之本，在肘骨中，上至別陽，標在顏下，合鉗上也。肘骨中，當是曲池穴也。別陽義未詳。手陽明上挾鼻孔，故標在顏下。顏，額庭也。鉗上，即《根結篇》鉗耳之義，謂脈由足陽明大迎之次，挾耳之兩旁也。手太陰之本，在寸口之中，標在腋內動也。寸口之中，太淵穴也。腋內動脈，天府穴也。手少陰之本，在銳骨之端，標在背腧也。銳骨之端，神門穴也。背腧，心腧也。手心主之本，在掌後兩筋之間二寸中，標在腋下下三寸也。掌後兩筋間二寸中，內關也。腋下三寸，天池也。凡候此者，下虛則厥，下盛則熱，上虛則眩，上盛則熱痛。此諸經之標本，上下各有所候。在下為本，本虛則厥，元陽下衰也。下盛則熱，邪熱在下也。在上為標，上虛則眩，清陽不升也。上盛則熱痛，邪火上熾也。故石者絕而止之，虛者引而起之。石，實也。絕而止之，謂實者可寫，當決絕其根而止其病也。引而起之，謂虛者宜補，當導助其氣而振其衰也。請言氣街：胸氣有街，腹

在命门之上一寸也。手外踝之后，当是养老穴也。命门之上一寸，当是睛明穴上一寸，盖睛明为手足太阳之会也。手少阳之本，在小指次指之间上二寸，标在耳后上角下外眦也。手小指次指之间上二寸，当是液门穴也。耳后上角，当是角孙穴也。下外眦，当是丝竹空也。手阳明之本，在肘骨中，上至别阳，标在颜下，合钳上也。肘骨中，当是曲池穴也。别阳义未详。手阳明上挟鼻孔，故标在颜下。颜，额庭也。钳上，即《根结篇》钳耳之义，谓脉由足阳明大迎之次，挟耳之两旁也。手太阴之本，在寸口之中，标在腋内动也。寸口之中，太渊穴也。腋内动脉，天府穴也。手少阴之本，在锐骨之端，标在背腧也。锐骨之端，神门穴也。背腧，心腧也。手心主之本，在掌后两筋之间二寸中，标在腋下下三寸也。掌后两筋间二寸中，内关也。腋下三寸，天池也。凡候此者，下虚则厥，下盛则热，上虚则眩，上盛则热痛。此诸经之标本，上下各有所候。在下为本，本虚则厥，元阳下衰也。下盛则热，邪热在下也。在上为标，上虚则眩，清阳不升也。上盛则热痛，邪火上炽也。故石者绝而止之，虚者引而起之。石，实也。绝而止之，谓实者可泻，当决绝其根而止其病也。引而起之，谓虚者宜补，当导助其气而振其衰也。请言气街：胸气有街，腹

気有街，头气有街，胫气有街。此四街者，乃胸腹头胫之气，所聚所行之道路，故谓之气街。上文言各经有标本，此下言诸部有气聚之所也。故气在头者，止之于脑。诸髓者皆属于脑，乃至高之气所聚，此头之气街也。气在胸者，止之膺与背腧。胸之两旁为膺，气在胸之前者止之膺，谓阳明少阴经分也。胸之后者在背腧，谓自十一椎膈膜之上，足太阳经诸脏之腧，皆为胸之气街也。气在腹者，止之背腧与冲脉于脐左右之动脉者。腹之背腧，谓自十一椎膈膜以下，太阳经诸脏之腧皆是也。其行于前者，则冲脉并少阴之经行于腹与脐之左右动脉，即肓腧、天枢等穴，皆为腹之气街也。气在胫者，止之于气街与承山踝上以下。此云气街，谓足阳明经穴，即气冲也。承山，足太阳经穴，以及踝之上下，亦皆足之气街也。取此者用毫针，必先按而在久，应于手，乃刺而予之。毫针，即第七针也。凡取此四街者，先按所针之处久之，侯其气应于手，乃纳针而刺之。所治者，头痛眩仆，腹痛中满暴胀。及有新积痛可移者，易已也；积不痛，难已也。凡此者，皆四街所治之病。又若以新感之积，知痛而可移者，乃血气所及，无固结之形也，故治之易已。若其不痛，及坚硬如石不动者，其积结已深，此非毫针能治矣。

类经七卷终

類經八卷

张介宾类注

经络类

三经独动《灵枢·动输篇》全○十三

黄帝曰：经脉十二，而手太阴、足少阴、阳明独动不休何也？手足之脉共十二经，然惟手太阴、足少阴、足阳明三经独多动脉，而三经之脉，则手太阴之太渊，足少阴之太溪，足阳明上则人迎，下则冲阳，皆动之尤甚者也。岐伯曰：是明胃脉也。胃为五脏六腑之海，其清气上注于肺，肺气从太阴而行之，其行也以息往来，故人一呼脉再动，一吸脉亦再动，呼吸不已，故动而不止。是明胃脉者，言三经之动，皆因于胃气也。胃为五脏六腑之海，其盛气所及，故动则独甚。此手太阴之脉动者，以胃受水谷而清气上注于肺，肺气从手太阴经而行之，其行也以息往来，息行则脉动，故呼吸不已，而寸口之脉亦动而不止也。黄帝曰：气之过于寸口也，上十焉息？下八焉伏？何道从还？不知其极。寸口，手太阴脉也。上下，言进退之势也。十、八，喻盛衰之形也。焉，何也。息，生长也。上十焉息，言脉之进也其气盛，何所来而生也？下八焉伏，言脉之退也其气衰，何所去而伏也？此其往还之道，真若有难穷其极者。岐伯曰：气之离脏也，卒然如弓弩之发，如水之下岸，上于鱼以反衰，其余气衰散以逆上，故其行微。凡脉气之内发于脏，外达于经，其卒然如弓弩之发，如水之下岸，言其劲锐之气不可过也。然强弩之末，其力必柔；急流之末，其势必缓。故脉由寸口以上鱼际，盛而反衰，其余气以衰散之势而逆上，故其行微。此脉气之盛衰，所以不等也。○黄帝曰：足之阳明何因而动？胃经脉也。岐伯曰：胃气上注于肺，其悍气上冲头者，循咽，上走空窍，循眼，系入络脑，出颃，下客主人，循牙车，合阳明，并下人迎，此胃气别走于阳明者也。胃气上注于肺，而其悍气之上头者，循咽喉上行，从眼系入络脑，出颃，下会于足少阳之客主人，以及牙车，乃合于阳明之本经，并下人迎之动脉，此内为胃气之所发，而外为阳明之动也。○按：牙车即曲牙，当是颊车也。颃之释义云饥而面黄色，乃与经旨不相合。今据本经所言，如《杂病篇》曰：颃痛，刺足阳明曲周动脉见血，立已。《癫狂篇》治狂者取头两颃。盖皆言头面之部位也。此节言自脑出颃，下客主人，则此当在脑之下，鬓之前，客主人之上，其即鬌骨之上，两太阳之间为颃也。○颃，音坎，又海敢切。故阴阳上下，其动也若一。故阳病而阳脉小者为逆，阴病而阴脉大者为逆。故阴阳俱静俱动，若引绳相倾者病。此云阴阳上下者，统上文手太阴而言也。盖胃气上注于肺，本出一原。虽胃为阳明，脉上出于人迎，肺为太阴，脉下出于寸口，而其气本相贯，故彼此之动，其应若一也。然人迎属腑为阳，阳病则阳脉宜大，而反小者为逆。寸口属脏为阴，阴病则阴脉宜小，而反大者为逆。故《四时气篇》曰：气口候阴，人迎候阳也。是以阴阳大小，脉各有体。设阴阳不分，而或为俱静，或为俱动，若引绳之匀者，则其阴阳之气，非此则彼，必有偏倾而致病者矣。人迎气口阴阳详义，见藏象类十一。○黄帝曰：足少阴何因而动？肾经脉也。岐伯曰：冲脉者，十二经之海也，与少阴之大络起于肾下，出于气街，循阴股内廉，邪入腘中，循胫骨内廉，并少阴之经，下入内踝之后，入足下；其别者，邪入踝，出属跗上，入大趾之间，注诸络以温足胫，此脉之常动者也。足少阴之脉动者，以冲脉与之并行也。冲脉亦十二经之海，与少阴之络同起于肾下，出于足阳明之气冲，循阴股、腘中、内踝等处以入足下；其别者，邪出属跗，上注诸络以温足胫，此太溪等脉所以常动不已也。○此节与《逆顺肥瘦篇》大同，详针刺类二十。黄帝曰：营卫之行也，上下相贯，如环之无端，今有其卒然遇邪气，及逢大寒，手足懈惰，其脉阴阳之道，相輸之會，行相失也，气何由还？营卫之行，阴阳有度，若邪气居之，则其运行之道，宜相失也，又何能往还不绝？因问其故。岐伯曰：夫四末阴阳之会者，此气之大络也。四街者，气之径路也。故络绝则径通，四末解则气从合，相输如环。黄帝曰：善。此所谓如环无端，莫知其纪，终而复始，此之谓也。四末，四肢也。十二经皆终始于四肢，故曰阴阳之会，而为气之大络也。然大络虽会于四肢，复有气行之径路，谓之四街，如前篇所谓气街者是也。凡邪之中人，多在大络，故络绝则径通，及邪已行而四末解，彼绝此通，气从而合，回还转输，何能相失？此所以如环无端，莫知其纪也。

井荥俞经合数 《灵枢·九针十二原篇》〇十四

黄帝曰：愿闻五脏六腑所出之处。言脉气所出之处也。岐伯曰：五脏五俞，五五二十五俞；六腑六俞，六六三十六俞。五俞，即各经井、荥、俞、经、合穴，皆谓之俞。六腑复多一原穴，故各有六俞。经脉十二，络脉十五，凡二十七气以上下。脏有五，腑有六，而复有手厥阴心主一经，是为十二经。十二经各有络脉，如手太阴别络在列缺之类是也。此外又有任脉之络，曰屏翳；督脉之络，曰长强；脾之大络，曰大包，共为十五络。十二、十五，总二十七氣以通周身上下也。所出爲井，脉氣由此而出，如井泉之發，其氣正深也。井所溜爲荥，急流曰溜，小水曰荥，脉出於井而溜於荥，其氣尚微也。○溜，音力救切。荥，盈、荣二音。所注爲俞，注，灌注也。俞，輸運也，脉氣注於此而輸於彼，其氣漸盛也。所行爲經，脉氣大行，經營於此，其正盛也。所入爲合，脉氣至此漸爲收藏，而入合於內也。二十七氣所行皆在五俞也。二十七經絡所行之氣，皆在五俞之間也。節之交三百六十五會，知其要者一言而終，不知其要流散無窮。人身氣節之交，雖有三百六十五會，而其要則在乎五俞而已。故知其要則可一言而終，否則流散無窮，而莫得其緒矣。所言節者，神氣之所遊行出入也，非皮肉筋骨也。神氣之所遊行出入者，以穴俞爲言也，故非皮肉筋骨之謂。○小鍼解曰：節之交三百六十五會者，絡脉之滲灌諸節者也。即此神氣之義。

十二原 靈樞九鍼十二原篇○十五

五藏有六府，六府有十二原，十二原出於四關。四關主治五藏，五藏有疾當取之十二原。藏府之氣，表裏相通，故五藏之表有六府，六府之外有十二原，十二原出於四關。四關者，即兩肘兩膝，乃周身骨節之大關也。故凡井、荥、俞、原、經合穴，皆手不過肘，足不過膝，而此十二原者，故可以治

二十七气，以通周身上下也。所出为井，脉气由此而出，如井泉之发，其气正深也。所溜为荥，急流曰溜。小水曰荥。脉出于井而溜于荥，其气尚微也。○溜，力救切。荥，盈、荣二音。所注为俞，注，灌注也。俞，输运也。脉注于此而输于彼，其气渐盛也。所行为经，脉气大行，经营于此，其正盛也。所入为合，脉气至此，渐为收藏，而入合于内也。二十七气所行，皆在五俞也。二十七经络所行之气，皆在五俞之间也。节之交，三百六十五会，知其要者，一言而终，不知其要，流散无穷。人身气节之交，虽有三百六十五会，而其要则在乎五俞而已。故知其要，则可一言而终；否则流散无穷，而莫得其绪矣。所言节者，神气之所游行出入也，非皮肉筋骨也。神气之所游行出入者，以穴俞为言也，故非皮肉筋骨之谓。知邪正之虚实，而取之弗失，即所谓知要也。○《小针解》曰：节之交三百六十五会者，络脉之渗灌诸节者也。即此神气之义。

十二原 《灵枢·九针十二原篇》○十五

五脏有六腑，六腑有十二原，十二原出于四关。四关主治五脏，五脏有疾，当取之十二原。脏腑之气，表里相通，故五脏之表有六腑，六腑之外有十二原，十二原出于四关。四关者，即两肘两膝，乃周身骨节之大关也。故凡井、荥、俞、原、经合穴，皆手不过肘，足不过膝。而此十二原者，故可以治

五脏之疾。十二原者，五脏之所以禀三百六十五节气味也。五脏有疾也，应出十二原，十二原各有所出。明知其原，睹其应，而知五脏之害矣。此十二原者，乃五脏之气所注，三百六十五节气味之所出也。故五脏有疾者，其气必应于十二原而各有所出。知其原，睹其应，则可知五脏之疾为害矣。阳中之少阴，肺也，其原出于大渊，大渊二。心肺居于膈上，皆为阳脏，而肺则阳中之阴，故曰少阴。其原出于大渊二穴，即寸口也。阳中之太阳，心也，其原出于大陵，大陵二。心为阳中之阳，故曰太阳。其原出于大陵，按大陵系手厥阴心主腧穴也。《邪客篇》：帝曰：手少阴之脉独无俞何也？岐伯曰：少阴，心脉也。心者，五脏六腑之大主也，精神之所舍也，其脏坚固，邪弗能容也。容之则心伤，心伤则神去，神去则死矣。故诸邪之在于心者，皆在于心之包络，包络者，心主之脉。故此言大陵也。大陵二穴，在掌后骨下两筋间。阴中之少阳，肝也，其原出于太冲，太冲二。肝、脾、肾居于膈下，皆为阴脏，而肝则阴中之阳，故曰少阳。其原出于太冲二穴，在足大趾本节后二寸，动脉陷中。阴中之至阴，脾也，其原出于太白，太白二。脾属土而象地，故为阴中之至阴。其原出于太白二穴，在足大趾后内侧核骨下陷中。阴中之太阴，肾也，其原出于太溪，太溪二。肾在下而属水，故为阴中之太阴。其原出于太溪二穴，在足内踝后跟骨上动脉陷中。○此上五脏阴阳详义，又见阴阳类五。膏之原，出于鸠尾，鸠尾一。鸠尾，任脉穴，在臆前蔽骨下五分。肓之原，出于脖胦，脖胦一。脖胦，即下气海，一名下肓，在脐下一寸半，任脉穴。○脖，音孛。胦，音英。凡此十二原者，主治五脏六腑之有疾者也。上文五脏之原各二，并膏肓之原，共为十二，而脏腑表里之气皆通于此，故可以治五脏六腑之有疾者也。

五脏五六腑六腧 《灵枢·本输篇》○十六

黄帝问于岐伯曰：凡刺之道，必通十二经络之所终始，谓如十二经脉之起止有序也。络脉之所别处，如十五络脉各有所别也。五输之所留，如下文井、荥、俞、经、合穴，各有所留止也。六腑之所与合，如藏象类脏腑有相合也。四时之所出入，如针刺类四时之刺也。五脏之所溜处，言脏气所流之处，即前篇所出为井，所溜为荥也。阔数之度，浅深之状，高下所至，愿闻其解。阔数以察巨细，浅深以分表里，高下以辨本末。凡此者，皆刺家之要道，不可不通者也。岐伯曰：请言其次也。○肺出于少商，少商者，手大指端内侧也，为井木。少商穴，乃肺经脉气所出为井也，其气属木。此下凡五脏之井，皆属

陰木。故六十四難木也。溜於魚際魚際者手魚也爲

榮 肺經之所溜爲榮也屬陰火手魚義詳前二肺經之所按本篇五藏止言井木六府止言井金其他皆無五行之分考之六十四難分析陰陽十變而滑氏詳注謂陰井木生陰榮火陰榮火生陰俞土陰俞土生陰經金陰經金生陰合水此言五藏之俞也六府則陽井屬金陽井金生陽榮水陽榮水生陽俞木陽俞木生陽經火陽經火生陽合土而五行始備矣下仿此

注於太淵太淵魚後一寸陷者中也爲腧 此肺經之所注爲腧也屬陰土行於經渠經渠寸口中也動而不居爲經此肺經之所行爲經也屬陰金經渠當寸口陷中動而不止故曰不居居止也入

《經絡類》

類經八卷 八

於尺澤尺澤肘中之動脉也爲合 此肺經所入爲合也屬陰水手太陰經也以上肺之五腧皆手太陰經也○心出於中

中衝手中指之端也爲井木 此心主之所出爲井也屬陰木○按此下五腧皆屬手厥陰之穴而本經直指爲心腧者正以心與心胞本同一藏其氣相通皆心所主故諸邪之在於心者皆在於心之包絡者心主之脉也邪客篇曰手少陰之脉獨無腧正此之謂詳義見前章及圖翼四卷十二原解中溜於勞宮勞宮掌中

中指本節之內間也爲榮 此心主之所溜爲榮也屬陰火注於

大陵大陵掌後兩骨之間方下者也爲腧主此心之

阴木，故《六十四难》谓之阴井木也。溜于鱼际，鱼际者，手鱼也，为荥。此肺之所溜为荥也，属阴火。手鱼义详前二，肺经条下。○按：本篇五脏止言井木，六腑止言井金，其他皆无五行之分。考之《六十四难》，分析阴阳十变，而滑氏详注谓阴井木生阴荥火，阴荥火生阴俞土，阴俞土生阴经金，阴经金生阴合水，此言五脏之俞也。六腑则阳井属金，阳井金生阳荥水，阳荥水生阳俞木，阳俞木生阳经火，阳经火生阳合土，而五行始备矣。下仿此。注于太渊，太渊，鱼后一寸陷者中也，为俞。此肺经之所注为俞也，属阴土。行于经渠，经渠，寸口中也，动而不居，为经。此肺经之所行为经也，属阴金。经渠，当寸口陷中，动而不止，故曰不居。居，止也。入于尺泽，尺泽，肘中之动脉也，为合。此肺经所入为合也，属阴水。手太阴经也。以上肺之五俞，皆手太阴经也。○心出于中冲，中冲，手中指之端也，为井木。此心主之所出为井也，属阴木。○按：此下五俞，皆属手厥阴之穴，而本经直指为心俞者，正以心与心胞，本同一脏，其气相通，皆心所主，故诸邪之在于心者，皆在于心之包络。包络者，心主之脉也。《邪客篇》曰：手少阴之脉独无俞。正此之谓。详义见前章及《图翼》四卷十二原解中。溜于劳宫，劳宫，掌中中指本节之内间也，为荥。此心主之所溜为荥也，属阴火。注于大陵，大陵，掌后两骨之间方下者也，为俞。此心主之

所注，为俞也，属阴土。方下，谓正当两骨之下也。行于间使，间使之道，两筋之间，三寸之中也，有过则至，无过则止，为经。此心主之所行为经也，属阴金。有过，有病也。此脉有病则至，无病则止也。入于曲泽，曲泽，肘内廉下陷者之中也，屈而得之，为合。此心主之所入为合也，属阴水。手少阴也。以上心主五俞，皆心所主，故曰手少阴也。○肝出于大敦，大敦者，足大趾之端及三毛之中也，为井木。此肝经之所出为井也，属阴木。溜于行间，行间，足大趾间也，为荥。此肝经之所溜为荥也，属阴火。注于太冲，太冲，行间上二寸陷者之中也，为俞。此肝经之所注为俞也，属阴土。行于中封，中封，内踝之前一寸半陷者之中，使逆则宛，使和则通，摇足而得之，为经。此肝经之所行为经也，属阴金。使逆则宛，使和则通，言用针治此者，逆其气则郁，和其气则通也。○宛，郁同。入于曲泉，曲泉，辅骨之下，大筋之上也，屈膝而得之，为合。此肝经之所入为合也，属阴水。足厥阴也。以上肝之五俞，皆足厥阴经也。○脾出于隐白，隐白者，足大趾之端内侧也，为井木。此脾经之所出为井也，属阴木。溜于大都，大都，本节之后

類經八卷 《經絡類》 十

下陷者之中也，爲滎。此脾經之所溜爲滎也，屬陰火。注於太白。太白，腕骨之下也，爲腧。此脾經之所注爲腧也，屬陰土。行於商丘。商丘，內踝之下陷者之中也，爲經。此脾經之所行爲經也，屬陰金。入於陰之陵泉。陰之陵泉，輔骨之下，陷者之中也，伸而得之，爲合。此脾經之所入爲合也，屬陰水。足太陰也。以上脾之五腧，皆足太陰經也。○腎出於湧泉。湧泉者，足心也，爲井木。此腎經之所出爲井也，屬陰木。溜於然谷。然谷，然骨之下者也，爲滎。此腎經之所溜爲滎也，屬陰火。注於太谿。太谿，內踝之後，跟骨之上陷中者也，爲腧。此腎經之所注爲腧也。行於復留。復留，上內踝二寸，動而不休，爲經。此腎經之所行爲經也，屬陰金。入於陰谷。陰谷，輔骨之後，大筋之下，小筋之上也，按之應手，屈膝而得之，爲合。此腎經之所入爲合也，屬陰水。足少陰經也。○膀胱出於至陰。至陰者，足小指之端也，爲井金。此膀胱經所出爲井也。以下凡六府之井皆屬陽金，故《六十四難》謂之陽井金也。溜於通谷。通谷，本節之前外側也，爲滎。此膀胱經所溜爲滎

下陷者之中也，为荥。此脾经之所溜为荥也，属阴火。注于太白，太白，腕骨之下也，为俞。此脾经之所注为俞也，属阴土。行于商丘，商丘，内踝之下陷者之中也，为经。此脾经之所行为经也，属阴金。入于阴之陵泉，阴之陵泉，辅骨之下，陷者之中也，伸而得之，为合。此脾经之所入为合也，属阴水。足太阴也。以上脾之五俞，皆足太阴经也。○肾出于涌泉，涌泉者，足心也，为井木。此肾经之所出为井也，属阴木。溜于然谷，然谷，然骨之下者也，为荥。此肾经之所溜为荥也，属阴火。注于太溪，太溪，内踝之后，跟骨之上陷中者也，为俞。此肾经之所注为俞也，属阴土。行于复留，复留，上内踝二寸，动而不休，为经。此肾经之所行为经也，属阴金。入于阴谷，阴谷，辅骨之后，大筋之下，小筋之上也，按之应手，屈膝而得之，为合。此肾经之所入为合也，属阴水。足少阴经也。以上肾之五俞，皆足少阴经也。○膀胱出于至阴，至阴者，足小趾之端也，为井金。此膀胱经所出为井也。以下凡六腑之井皆属阳金，故《六十四难》谓之阳井金也。溜于通谷，通谷，本节之前外侧也，为荥。此膀胱经所溜为荥

也。屬陽水。注於束骨,束骨,本節之後陷者中也,爲腧。此膀胱經所注爲腧也,屬陽木。過於京骨,京骨,足外側大骨之下爲原。本篇惟六府有原而五藏則無,前《十二原篇》所言五藏之原,即本篇五藏之腧,然則陰經之腧即原也。陽經之原自腧而過,本爲同氣,亦當屬陽木。下放此,詳義見《圖翼》四卷十二原解中。行於崑崙,崑崙,在外踝之後,跟骨之上爲經。此膀胱經所行爲經也,屬陽火。入於委中,委中,膕中央爲合,委而取之。此膀胱經所入爲合也,屬陽土。足太陽也。以上膀胱六腧,皆足太陽經也。○膽出於竅陰,竅陰者,足小指次指之端也,爲井金。此膽經之所出爲井也,屬陽金。溜於俠谿,俠谿,足小指次指之間也爲滎。此膽經之所溜爲滎也,屬陽水。注於臨泣,臨泣,上行一寸半陷者中也,爲腧;此膽經之所注爲腧也,屬陽木。過於丘墟,丘墟,外踝之前下陷者中也,爲原。此膽經之所過爲原也,亦屬陽木。行於陽輔,陽輔,外踝之上,輔骨之前及絕骨之端也,爲經。此膽經之所行爲經也,屬陽火。入於陽之陵泉,陽之陵泉,在膝外陷者中也,爲合,伸而得之。此膽經之所入爲合也,屬陽土。足少陽也。以上膽之六腧,

《經絡類》十一

也,属阳水。注于束骨,束骨,本节之后陷者中也,为俞。此膀胱经所注为俞也,属阳木。过于京骨,京骨,足外侧大骨之下,为原。本篇惟六腑有原而五脏则无,前《十二原篇》所言五脏之原,即本篇五脏之俞,然则阴经之俞即原也。阳经之原自俞而过,本为同气,亦当属阳木。下仿此。详义见《图翼》四卷十二原解中。行于昆仑,昆仑,在外踝之后,跟骨之上,为经。此膀胱经所行为经也,属阳火。入于委中,委中,腘中央,为合,委而取之。此膀胱经所入为合也,属阳土。足太阳也。以上膀胱六俞,皆足太阳经也。○胆出于窍阴,窍阴者,足小趾次趾之端也,为井金。此胆经之所出为井也,属阳金。溜于侠溪,侠溪,足小趾次趾之间也,为荥。此胆经之所溜为荥也,属阳水。注于临泣,临泣,上行一寸半陷者中也,为俞;此胆经之所注为俞也,属阳木。过于丘墟,丘墟,外踝之前下陷者中也,为原。此胆经之所过为原也,亦属阳木。行于阳辅,阳辅,外踝之上,辅骨之前,及绝骨之端也,为经。此胆经之所行为经也,属阳火。入于阳之陵泉,阳之陵泉,在膝外陷者中也,为合,伸而得之。此胆经之所入为合也,属阳土。足少阳也。以上胆之六俞,

類經八卷　《經絡類》　十二

皆足少陽經也。○胃出於屬兌者足大指內次指之端也爲井金。此胃經之所出爲井也，屬陽金。溜於內庭，內庭次指外間也爲榮。此胃經之所溜爲榮也，屬陽水。注於陷谷者，上中指內間上行二寸陷者中也爲腧。此胃經之所注爲腧也，屬陽木。過於衝陽，衝陽足跗上五寸陷者中也爲原，搖足而得之。此胃經之所過爲原也，亦當屬木。行於解谿，解谿上衝陽一寸半陷者中也爲經。此胃經之所行爲經。入於下陵，下陵膝下三寸胻骨外三里也爲合。此胃經之所入爲合也，屬陽土。復下三里三寸爲巨虛上廉，復下上廉三寸爲巨虛下廉也，大腸小腸皆屬於胃，三里下三寸爲上廉，上廉下三寸爲下廉，大腸屬上廉，小腸屬下廉。蓋胃爲六腑之長，而大腸小腸皆與胃連，居胃之下，氣本一貫，故皆屬於胃，而其下腧亦合於足陽明經也。是足陽明也。以上皆胃之腧，即足陽明經也。○三焦者，上合手少陽，出於關衝，關衝者手小指次指之端也爲井金。此三焦之所出爲井也，屬陽金。○按諸經皆不言上合，而此下三經獨言之者，蓋以三焦

皆足少阳经也。○胃出于厉兑，厉兑者，足大趾内次趾之端也，为井金。此胃经之所出为井也，属阳金。溜于内庭，内庭，次趾外间也，为荥。此胃经之所溜为荥也。属阳水。注于陷谷，陷谷者，上中趾内间上行二寸陷中者也，为俞。此胃经之所注为俞也，属阳木。过于冲阳，冲阳，足跗上五寸陷者中也，为原，摇足而得之。此胃经之所过为原也，亦当属木。行于解溪，解溪，上冲阳一寸半陷者中也，为经。此胃经之所行为经也，属阳火。入于下陵，下陵，膝下三寸胻骨外三里也，为合。此胃经之所入为合也，属阳土。复下三里三寸为巨虚上廉，复下上廉三寸为巨虚下廉也，大肠属上，小肠属下，足阳明胃脉也，大肠小肠皆属于胃，三里下三寸为上廉，上廉下三寸为下廉，大肠属上廉，小肠属下廉。盖胃为六腑之长，而大肠小肠皆与胃连，居胃之下，气本一贯，故皆属于胃，而其下俞亦合于足阳明经也。是足阳明也。以上皆胃之俞，即足阳明经也。○三焦者，上合手少阳，出于关冲，关冲者手小指次指之端也，为井金。此三焦之所出为井也，属阳金。○按：诸经皆不言上合，而此下三经独言之者，盖以三焦

門小指次指之間也為榮。此三焦之所溜為榮也，屬陽水。注於中渚，中渚，本節之後陷者中也，為俞。此三焦之所注為俞也，屬陽水。過於陽池，陽池，在腕上陷者之中也，為原。此三焦之所過為原也，亦屬陽木。行於支溝，支溝，上腕三寸兩骨之間陷者中也，為經。此三焦之所行為經也，屬陽火。入於天井，天井，在肘外大骨之上陷者中也，為合，屈肘乃得之。此三焦之所入為合也，屬陽土。三焦下俞，在於足大指之前，少陽之後，出於膕中外廉，名曰委陽，是太陽絡也。

三焦者，足少陽太陰之所將，陽陰二字互謬也，當作少陰太陽，蓋三焦屬腎與膀胱也。義詳藏象類三。太陽之別也，上

并中下而言，小肠大肠俱在下而经则属手，故皆言上合某经也。溜于液门，液门，小指次指之间也，为荥。此三焦之所溜为荥也，属阳水。注于中渚，中渚，本节之后陷者中也，为俞。此三焦之所注为俞也，属阳水。过于阳池，阳池，在腕上陷者之中也，为原。此三焦之所过为原也，亦属阳木。行于支沟，支沟，上腕三寸两骨之间陷者中也，为经。此三焦之所行为经也，属阳火。入于天井，天井，在肘外大骨之上陷者中也，为合，屈肘乃得之。此三焦之所入为合也，属阳土。三焦下俞，在于足大趾之前，少阳之后，出于腘中外廉，名曰委阳，是太阳络也。足大趾当作足小趾，盖小趾乃足太阳脉气所行，而三焦下俞，则并足太阳经出小趾之前，上行足少阳经之后，上出腘中外廉，委阳穴，是足太阳之络也。按《邪气脏腑病形篇》曰：三焦病者，候在足太阳之外大络，大络在太阳、少阳之间。则此为小趾无疑，详针刺类二十四。○愚按：三焦者，虽经属手少阳，而下俞仍在足，可见三焦有上中下之分，而通身脉络无所不在也。详注见藏象类第三及本类后二十三，俱当互考。手少阳经也。以上三焦之俞皆手少阳经也。三焦者，足少阳太阴之所将，阳阴二字互谬也，当作少阴太阳，盖三焦属肾与膀胱也。义详藏象类三。太阳之别也，上

踝五寸，别入贯腨肠，出于委阳，并太阳之正入络膀胱，约下焦，实则闭癃，虚则遗溺，遗溺则补之，闭癃则泻之。此复言三焦下俞之所行，及其所主之病也。将，领也。三焦下俞，即足太阳之别络，故自踝上五寸间别入腨肠，以出于委阳穴，乃并太阳之正脉，入络膀胱以约束下焦，而其为病如此。○癃，良中切。溺，娘吊切。○手太阳小肠者，上合于太阳，出于少泽，少泽，小指之端也，为井金。此小肠经所出为井也，属阳金。溜于前谷，前谷，在手外廉本节前陷者中也，为荥。此小肠经所溜为荥也，属阳水。注于后溪，后溪者，在手外侧本节之后也，为俞。此小肠经所注为俞也，属阳木。过于腕骨，腕骨，在手外侧腕骨之前，为原。此小肠经所过为原也，亦属阳木。行于阳谷，阳谷，在锐骨之下陷者中也，为经。此小肠经所行为经也，属阳火。入于小海，小海，在肘内大骨之外，去端半寸陷者中也，伸臂而得之，为合。此小肠经所入为合也，属阳土。手太阳经也。以上小肠之六俞，皆手太阳经也。○大肠上合手阳明，出于商阳，商阳，大指次指之端也，为井金。此大肠经所出为井也，属阳金。溜于本節之前二間爲滎。此大腸經所溜爲滎也，屬陽。注於本節之後三間爲腧，爲腧也，此大腸經所注。過於合谷，合谷在大指岐骨之間爲原，此大腸經所過爲原也，亦屬陽。行於陽溪，陽溪在兩筋間陷者中也爲經，此大腸經所行爲經也，屬陽火。入於曲池，在肘外輔骨陷者中，屈臂而得之爲合，此大腸經所入爲合也，屬陽土。腧皆手陽明經。手陽明也。是謂五藏六府之腧，五五二十五腧，六六三十六腧也。五藏各有井滎腧經合五穴，共計二十五腧，六府復多一原穴，故共計三十六腧也。

六府皆出足之三陽，上合於手者也。凡五藏六府之經，藏皆屬陰，府皆屬陽，雖六府皆三陽，然各有手足之分，故足有太陽膀胱經，則手有太陽小腸經，足有陽明胃經，則手有陽明大腸經，足有少陽膽經，則手有少陽三焦經，此所謂上合於手者也。不惟六府，六藏亦然，如足有太陰脾經，則手有太陰肺經，足有少陰腎經，則手有少陰心經，足有厥陰肝經，則手有厥陰心主，此藏府陰陽，手足皆相半也。然其所以分手足者，以經行有上下，故手經之腧在手，足經之腧在足也。

類經八卷
《經絡類》 十五

脉度 篇○十七 靈樞脉度

黄帝曰：願聞脉度。岐伯荅曰：手之六陽，從手至

节之前二间，为荥。此大肠经所溜为荥也，属阳水。注于本节之后三间，为俞。此大肠经所注为俞也，属阳木。过于合谷，合谷，在大指岐骨之间，为原。此大肠经所过为原也，亦属阳木。行于阳溪，阳溪，在两筋间陷者中也，为经。此大肠经所行为经也，属阳火。入于曲池，在肘外辅骨陷者中，屈臂而得之，为合。此大肠经所入为合也，属阳土。手阳明也。以上大肠之六俞，皆手阳明经也。是谓五脏六腑之俞，五五二十五俞，六六三十六俞也。五脏各有井、荥、俞、经、合五穴，共计二十五俞，六腑复多一原穴，故共计三十六俞也。六腑皆出足之三阳，上合于手者也。凡五脏六腑之经，脏皆属阴，腑皆属阳。虽六腑皆三阳，然各有手足之分。故足有太阳膀胱经，则手有太阳小肠经；足有阳明胃经，则手有阳明大肠经；足有少阳胆经，则手有少阳三焦经，此所谓上合于手者也。不惟六腑，六脏亦然。如足有太阴脾经，则手有太阴肺经；足有少阴肾经，则手有少阴心经；足有厥阴肝经，则手有厥阴心主，此脏腑阴阳，手足皆相半也。然其所以分手足者，以经行有上下，故手经之俞在手，足经之俞在足也。

脉度《灵枢·脉度篇》○十七

黄帝曰：愿闻脉度。岐伯答曰：手之六阳，从手至

頭長五尺六三丈。手有三陽，以左右言之，則為六陽。凡後六陰及足之六陰六陽皆放此。手太陽起小指少澤，至頭之聽宮。手陽明起次指商陽，至頭之迎香。手少陽起四指關衝，至頭之絲竹空。六經各長五尺，五六共長三丈。手之六陰從手至胷中，三尺五寸，三六一丈八尺，五六三尺，合二丈一尺。手太陰起大指少商，至胷中中府。手少陰起小指少衝，至胷中極泉。手厥陰起中指中衝，至胷中天池。各長三尺五寸，六陰經共長二丈一尺。按手足十二經脈，手之三陰從藏走手，手之三陽從手走頭，足之三陽從頭走足，足之三陰從足走腹，此其起止之度。今云手之六陰從手至胷中，蓋但計其丈尺之數，俱以四末為始而言，非謂其行度如此也。後放此。足之六陽從足上至頭八尺，六八四丈八尺。足太陽起小指至陰，至頭之睛明。足陽明起次指厲兌，至頭之頭維。足少陽起四指竅陰，至頭之瞳子髎。各長八尺，六八共長四丈八尺。足之六陰從足至胷中六尺五寸，六六三丈六尺，五六三尺，合三丈九尺。足太陰起大指隱白，至胷中大包。足少陰起足心湧泉，至胷中俞府。足厥陰起大指大敦，至胷中期門。各長六尺五寸，六陰經共長三丈九尺。蹻脈從足至目七尺五寸，二七一丈四尺，二五一尺，合一丈五尺。蹻脈者，足少陰太陽之別，從足至目內眥，各長七尺五寸，左右共長一丈五尺。○玄臺馬氏曰：按蹻脈有

头，长五尺，五六三丈。手有三阳，以左右言之，则为六阳。凡后六阴及足之六阴六阳皆仿此。手太阳起小指少泽，至头之听宫。手阳明起次指商阳，至头之迎香。手少阳起四指关冲，至头之丝竹空。六经各长五尺，五六共长三丈。手之六阴，从手至胸中，三尺五寸，三六一丈八尺，五六三尺，合二丈一尺。手太阴起大指少商，至胸中中府。手少阴起小指少冲，至胸中极泉。手厥阴起中指中冲，至胸中天池。各长三尺五寸，六阴经共长二丈一尺。○按：手足十二经脉，手之三阴从脏走手，手之三阳从手走头，足之三阳从头走足，足之三阴从足走腹，此其起止之度。今云手之六阴，从手至胸中，盖但计其丈尺之数，俱以四末为始而言，非谓其行度如此也。后仿此。足之六阳，从足上至头，八尺，六八四丈八尺。足太阳起小趾至阴，至头之睛明。足阳明起次趾厉兑，至头之头维。足少阳起四趾窍阴，至头之瞳子髎。各长八尺，六八共长四丈八尺。尺之六阴，从足至胸中，六尺五寸，六六三丈六尺，五六三尺，合三丈九尺。足太阴起大趾隐白，至胸中大包。足少阴起足心涌泉，至胸中俞府。足厥阴起大趾大敦，至胸中期门。各长六尺五寸，六阴经共长三丈九尺。蹻脉从足至目，七尺五寸，二七一丈四尺，二五一尺，合一丈五尺。蹻脉者，足少阴太阳之别，从足至目内眦，各长七尺五寸，左右共长一丈五尺。○玄台马氏曰：按蹻脉有

類經八卷

經絡類

十七

陰蹻陽蹻，自足照海行於目。然陽蹻自足申脉行於目，陰蹻亦左右相同，則蹻脉宜乎有四。今曰二七一丈四尺，二五一尺，則止於二脉者何也？觀本篇末云：蹻脉有陰陽，何脉當其數？岐伯荅曰：男子數其陽，女子數其陰。則知男子之所數者左右陽蹻，女子之所數者左右陰蹻也。詳見後二十八。督脉任脉各四尺五寸，二四八尺，二五一尺，合九尺。凡都合一十六丈二尺，此氣之大經隧也。督行於背，任行於腹，各長四尺五寸，共長九尺。右連前共二十八脉，通長一十六丈二尺，此周身經隧之總數也。○愚按：人身經脉之行，始於水下一刻，晝夜五十周於身，總計每日氣候凡百刻，則二刻當行一周。故《衛氣行篇》曰：日行一舍，人氣行一周與十分身之八。《五十營篇》曰：二百七十息，氣行十六丈二尺，一周於身，此經脉之常度也。而後世子午流注針灸等書，因水下一刻之紀，遂以寅時定為肺經，以十二時挨配十二經，而為之歌曰：肺寅大卯胃辰宮，脾巳心午小未中，胱申腎酉心包戌，亥子膽丑肝通。繼後張世賢、熊宗立復為分時註釋，遂致歷代相傳，用為模範。殊不知紀漏者以寅初一刻為始，而經脉運行之度起於肺經，亦以寅初一刻為紀，故首言水下一刻，而一刻之中，氣脉凡半周於身矣，焉得有大腸屬卯時、胃屬辰時等次也？且如手三陰脉長三尺五寸，足三陽脉長八尺，手少陰、厥陰左右俱止十八穴，足太陽左右凡一百二十六穴，此其長短多寡，大相懸絕，安得以十二經均配十二時？其失經旨也遠矣，觀者須知辨察。

阴蹻、阳蹻，阳蹻自足申脉行于目，阴蹻自足照海行于目。然阳蹻左右相同，阴蹻亦左右相同，则蹻脉宜乎有四。今曰二七一丈四尺，二五一尺，则止于二脉者何也？观本篇末云：蹻脉有阴阳，何脉当其数？岐伯答曰：男子数其阳，女子数其阴。则知男子之所数者左右阳蹻，女子之所数者左右阴蹻也。详见后二十八。督脉任脉各四尺五寸，二四八尺，二五一尺，合九尺。凡都合一十六丈二尺，此气之大经隧也。督行于背，任行于腹，各长四尺五寸，共长九尺。右连前共二十八脉，通长一十六丈二尺，此周身经隧之总数也。○愚按：人身经脉之行，始于水下一刻，昼夜五十周于身，总计每日气候凡百刻，则二刻当行一周。故《卫气行篇》曰：日行一舍，人气行一周与十分身之八。《五十营篇》曰：二百七十息，气行十六丈二尺，一周于身。此经脉之常度也。而后世子午流注针灸等书，因水下一刻之纪，遂以寅时定为肺经，以十二时挨配十二经，而为之歌曰：肺寅大卯胃辰宫，脾巳心午小未中，胱申肾酉心包戌，亥子胆丑肝通。继后张世贤、熊宗立复为分时注释，遂致历代相传，用为模范。殊不知纪漏者以寅初一刻为始，而经脉运行之度起于肺经，亦以寅初一刻为纪，故首言水下一刻，而一刻之中，气脉凡半周于身矣，焉得有大肠属卯时、胃属辰时等次也？且如手三阴脉长三尺五寸，足三阳脉长八尺，手少阴、厥阴左右俱止十八穴，足太阳左右凡一百二十六穴，此其长短多寡，大相悬绝，安得以十二经均配十二时？其失经旨也远矣，观者须知辨察。

類經八卷

經絡類

十八

黃帝問於伯高曰脉度言經脉之長短何以立之伯高曰先度其骨節之大小廣狹長短而脉度定矣黃帝曰願聞眾人之度人長七尺五寸者其骨節之大小長短各幾何　此言欲知脉度者，必先求骨脉度……

伯高曰頭之大骨圍二尺六……

寸……

腰圍四尺二寸……

髀圍四尺五寸……

髮所覆者顱至項尺二寸……

骨度《灵枢·骨度篇》全〇十八

黄帝问于伯高曰：脉度言经脉之长短，何以立之？伯高曰：先度其骨节之大小广狭长短，而脉度定矣。黄帝曰：愿闻众人之度。人长七尺五寸者，其骨节之大小长短各几何？此言欲知脉度者，必先求骨度以察其详也。众人者，众人之常度也，常人之长多以七尺五寸为率。如《经水篇》岐伯云八尺之士，《周礼·考工记》亦曰人长八尺，乃指伟人之度而言，皆古黍尺数也。黍尺一尺，得今曲尺八寸。详义见《附翼》律原黄钟生度条中。伯高曰：头之大骨围二尺六寸，此下言头围胸围腰围之总数也。围，周遭也。二尺六寸，皆古黍尺之数。后仿此。人身之骨，头为最巨，头骨谓之髑髅。男子自顶及耳并脑后共八片，惟蔡州人多一，共九片。脑后横一缝，当正直下至发际别有一直缝。女人头骨止六片，亦脑后一横缝，当正直下则无缝也。此男女头骨之别。〇髑，音独。髅，音娄。胸围四尺五寸，此兼胸胁而言也。缺盆之下两乳之间为胸，胸前横骨三条，左右肋骨各十二条，八长四短，女人多蘖夫骨二条，左右各十四条也。腰围四尺二寸。平脐周围曰腰。人之肥瘦不同，腰之大小亦异，四尺二寸，以中人之大略言也。发所复者颅至项尺二寸，此下言仰人之纵度也。发所复者，谓发际也。前发际为额颅。后发际以下为项。前自颅，后至项，长一尺二寸。发以下至颐长一尺，颐下为颔。颔中为颐。前发际下至颐长一尺。君子终折。终，终始也。折，折衷也。言上文之约数虽如此，然人有大小不同，故君子当约其终始，而因人以折衷之。此虽指头胸为言，则下部亦然矣。结喉以下至缺盆中长四寸，舌根之下，肺之上系，屈曲外凸者为结喉。膺上横骨为巨骨。巨骨上陷中为缺盆。缺盆以下至䯏骬长九寸，过则肺大，不满则肺小。䯏骬，一名鸠尾，一名尾翳，蔽心骨也。缺盆之下，鸠尾之上，是为之胸，肺脏所居，故胸大则肺亦大，胸小则肺亦小也。○䯏骬，音结于。䯏骬以下至天枢长八寸，过则胃大，不及则胃小。天枢，在脐旁二寸，足阳明经穴。自䯏骬之下，脐之上，是为中焦，胃之所居，故上腹长大者胃亦大，上腹短小者胃亦小也。天枢以下至横骨长六寸半，过则回肠广长，不满则狭短。横骨，阴毛中曲骨也。自天枢下至横骨，是为下焦，回肠所居也。故小腹长大者,回肠亦大;小腹短狭者,回肠亦小也。横骨长六寸半，横骨上廉以下至内辅之上廉长一尺八寸，横骨横长六寸半，一曰七寸半。廉，隅际也。内辅，膝间内侧大骨也。亦曰辅骨。内辅之上廉以下至下廉长三寸半，此言辅骨之上下隅也。内辅下廉下至内踝长一尺三寸，内踝以下至地长三寸，足跟前两旁高骨为踝骨，内曰

类经八卷　《经络类》　二十

内踝外曰外踝。○踝，胡寡切。膝腘以下至跗属长一尺六寸，跗属以下至地长三寸。膝后曲处曰腘。足面曰跗。跗属，言足面前后皆跗之属也。○腘，音国。跗，附、敷二音。故骨围大则大过，小则不及。凡上文所言皆中人之度，其有大者过之，小者不及也。下文同法。角以下至柱骨长一尺，此下言侧人之纵度也，角，头侧大骨，耳上高角也。柱骨，肩骨之上，颈项之根也。行腋中不见者长四寸，此自柱骨下通腋中，隐伏不见之处。腋以下至季胁长一尺二寸，胁下尽处短小之胁，是为季胁。季，小也。季胁以下至髀枢长六寸，足股曰髀。髀上外侧骨缝曰枢，此运动之机也。○髀，并米切，又音比。髀枢以下至膝中长一尺九寸，膝中，言膝外侧骨缝之次。膝以下至外踝长一尺六寸，外踝以下至京骨长三寸，京骨以下至地长一寸。京骨，足太阳穴名，在足小趾本节后大骨下，赤白肉际陷中。耳后当完骨者广九寸，此言耳后之横度也。耳后高骨曰完骨，足少阳穴名，入发际四分，左右相去广九寸。耳前当耳门者广一尺三寸，两颧之间相去七寸，两乳之间广九寸半，两髀之间广六寸半。此言仰人之横度也。耳门者，即手太阳听宫之分。目下高骨为颧。两髀之间，言两股之中，横骨两头尽处也。足长一尺二寸，广四寸半。此下言手足之度也。足掌长一尺二寸。广，阔也。肩至肘长一尺七寸，肩，肩端也。臂之中节曰肘。肘至腕长一尺二寸半，臂掌之节曰腕。腕至中指本节长四寸，本节至其末长四寸半。本节，指之后节根也。末，指端也。项发以下至背骨长二寸半，项发，项后发际也。背骨，除项骨之外，以第一节大椎骨为言也。膂骨以下至尾骶二十一节长三尺，上节长一寸四分分之一，奇分在下，故上七节至于膂骨九寸八分分之七。膂骨，脊骨也。项脊骨共二十四椎，内除项骨三节，膂骨自大椎而下至尾骶计二十一节，共长三尺。上节各长一寸四分分之一，即一寸四分一厘也。故上之七节，共长九寸八分七厘。其有余不尽之奇分，皆在下部诸节也。○脊骨外小而内大，人之能负重者，以是骨之巨也。尾骶骨，男子者尖，女子者圆而平。○骶，音底。此众人骨之度也，所以立经脉之长短也。是故视其经脉之在于身也，其见浮而坚、其见明而大者多血，细而者多气也。此结首节而言。因骨度以辨经络，乃可察其血气之盛衰也。

骨空 《素问·骨空论》○十九

類經八卷　經絡類　二十二

輔骨上橫骨下爲楗。輔骨，膝輔骨也。橫骨，前陰橫骨也。是楗爲股骨也。○楗，音健，剛木。俠髖爲機，髖，尻也，即雕臀也，一曰兩股間也。机，樞機也。俠臀之外，即楗骨上運動之机，故曰俠髖爲機，當環跳穴處是也。髖，音寬。雕，音誰。膝解爲骸關，骸，《說文》云：脛骨也。脛骨之上，膝之節解也，是爲骸關。○骸，音鞋。俠膝之骨爲連骸，膝上兩側，皆有俠膝高骨，與骸骨相爲接連，故曰連骸。骸下爲輔，連骸下高骨，是爲內外輔骨。輔上爲膕，輔骨上向膝後曲處爲膕，即委中穴也。○膕，音國。膕上爲關，膕上骨節動處，即所謂骸關也。頭橫骨爲枕。腦後橫骨爲枕骨。水俞五十七穴者，尻上五行行五，伏菟上兩行行五，左右各一行行五，踝上各一行行六穴。此與《水熱穴論》同，亦骨空也，故并及之，詳鍼刺類三十八。○菟，兔、徒二音。髓空在腦後五分，在顱際銳骨之下，髓，腦髓也。髓空，即風府也，在腦後入髮際一寸，督脈穴。一在齗基下，唇內上齒縫中曰齗交，則下齒縫中當爲齗基，今曰齗基下者，乃頤下正中骨蟀也。王氏曰：當頤下骨陷中有穴容豆，《中誥圖經》名下頤。○齗，音銀。一在項後中、復骨下，即大椎上骨節空也。復當作伏，蓋項骨三節不甚顯，故云伏骨下也。一在脊骨上空、在風府上。風府上，腦戶也，督脈穴。脊骨下空，在尻骨下空。脊骨之末爲尻骨。尻骨下空，長強也，督脈穴。

辅骨上、横骨下为楗，辅骨，膝辅骨。横骨，前阴横骨。是楗为股骨也。○楗，音健，刚木。挟髋为机，髋，尻也，即雕臀也，一曰两股间也。机，枢机也。挟臀之外，即楗骨上运动之机，故曰挟髋为机，当环跳穴处是也。髋，音宽。雕，音谁。膝解为骸关，骸，《说文》云：胫骨也。胫骨之上，膝之节解也，是为骸关。○骸，音鞋。挟膝之骨为连骸，膝上两侧，皆有挟膝高骨，与骸骨相为接连，故曰连骸。骸下为辅，连骸下高骨，是为内外辅骨。辅上为腘，辅骨上向膝后曲处为腘，即委中穴也。○腘，音国。腘上为关，腘上骨节动处，即所谓骸关也。头横骨为枕。脑后横骨为枕骨。水俞五十七穴者，尻上五行行五，伏菟上两行行五，左右各一行行五，踝上各一行行六穴。此与《水热穴论》同，亦骨空也，故并及之，详针刺类三十八。○菟，兔、徒二音。髓空在脑后五分，在颅际锐骨之下，髓，脑髓也。髓空，即风府也，在脑后入发际一寸，督脉穴。一在龈基下，唇内上齿缝中曰龈交，则下齿缝中当为龈基，今曰龈基下者，乃颐下正中骨蟀也。王氏曰：当颐下骨陷中有穴容豆，《中诰图经》名下颐。○龈，音银。一在项后中、复骨下，即大椎上骨节空也。复当作伏，盖项骨三节不甚显，故云伏骨下也。一在脊骨上空、在风府上。风府上，脑户也，督脉穴。脊骨下空，在尻骨下空。脊骨之末为尻骨。尻骨下空，长强也，督脉穴。

數髓空在面俠鼻。數，數處也。在面者，如足太陽之睛明、手少陽之絲竹空、足少陽之于髎、聽會，俠鼻者如手陽明之迎香等處，皆在面之骨空也。或骨空在口下當兩肩。足陽明大迎分也，亦名髓孔。兩髆骨空在髆中之陽。髆，肩髆也。中之陽，肩中之上喎也，即手陽明肩髃之次。臂骨空在臂陽，去踝四寸，兩骨空之間。臂陽，臂外也。去踝四寸兩骨之間，手少陽通間之次也，亦名三陽絡。股骨上空在股陽，出上膝四寸。股陽，股面也。出上膝四寸，當足陽明伏兔、陰市之間。胻骨空在輔骨之上端。胻，足脛骨也。胻骨之上為輔骨。輔骨之上端，即足陽明俠鼻之次。○胻，形敬切，又音杭。股際骨空在毛中動下。毛中動下，謂曲骨兩旁股際，足太陰衝門動脉之下也。尻骨空在髀骨之後，相去四寸。即尻上兩旁，足太陽八髎穴也。扁骨有滲理湊，無髓孔，易髓無空。扁骨者，對圓骨而言。凡圓骨內皆有髓，有髓則有髓孔。若扁骨則但有血脉滲灌之理湊而內無髓，故凡諸扁骨以滲灌易髓者，則無髓亦無空矣，此脇肋諸骨之類是也。

十二經血氣表裏《素問·血氣形志篇》○二十

夫人之常數，太陽常多血少氣，少陽常少血多氣，陽明常多氣多血，少陰常少血多氣，厥陰常

数髓空，在面挟鼻，数，数处也。在面者，如足阳明之承泣、巨髎，手太阳之颧髎，足太阳之睛明，手少阳之丝竹空，足少阳之瞳子髎、听会。挟鼻者，如手阳明之迎香等处。皆在面之骨空也。或骨空在口下，当两肩。足阳明大迎分也，亦名髓孔。两髆骨空，在髆中之阳。髆，肩髆也。中之阳，肩中之上喎也，即手阳明肩髃之次。臂骨空，在臂阳，去踝四寸，两骨空之间。臂阳，臂外也。去踝四寸两骨之间，手少阳通间之次也，亦名三阳络。股骨上空在股阳，出上膝四寸。股阳，股面也。出上膝四寸，当足阳明伏兔、阴市之间。胻骨空，在辅骨之上端。胻，足胫骨也。胻骨之上为辅骨。辅骨之上端，即足阳明挟鼻之次。○胻，形敬切，又音杭。股际骨空，在毛中动下。毛中动下，谓曲骨两旁股际，足太阴冲门动脉之下也。尻骨空，在髀骨之后，相去四寸。即尻上两旁，足太阳八髎穴也。扁骨有渗理凑，无髓孔，易髓无空。扁骨者，对圆骨而言。凡圆骨内皆有髓，有髓则有髓孔。若扁骨则但有血脉渗灌之理凑而内无髓，故凡诸扁骨以渗灌易髓者，则无髓亦无空矣，此胁肋诸骨之类是也。

十二经血气表里《素问·血气形志篇》○二十

夫人之常数，太阳常多血少气，少阳常少血多气，阳明常多气多血，少阴常少血多气，厥阴常

多血少氣，太陰常多氣少血，此天之常數。經十二

足太陽與少陰爲表裏，少陽與厥陰爲表裏，陽明與太陰爲表裏，是爲足陰陽也。足太陽膀胱也，足少陰腎也，是爲一合。足少陽膽也，足厥陰肝也，是爲二合。足陽明胃也，足太陰脾也，是爲三合。陽爲府，經行於足之外側；陰爲藏，經行於足之內側。此足之表裏也。手太陽與少陰爲表裏，少陽與心主爲表裏，陽明與太陰爲表裏，是爲手之陰陽也。手太陽小腸也，手少陰心也，是爲四合。手少陽三焦也，手心主厥陰也，是爲五合。手陽明大腸也，手太陰肺也，是爲六合。陽爲府，經行於手之外側；陰爲藏，經行於手之內側。此手之表裏也。今知手足陰陽所苦，凡治病必先去其血，乃去其所苦，伺之所欲，然後寫有餘補不足。在知何經，其苦可知。治病則病異常之處，先去其血，血去則去其所苦矣。非謂凡刺者必先去血也。滯

《經絡類》

二十四

多血少气，太阴常多气少血，此天之常数。十二经血气各有多少不同，乃天禀之常数，故凡用针者，但可泻其多，不可泻其少，当详察血气而为之补泻也。按：两经言血气之数者凡三，各有不同。如《五音五味篇》三阳经与此皆相同，三阴经与此皆相反，详见藏象类十七。又如《九针论》诸经与此皆同，惟太阴一经云多血少气，与此相反。须知《灵枢》多误，当以此篇为正，观末节出气出血之文，与此正合，无差可知矣。《外台》《灵枢·九针论》文与此同者，俱不重载。足太阳与少阴为表里，少阳与厥阴为表里，阳明与太阴为表里，是为足阴阳也。足太阳膀胱也，足少阴肾也，是为一合；足少阳胆也，足厥阴肝也，是为二合；足阳明胃也，足太阴脾也，是为三合。阳为腑，经行于足之外侧；阴为脏，经行于足之内侧。此足之表里也。手太阳与少阴为表里，少阳与心主为表里，阳明与太阴为表里，是为手之阴阳也。手太阳小肠也，手少阴心也，是为四合；手少阳三焦也，手心主厥阴也，是为五合；手阳明大肠也，手太阴肺也，是为六合。阳为腑，经行于手之外侧。阴为脏，经行于手之内侧。此手之表里也。今知手足阴阳所苦，凡治病必先去其血，乃去其所苦，伺之所欲，然后泻有余，补不足。知手足之阴阳，则病在何经，其苦可知。治之者，于血脉壅盛、为病异常之处，先去其血，血去则去其所苦矣，非谓凡刺者必先去血也。滞

諸脈髓筋血氣谿谷所屬篇 素問五藏生成○二十一

類經八卷

《經絡類》二十五

血既去然後伺察藏氣之所欲如肝欲散心欲耎肺欲收脾欲燥腎欲堅之類以寫有餘補不足而調治之也○惡去聲

刺陽明出血氣刺太陽出血惡氣刺少陽出氣惡血刺太陰出氣惡血刺少陰出氣惡血刺厥陰出血惡氣也 此明三陰三陽血氣各有多少而刺者之出其血出氣當知其約也手足陽明多血多氣故刺之者出其血氣手足太陽多血少氣故刺之者但可出其血而惡出其氣總而計之則太陽厥陰均當出血惡氣少陽少陰太陰均當出氣惡血唯陽明可出氣出血正與首節義相合○惡去聲

諸脈者皆屬於目大惑論曰五藏六府之精氣皆上注於目而為之精口問篇曰目者宗脈之所聚也故諸脈者皆屬於目諸髓者皆屬於腦腦為髓海故諸髓皆屬之諸筋者皆屬於節筋力堅強所以連屬骨節如宣明五氣篇曰久行傷筋以諸筋皆屬於節故也諸血者皆屬於心陰陽應象大論曰心生血痿論曰心主身之血脈故諸血皆屬於心諸氣者皆屬於肺調經論本神篇皆曰肺藏氣五味篇曰其大氣之搏而不行者積於胸中命曰氣海出於肺循喉咽故呼則出吸則入此諸氣之皆屬於肺也此四支八谿之朝夕也四支者兩手兩足也八谿者手有肘與腋足有髀與膕者此四支之關節故稱為谿朝夕者言人之諸脈

血既去，然后伺察脏气之所欲，如肝欲散、心欲耎、肺欲收、脾欲燥、肾欲坚之类，以泻有余补不足而调治之也。刺阳明出血气，刺太阳出血恶气，刺少阳出气恶血，刺太阴出气恶血，刺少阴出气恶血，刺厥阴出血恶气也。此明三阴三阳血气各有多少，而刺者之出血出气当知其约也。手足阳明多血多气，故刺之者出其血气。手足太阳多血少气，故刺之者但可出其血而恶出其气。总而计之，则太阳厥阴均当出血恶气，少阳少阴太阴均当出气恶血，唯阳明可出气出血，正与首节义相合。○恶，去声。

诸脉髓筋血气溪谷所属《素问·五脏生成篇》○二十一

诸脉者皆属于目，《大惑论》曰：五脏六腑之精气，皆上注于目而为之精。《口问篇》曰：目者，宗脉之所聚也。故诸脉者皆属于目。诸髓者皆属于脑，脑为髓海，故诸髓皆属之。诸筋者皆属于节，筋力坚强，所以连属骨节。如《宣明五气篇》曰：久行伤筋。以诸筋皆属于节故也。诸血者皆属于心，《阴阳应象大论》曰：心生血。痿论曰：心主身之血脉。故诸血皆属于心。诸气者皆属于肺，《调经论》《本神篇》皆曰：肺藏气。《五味篇》曰：其大气之搏而不行者，积于胸中，命曰气海，出于肺，循喉咽，故呼则出，吸则入。此诸气之皆属于肺也。此四肢八溪之朝夕也。四肢者，两手两足也。八溪者，手有肘与腋，足有髀与腘也，此四肢之关节，故称为溪。朝夕者，言人之诸脉

類經八卷　《經絡類》　二十六

故人臥血歸於肝　人寤則動，動則血隨氣行陽分，而運於諸經；人臥則靜，靜則血隨氣行陰分，而歸於肝，以肝為藏血之臟也。故人凡寐者，其面色多白，以血藏故耳。

肝受血而能視　肝開竅於目，肝得血則神聚於目，故能視。足受血而能步　足得之則神在足，故步履健矣。掌受血而能握　掌得之則神在手，故把握固矣。指受血而能攝　指得之則神在指，故攝持強矣。○愚按：血氣者，人之神也，而此數節皆但言血而不言氣，何也？蓋氣屬陽而無形，血屬陰而有形，而人之形體，以陰而成。如《九針篇》曰：人之所以生成者，血脈也。《營衛生會篇》曰：血者，神氣也。《平人絕谷篇》曰：血脈和則精神乃居。故此皆言血，謂神依形生，用自體出也。

臥出而風吹之，血凝於膚者為痺　臥出之際，若玄府未閉，魄汗未藏者，為風所吹，則血凝於膚，或致麻木，或生疼痛而病為痺。凝於脈者為泣　風寒外襲，血凝於脈，則脈道泣滯而為病矣。○泣，涩同。凝於足者為厥　四支為諸陽之本，風寒客之而血凝於足，則陽衰陰勝而氣逆為厥也。此三者血行而不得反其空，故為痺厥也　血得熱則行，得寒則凝。凡此上文三節者，以風寒所客，則血脈凝涩，不能運行而反其空，故為痺厥之病也。○空，孔同，謂血行之道。人有大

髓筋血气。无不由此出入，而朝夕运行不离也。《邪客篇》曰：人有八虚，皆机关之室，真气之所过，血络之所游。即此之谓。一曰：朝夕即潮汐之义，言人身气血往来，如海潮之消长，早曰潮，晚曰汐者，亦通。○豁溪同。故人卧血归于肝，人寐则动，动则血随气行阳分，而运于诸经；人卧则静，静则血随气行阴分，而归于肝，以肝为藏血之脏也。故人凡寐者，其面色多白，以血藏故耳。肝受血而能视，肝开窍于目，肝得血则神聚于目，故能视。足受血而能步，足得之则神在足，故步履健矣。掌受血而能握，掌得之则神在手，故把握固矣。指受血而能摄。指得之则神在指，故摄持强矣。○愚按：血气者，人之神也，而此数节皆但言血而不言气，何也？盖气属阳而无形，血属阴而有形，而人之形体，以阴而成。如《九针篇》曰：人之所以生成者，血脉也。《营卫生会篇》曰：血者，神气也。《平人绝谷篇》曰：血脉和则精神乃居。故此皆言血，谓神依形生，用自体出也。卧出而风吹之，血凝于肤者为痹，卧出之际，若玄府未闭，魄汗未藏者，为风所吹，则血凝于肤，或致麻木，或生疼痛而病为痹。凝于脉者为泣，风寒外袭，血凝于脉，则脉道泣滞而为病矣。○泣，涩同。凝于足者为厥，四肢为诸阳之本，风寒客之而血凝于足，则阳衰阴胜而气逆为厥也。此三者，血行而不得反其空，故为痹厥也。血得热则行，得寒则凝。凡此上文三节者，以风寒所客，则血脉凝涩，不能运行而反其空，故为痹厥之病也。○空，孔同，谓血行之道。人有大

谷十二分。大谷者，言關節之最大者也。節之大者無如四支，在手者肩肘腕，在足者髁膝腕，四支各有三節，是爲十二分。○分，處也。○按此即上文八溪之義，夫既曰溪，何又曰谷？如氣穴論曰：肉之大會爲谷，小會爲溪，肉分之間，溪谷之會，以行榮衛，以會大氣。是溪谷雖以小大言，而爲氣血之會則一，故可以互言也。上文單言之，故止云八溪；此節與下文小溪三百五十四名相對爲言，故云大谷也。諸註以大谷十二分爲十二經脉之部分者，皆非。小溪三百五十四名，少十二俞。小溪者，言通身骨節之交也。小針解曰：節之交三百六十五會者，絡脉之滲灌諸節者也。十二俞，謂十二藏之俞，如肺俞、心俞之類是也。此除十二俞皆通於藏氣者，不在小溪之列，則當爲三百五十三名，兹云五十四者，傳寫之誤也。此皆衛氣之所留止，邪氣之所客也，鍼石緣而去之。○凡此溪谷之會，本皆衛氣留止之所，若其爲病，則亦邪氣所客之處也。邪客於經，治以鍼石，必緣其所在，取而去之。緣，因也。

類經八卷　《經絡類》　二十七

五藏之氣上通七竅陰陽不和乃成關格　《靈樞·脉度篇》　○二十二

五藏常內閱於上七竅也。閱，歷也。五藏位次於內，而氣達於外，故閱於上之七竅如下文者。人身共有九竅，在上者七，耳目口鼻也；在下者二，前陰後陰也。故肺氣通於鼻，肺和則鼻能知臭香矣。心氣通於

谷十二分，大谷者，言关节之最大者也。节之大者无如四肢，在手者肩、肘、腕，在足者髁、膝、腕，四肢各有三节，是为十二分。分，处也。○按：此即上文八溪之义，夫既曰溪，何又曰谷？如《气穴论》曰：肉之大会为谷，小会为溪，肉分之间，溪谷之会，以行荣卫，以会大气。是溪谷虽以小大言，而为气血之会则一，故可以互言也。上文单言之，故止云八溪；此节与下文小溪三百五十四名相对为言，故云大谷也。诸注以大谷十二分为十二经脉之部分者，皆非。小溪三百五十四名，少十二俞，小溪者，言通身骨节之交也。《小针解》曰：节之交三百六十五会者，络脉之渗灌诸节者也。十二俞，谓十二脏之俞，如肺俞、心俞之类是也。此除十二俞皆通于脏气者，不在小溪之列，则当为三百五十三名，兹云五十四者，传写之误也。此皆卫气之所留止，邪气之所客也，针石缘而去之。凡此溪谷之会，本皆卫气留止之所，若其为病，则亦邪气所客之处也。邪客于经，治以针石，必缘其所在，取而去之。缘，因也。

五脏之气上通七窍阴阳不和乃成关格《灵枢·脉度篇》○二十二

五脏常内阅于上七窍也，阅，历也。五脏位次于内，而气达于外，故阅于上之七窍如下文者。人身共有九窍，在上者七，耳目口鼻也；在下者二，前阴后阴也。故肺气通于鼻，肺和则鼻能知臭香矣；心气通于

類經八卷　《經絡類》　二十八

舌，心和則舌能知五味矣，肝氣通於目，肝和則目能辨五色矣，脾氣通於口，脾和則口能知五榖矣，腎氣通於耳，腎和則耳能聞五音矣。《陰陽應象大論》曰：肺在竅為鼻，心在竅為舌，肝在竅為目，脾在竅為口，腎在竅為耳。故其氣各有所通，亦各有所用，然必五藏氣和而後各稱其職，否則藏有所病則竅有所應矣。五藏不和，則七竅不通，六府不和，則留為癰。五藏屬陰主裏，故其不和，則七竅為之不利。六府屬陽主表，故其不利，則肌腠留為癰病。故邪在府則陽脈不和，陽脈不和則氣留之，氣留之則陽氣盛矣。陽氣太盛則陰不利，陰脈不利則血留之，血留之則陰氣盛矣。陰氣太盛則陽氣弗能榮也，故曰格，陰陽俱盛不得相榮，故曰關格。關格者，不得盡期而死也。陰陽之氣貴乎和平，邪氣居之，不在於陽，必在於陰，故故邪氣在府，則氣留之而陽勝，陽勝則陰病矣，陰病則血留之而陰勝，陰勝則陽病矣。故陰氣太盛則陽氣不榮而為關，陽氣太盛則陰氣不榮而為格，陰陽俱盛不得相榮，則陰自陰，陽自陽，不相浹洽而為關格，故不得盡天年之期而死矣。本經榮、營通用，不能榮，謂陰陽乘亂不能營行。彼此格拒不相通也。

舌，心和则舌能知五味矣；肝气通于目，肝和则目能辨五色矣；脾气通于口，脾和则口能知五谷矣；肾气通于耳，肾和则耳能闻五音矣。《阴阳应象大论》曰：肺在窍为鼻，心在窍为舌，肝在窍为目，脾在窍为口，肾在窍为耳。故其气各有所通，亦各有所用，然必五脏气和而后各称其职，否则脏有所病则窍有所应矣。五脏不和，则七窍不通；六腑不和，则留为痈。五脏属阴主里，故其不和，则七窍为之不利。六腑属阳主表，故其不利，则肌腠留为痈病。故邪在腑则阳脉不和，阳脉不和则气留之，气留之则阳气盛矣。阳气太盛则阴不利，阴脉不利则血留之，血留之则阴气盛矣。阴气太盛，则阳气不能荣也，故曰关。阳气太盛，则阴气弗能荣也，故曰格。阴阳俱盛，不得相荣，故曰关格。关格者，不得尽期而死也。阴阳之气，贵乎和平，邪气居之，不在于阴，必在于阳。故邪气在腑，则气留之而阳胜，阳胜则阴病矣；阴病则血留之而阴胜，阴胜则阳病矣。故阴气太盛，则阳气不荣而为关。阳气太盛，则阴气不荣而为格。阴阳俱盛，不得相荣，则阴自阴，阳自阳，不相浃洽而为关格，故不得尽天年之期而死矣。本经荣、营通用，不能荣，谓阴阳乘乱不能营行。彼此格拒不相通也。

營衛三焦篇○二十三　靈樞營衛生會

黃帝問於岐伯曰人焉受氣陰陽焉會何氣為營何氣為衛營安從生衛於焉會老壯不同氣陰陽異位願聞其會岐伯答曰人受氣於穀穀入於胃以傳於肺五藏六府皆以受氣其清者為營濁者其氣出自中焦傳化於脾上歸於肺積於胸中氣海之間乃為宗氣宗氣之行以息往來通達三焦而五藏六府皆以受氣為衛營在脈中衛在脈外

類經八卷　《經絡類》　二十九

人迎盛者为格阳，寸口盛者为关阴，义详脉色类二十二。

营卫三焦《灵枢·营卫生会篇》○二十三

黄帝问于岐伯曰：人焉受气？阴阳焉会？何气为营？何气为卫？营安从生？卫于焉会？老壮不同气，阴阳异位，愿闻其会。焉，何也。会，合也。五十以上为老，二十以上为壮。此帝问人身之气，受必有由，会必有处，阴阳何所分，营卫何所辨，而欲得其详也。岐伯答曰：人受气于谷，谷入于胃，以传于肺，五脏六腑，皆以受气，人之生由乎气，气者所受于天，与谷气并而充身者也。故谷食入胃，化而为气，是为谷气，亦曰胃气。此气出自中焦，传化于脾，上归于肺，积于胸中气海之间，乃为宗气。宗气之行，以息往来，通达三焦，而五脏六腑皆以受气。是以胃为水谷血气之海，而人所受气者，亦唯谷而已。故谷不入，半日则气衰，一日则气少矣。其清者为营，浊者为卫，谷气出于胃而气有清浊之分，清者水谷之精气也，浊者水谷之悍气也，诸家以上下焦言清浊者，皆非。清者属阴，其性精专，故化生血脉而周行于经隧之中，是为营气；浊者属阳，其性慓疾滑利，故不循经络而直达肌表，充实于皮毛分肉之间，是为卫气。然营气、卫气，无非资借于宗气，故宗气盛则营卫和，宗气衰则营卫弱矣。营在脉中，卫在脉外，营，营运于中也。卫，护卫于外也。脉者非气非血，其犹气血之橐籥也。营属阴而主里，卫属阳而主表，故营在脉中，卫在脉外。《卫气篇》曰：其浮气之不循经者为卫气，其精气之行于经者为营气。正此之谓。营周不休，五十而复大会，阴阳相贯，如环无端。营气之行，周流不休，凡一昼一夜五十周于身而复为大会。其十二经脉之次，则一阴一阳，一表一里，迭行相贯，终而复始，故曰如环无端也。五十周义，见下章及二十六。卫气行于阴二十五度，行于阳二十五度，分为昼夜，故气至阳而起，至阴而止。卫气之行，夜则行阴分二十五度，昼则行阳分二十五度，凡一昼一夜亦五十周于身。义详后二十五。气至阳而起，至阴而止，谓昼与夜息，即下文万民皆卧之义。故曰：日中而阳陇，为重阳；夜半而阴陇，为重阴。此分昼夜之阴阳，以明营卫之行也。陇，盛也，《生气通天论》作隆。昼为阳，日中为阳中之阳，故曰重阳；夜为阴，夜半为阴中之阴，故曰重阴。〇陇，音笼。故太阴主内，太阳主外，各行二十五度，分为昼夜。太阴，手太阴也；太阳，足太阳也。内言营气，外言卫气。营气始于手太阴，而复会于太阴，故太阴主内；卫气始于足太阳，而复会于太阳，故太阳主外。营气周流十二经，昼夜各二十五度。卫气昼则行阳，夜则行阴，亦各二十五度。营卫各为五十度，以分昼夜也。夜半为阴陇，夜半后而为阴衰，平旦阴尽而阳受气矣；日中为阳陇，日西而阳衰，日入阳尽而阴受气矣。

類經八卷

《經絡類》

三十一

夜半後為陰衰,陽生於子也;日西而陽衰,陰生於午也。如《金匱真言論》曰:平旦至日中,天之陽,陽中之陽也;日中至黃昏,天之陽,陽中之陰也;合夜至雞鳴,天之陰,陰中之陰也;雞鳴至平旦,天之陰,陰中之陽也,故人亦應之。即此節之義。夜半而大會,萬民皆臥,命曰合陰。平旦陰盡而陽受氣,如是無已,與天地同紀。大會,言營衛陰陽之會也。營衛之行,表裏異度,故嘗不相值;惟於夜半子時,陰氣已極,陽氣將生,營氣在陰,衛氣亦在陰,故萬民皆瞑而臥,命曰合陰。合陰者,營衛皆歸於臟,而會於天一之中也。平旦陰盡而陽受氣,故民皆張目而起。此陰陽消息之道,常如是無已,而與天地同其紀。所謂天地之紀者,如天地日月各有所會之紀也。天以二十八舍為紀,地以十二辰次為紀,日月以行之遲速為紀。故天與地一歲一會,如玄枵加於子宮是也。天與日亦一歲一會,如冬至日纏星紀是也。日與月則一月一會,如晦朔之同宮是也。人之營衛,以晝夜為紀,故一日凡行五十周而復為大會焉。黃帝曰:老人之不夜瞑者,何氣使然?少壯之人不晝瞑者,何氣使然?岐伯答曰:壯者之氣血盛,其肌肉滑,氣道通,營衛之行不失其常,故晝精而夜瞑。老者之氣血衰,其肌肉枯,氣道澀,五臟之氣相搏,其營氣衰少而衛氣內伐

夜半后为阴衰,阳生于子也;日西而阳衰,阴生于午也。如《金匮真言论》曰:平旦至日中,天之阳,阳中之阳也;日中至黄昏,天之阳,阳中之阴也;合夜至鸡鸣,天之阴,阴中之阴也;鸡鸣至平旦,天之阴,阴中之阳也,故人亦应之。即此节之义。夜半而大会,万民皆卧,命曰合阴。平旦阴尽而阳受气,如是无已,与天地同纪。大会,言营卫阴阳之会也。营卫之行,表里异度,故尝不相值;惟于夜半子时,阴气已极,阳气将生,营气在阴,卫气亦在阴,故万民皆瞑而卧,命曰合阴。合阴者,营卫皆归于脏,而会于天一之中也。平旦阴尽而阳受气,故民皆张目而起。此阴阳消息之道,常如是无已,而与天地同其纪。所谓天地之纪者,如天地日月各有所会之纪也。天以二十八舍为纪,地以十二辰次为纪,日月以行之迟速为纪。故天与地一岁一会,如玄枵加于子宫是也。天与日亦一岁一会,如冬至日缠星纪是也。日与月则一月一会,如晦朔之同宫是也。人之营卫,以昼夜为纪,故一日凡行五十周而复为大会焉。黄帝曰:老人之不夜瞑者,何气使然?少壮之人不昼瞑者,何气使然?此帝因上文言夜则万民皆卧,故特举老人之不夜瞑者,以求其详也。岐伯答曰:壮者之气血盛,其肌肉滑,气道通,营卫之行不失其常,故昼精而夜瞑。老者之气血衰,其肌肉枯,气道涩,五脏之气相搏,其营气衰少而卫气内伐,

類經八卷　《經絡類》　三十二

故晝不精夜不瞑。老者之氣血衰，故肌肉枯，氣道濇，五藏之氣搏聚不行，而營氣衰少矣。營氣衰少，故衛氣乘虛內伐，衛失其常，故晝不精；營失其常故夜不瞑也。○黃帝曰：願聞營衛之所行皆何道從來？岐伯答曰：營出於中焦衛出於下焦。何道從來，言營衛所由之道路也。營氣者，由穀入於胃，中焦受氣取汁，化其精微而上注於肺，乃自手太陰始，周行於經隧之中，故營氣出於中焦。衛氣者，出其悍氣之慓疾，而先行於四末分肉皮膚之間，不入於脈，故於平旦陰盡；陽氣出於目，循頭項下行，始於足太陽膀胱經而行於陽分；日西陽盡，則始於足少陰腎經而行於陰分，其氣自膀胱與腎由下而出，故衛氣出於下焦。詳義見後營氣衛氣二章。○愚按：人身不過表裏，表裏不過陰陽，陰陽即營衛，營衛即血氣。藏府筋骨居於內，必賴營氣以資之，經脈以疏之。皮毛分肉居於外，經之所不通，營之所不及，故賴衛氣以呴之，孫絡以濡之。而後內而精髓，外而發膚，無弗得其養者，皆營衛之化也。然營氣者，猶天之有宿度，地之有經水，出入有期，運行有序者也。衛氣者，猶天之有清陽，地之有郁蒸，陰陽晝夜，隨時而變者也。衛氣屬陽，乃出於下焦，下者必升，故其氣自下而上，亦猶地氣上為雲也。營本屬陰，乃自中焦而出於上焦，上者必降，故營氣自上而下，亦猶天氣降為雨也。雖衛主氣而在外，然亦何嘗無血。營主血而在內，然亦何嘗無氣。故營中未必無衛，衛中未必無營，但行於內者便謂之營，行於外者便謂之衛，此人身陰陽交感之道，分之則二，合之則一而已。○前第六章有按，當與此互閱。○

故昼不精，夜不瞑。老者之气血衰，故肌肉枯，气道涩，五脏之气搏聚不行，而营气衰少矣。营气衰少，故卫气乘虚内伐，卫失其常，故昼不精；营失其常故夜不瞑也。黄帝曰：愿闻营卫之所行，皆何道从来？岐伯答曰：营出于中焦，卫出于下焦。何道从来？言营卫所由之道路也。营气者，由谷入于胃，中焦受气取汁，化其精微而上注于肺，乃自手太阴始，周行于经隧之中，故营气出于中焦。卫气者，出其悍气之慓疾，而先行于四末分肉皮肤之间，不入于脉，故于平旦阴尽；阳气出于目，循头项下行，始于足太阳膀胱经而行于阳分；日西阳尽，则始于足少阴肾经而行于阴分，其气自膀胱与肾由下而出，故卫气出于下焦。详义见后营气卫气二章。○愚按：人身不过表里，表里不过阴阳，阴阳即营卫，营卫即血气。脏腑筋骨居于内，必赖营气以资之，经脉以疏之。皮毛分肉居于外，经之所不通，营之所不及，故赖卫气以呴之，孙络以濡之。而后内而精髓，外而发肤，无弗得其养者，皆营卫之化也。然营气者，犹天之有宿度，地之有经水，出入有期，运行有序者也。卫气者，犹天之有清阳，地之有郁蒸，阴阳昼夜，随时而变者也。卫气属阳，乃出于下焦，下者必升，故其气自下而上，亦犹地气上为云也。营本属阴，乃自中焦而出于上焦，上者必降，故营气自上而下，亦犹天气降为雨也。虽卫主气而在外，然亦何尝无血。营主血而在内，然亦何尝无气。故营中未必无卫，卫中未必无营，但行于内者便谓之营，行于外者便谓之卫，此人身阴阳交感之道，分之则二，合之则一而已。○前第六章有按，当与此互阅。○

黃帝曰願聞三焦之所出岐伯荅曰上焦出於胃上口並咽以上貫膈而布胸中走腋循太陰之分而行還至陽明上至舌下足陽明胃上口即上脘也咽爲胃系水穀之道路也膈上曰胸中即膻中也其旁行者走兩腋出天池之次循手太陰肺經之分而還於手陽明其上行者至於舌其下行者交於足陽明以行於中下二焦凡此皆上焦之部分也常與榮俱行於陽二十五度行於陰亦二十五度一周也故五十度而復大會於手太陰矣上焦者肺之所居宗氣之所聚營氣者隨宗氣以行於十四經脉之中故上焦之氣常與營氣俱行於陽二十五度陰亦二十五度陽陰者言晝夜也晝夜周行五十度至次日寅時復會於手太陰肺經是爲一周然則營氣雖出於中焦而施化則由於上焦也○黃帝曰願聞中焦之所出岐伯荅曰中焦亦並胃中出上焦之後此所受氣者泌糟粕蒸津液化其精微上注於肺脉乃化而爲血以奉生身莫貴於此故獨得行於經隧命曰營氣胃中中脘之分也後下也受氣者受穀食之氣也五穀入胃其糟粕津液宗氣分爲三隧以注於三焦而中焦者泌糟粕蒸津液受氣取汁變化而赤是謂血以奉生身而行於經隧是爲營氣故曰營出中焦按

黄帝曰：愿闻三焦之所出。岐伯答曰：上焦出于胃上口，并咽以上，贯膈而布胸中，走腋，循太阴之分而行，还至阳明，上至舌，下足阳明，胃上口，即上脘也。咽为胃系，水谷之道路也。膈上曰胸中，即膻中也。其旁行者，走两腋，出天池之次，循手太阴肺经之分，而还于手阳明。其上行者，至于舌。其下行者，交于足阳明，以行于中下二焦。凡此皆上焦之部分也。常与荣俱行于阳二十五度，行于阴亦二十五度，一周也。故五十度而复大会于手太阴矣。上焦者，肺之所居，宗气之所聚。营气者，随宗气以行于十四经脉之中。故上焦之气，常与营气俱行于阳二十五度，阴亦二十五度。阳阴者，言昼夜也。昼夜周行五十度，至次日寅时复会于手太阴肺经，是为一周。然则营气虽出于中焦，而施化则由于上焦也。○黄帝曰：愿闻中焦之所出。岐伯答曰：中焦亦并胃中，出上焦之后，此所受气者，泌糟粕，蒸津液，化其精微，上注于肺脉，乃化而为血，以奉生身，莫贵于此，故独得行于经隧，命曰营气。胃中，中脘之分也。后，下也。受气者，受谷食之气也。五谷入胃，其糟粕、津液、宗气，分为三隧以注于三焦。而中焦者，泌糟粕，蒸津液，受气取汁，变化而赤是谓血，以奉生身而行于经隧，是为营气，故曰营出中焦。按

下文云：下焦者，别回肠，注膀胱。然则自膈膜之下，至脐上一寸水分穴之上，皆中焦之部分也。○泌，秘、弼二音。粕，音朴。隧，音遂，伏道也。黄帝曰：夫血之与气，异名同类，何谓也？岐伯答曰：营卫者，精气也。血者，神气也。故血之与气，异名同类焉。故夺血者无汗，夺汗者无血，故人生有两死而无两生。营卫之气，虽分清浊，然皆水谷之精华，故曰营卫者精气也。血由化而赤，莫测其妙，故曰血者神气也。然血化于液，液化于气，是血之与气，本为同类，而血之与汗，亦非两种；但血主营，为阴为里，汗属卫，为阳为表，一表一里，无可并攻，故夺血者无取其汗，夺汗者无取其血。若表里俱夺，则不脱于阴，必脱于阳，脱阳亦死，脱阴亦死，故曰人生有两死。然而人之生也，阴阳之气皆不可无，未有孤阳能生者，亦未有孤阴能生者，故曰无两生也。○黄帝曰：愿闻下焦之所出。岐伯答曰：下焦者，别回肠，注于膀胱而渗入焉。故水谷者，常并居于胃中，成糟粕而俱下于大肠，而成下焦，渗而俱下，济泌别汁，循下焦而渗入膀胱焉。回肠，大肠也。济，沛同，犹酾滤也。泌，如狭流也。别汁，分别清浊也。别回肠者，谓水谷并居于胃中，传化于小肠，当脐上一寸水分穴处，糟粕由此别行回肠，从后而出；津液由此别渗膀胱，从前而出。膀胱无上口，故云渗入。凡自水分穴而下，皆下焦之部分

類經八卷

《經絡類》三十五

也。按《三十一難》曰：下焦者當膀胱上口，主分別清濁。其言上口者，以滲入之處爲言，非真謂有口也。如果有口，則不言滲入矣。何後世不解其意而爭言膀胱有上口，其謬爲甚。○三焦下腧，義詳前十六。○釃，音篩。濾，音慮。○黃帝曰：人飲酒，酒亦入胃，穀未熟而小便獨先下，何也？岐伯答曰：酒者，熟穀之液也，其氣悍以清，故後穀而入，先穀而液出焉。此因上文言水穀入胃必濟泌別汁而後出，而何以飲酒者獨先下也？蓋以酒之氣悍則直連下焦，酒之質清則速行無滯，故後穀而入，先穀而出也。黃帝曰：善。余聞上焦如霧，中焦如漚，下焦如瀆，此之謂也。如霧者，氣浮於上也。言宗氣積於胸中，司呼吸而布濩於經隧之間，如天之霧，故曰上焦如霧也。漚者，水上之泡，水得氣而不沉者也。言營血化於中焦，隨氣流行以奉生身，如漚處浮沉之間，故曰中焦如漚也。瀆者，水所注泄。言下焦主出而不納，逝而不反，故曰下焦如瀆也。然則肺象天而居上，故司霧之化；脾象地而在中，故司漚之化；大腸膀胱象江河淮泗而在下，故司川瀆之化也。○愚按：三焦者，本全體之大藏，統上中下而言也。本經發明不啻再四，如《本輸》《本藏》《論勇》《決氣》《營衛生會》《五藏別論》《六節藏象論》《邪客》《背腧》等篇，皆有詳義，而《二十五難經》獨言三焦包絡皆有名而無形，遂起後世之疑，莫能辨正。第觀本經所言，凡上中下三焦之義，既明且悉，烏得謂其以無爲有，以虛爲實哉？余因遍考諸篇，著有三焦、包絡、命門辨，及藏象類第三章俱有詳按，所當

也。按《三十一难》曰：下焦者，当膀胱上口，主分别清浊。其言上口者，以渗入之处为言，非真谓有口也。如果有口，则不言渗入矣。何后世不解其意而争言膀胱有上口，其谬为甚。○三焦下腧，义详前十六。○酾，音筛。滤，音虑。黄帝曰：人饮酒，酒亦入胃，谷未熟而小便独先下，何也？岐伯答曰：酒者，熟谷之液也，其气悍以清，故后谷而入，先谷而液出焉。此因上文言水谷入胃必济泌别汁而后出，而何以饮酒者独先下也？盖以酒之气悍，则直连下焦，酒之质清，则速行无滞，故后谷而入，先谷而出也。黄帝曰：善。余闻上焦如雾，中焦如沤，下焦如渎，此之谓也。如雾者，气浮于上也。言宗气积于胸中，司呼吸而布濩于经隧之间，如天之雾，故曰上焦如雾也。沤者，水上之泡，水得气而不沉者也。言营血化于中焦，随气流行以奉生身，如沤处浮沉之间，故曰中焦如沤也。渎者，水所注泄。言下焦主出而不纳，逝而不反，故曰下焦如渎也。然则肺象天而居上，故司雾之化；脾象地而在中，故司沤之化；大肠膀胱象江河淮泗而在下，故司川渎之化也。○愚按：三焦者，本全体之大脏，统上、中、下而言也。本经发明不啻再四，如《本输》《本脏》《论勇》《决气》《营卫生会》《五脏别论》《六节藏象论》《邪客》《背输》等篇，皆有详义，而《二十五难经》独言三焦包络皆有名而无形，遂起后世之疑，莫能辨正。第观本经所言，凡上中下三焦之义，既明且悉，乌得谓其以无为有，以虚为实哉？余因遍考诸篇，著有三焦、包络、命门辨，及藏象类第三章俱有详按，所当

互考

營氣運行之次 靈樞營氣篇 全○二十四

類經八卷 經絡類 三十六

黃帝曰營氣之道內穀為寶穀入於胃乃傳之肺流溢於中布散於外精專者行於經隧常營無已終而復始是謂天地之紀 營氣之行由於穀氣之化穀不入則營氣衰故云內穀為寶穀入於胃以傳於肺清者為營營行脈中故其精專者行於經隧常營無已終而復始以周流於十二經也天地之紀義見前章○內納同 故氣從太陰出注手陽明 此下言營氣運行之次即前十二經脉之序也營氣出於中焦上行於肺故於寅時始於手太陰肺經出注中府雲門下少商以交於手陽明商陽也 上行注足陽明下行至跗上注大趾間與太陰合 手陽明大腸經循臂上行至鼻旁迎香穴交於目下承泣穴注足陽明胃經下行至足跗出次趾之厲兌其支者別跗上入大趾出其端以交於足太陰隱白也 上行抵髀從脾注心中 足太陰脾經自足上行抵髀入腹屬脾上膈注於心中以交於手少陰經也 循手少陰出腋下臂注小趾合手太陽 心脉發自心中循手少陰經出腋下極泉穴下臂注小指內側少衝穴出外側以交於手太陽少澤也 上行乘腋出䫏內注目內眥上巔下項合足太

互考。

营气运行之次 《灵枢·营气篇》全○二十四

黄帝曰：营气之道，内谷为实，谷入于胃，乃传之肺，流溢于中，布散于外，精专者行于经隧，常营无已，终而复始，是谓天地之纪。营气之行，由于谷气之化，谷不入则营气衰，故云内谷为宝。谷入于胃，以传于肺，清者为营，营行脉中，故其精专者行于经隧，常营无已，终而复始，以周流于十二经也。天地之纪，义见前章。○内，纳同。故气从太阴出，注手阳明。此下言营气运行之次，即前十二经脉之序也。营气出于中焦，上行于肺，故于寅时始于手太阴肺经，出注中府、云门，下少商以交于手阳明商阳也。上行注足阳明，下行至跗上，注大趾间，与太阴合。手阳明大肠经，循臂上行至鼻旁迎香穴，交于目下承泣穴，注足阳明胃经。下行至足跗，出次趾之厉兑。其支者，别跗上，入大趾出其端，以交于足太阴隐白也。上行抵髀，从脾注心中。足太阴脾经自足上行抵髀，入腹属脾，上膈注于心中，以交于手少阴经也。循手少阴出腋下臂，注小趾，合手太阳。心脉发自心中，循手少阴经出腋下极泉穴，下臂注小指内侧少冲穴，出外侧以交于手太阳少泽也。上行乘腋，出䫏内，注目内眦，上巅下项，合足太

陽

手太陽小腸經，自小指上行，乘腋外，上出於顋內顴髎之次，注目內眦，以交於足太陽睛明穴。○顋，音拙。循脊下尻，下行注小指之端，循足心注足少陰，上行注腎。足太陽膀胱經，過巔下項，循脊下尻，注小指端之至陰，循小趾入足心，以交於足少陰之湧泉，而上行注腎也。從腎注心，外散於中，循心主脉出腋下臂，出兩筋之間，入掌中，出中指之端。足少陰腎經，從足心上行入腎，注於心，外散於胸中，以交於手心主。其脉出腋下之天池，下臂，出兩筋之間，入掌中，出中指端之中衝也。還注小指次指之端，合手少陽，上行注膻中，散於三焦。手厥陰

類經八卷 《經絡類》 三十七

支者別掌中，還注無名指端，以交於手少陽之關衝，循臂上行，注膻中，下膈散於三焦也。從三焦注膽，出脅，注足少陽，下行至跗上。手少陽經自三焦注於膽，出脅肋間，以交於足少陽經，上者行於頭，起於目銳眦瞳子髎穴，下者至足跗，出小趾次趾端之竅陰穴也。復從跗注大趾間，合足厥陰上行至肝，從肝上注肺，上循喉嚨入頏顙之竅，究於畜門。其支別者，上額循巔，下項中，循脊入骶，是督脉也。足少陽膽經，支者別跗上，注大趾間，以交於足厥陰之大敦穴，乃上行至肝上肺，上循喉嚨之上，入頏顙之竅。究，深也；畜門，即喉屋上通鼻之竅門也。如評熱病論啟玄子有

阳。手太阳小肠经，自小指上行，乘腋外，上出于顋内颧髎之次，注目内眦，以交于足太阳睛明穴。○顋，音拙。循脊下尻，下行注小指之端，循足心注足少阴，上行注肾。足太阳膀胱经，过巅下项，循脊下尻，注小指端之至阴，循小趾入足心，以交于足少阴之涌泉，而上行注肾也。从肾注心，外散于胸中，循心主脉出腋下臂，出两筋之间，入掌中，出中指之端。足少阴肾经，从足心上行入肾，注于心，外散于胸中，以交于手心主。其脉出腋下之天池，下臂，出两筋之间，入掌中，出中指端之中冲也。还注小指次指之端，合手少阳，上行注膻中，散于三焦。手厥阴心主之支者，别掌中，还注无名指端，以交于手少阳之关冲，循臂上行，注膻中，下膈散于三焦也。从三焦注胆，出胁，注足少阳，下行至跗上。手少阳经自三焦注于胆，出胁肋间，以交于足少阳经，上者行于头，起于目锐眦瞳子髎穴，下者至足跗，出小趾次趾端之窍阴穴也。复从跗注大趾间，合足厥阴上行至肝，从肝上注肺，上循喉咙入颃颡之窍，究于畜门。其支别者，上额循巅，下项中，循脊入骶，是督脉也。足少阳胆经，支者别跗上，注大趾间，以交于足厥阴之大敦穴，乃上行至肝上肺，上循喉咙之上，入颃颡之窍。究，深也；畜门，即喉屋上通鼻之窍门也。如《评热病论》启玄子有

其位在酉戌亥子丑寅故屬陰而主夜故衛氣

畢爲陽昴至心爲陰陽主晝陰主夜

辰巳午未申故屬陽而主晝自昴至尾

張爲經 虛在子中張在午中故爲經 是故房至

房昴爲緯 房在卯中昴在酉中故爲緯

十八宿而一面七星四七二十八星 天分四面曰東西南北一面七星如角亢氏房心尾箕東方七宿也 斗牛女虛危室璧北方七宿也 奎婁胃昴畢觜參西方七宿也 井鬼柳星張翼軫南方七宿也 是爲四七二十八星

子午爲經卯酉爲緯 天象定者爲經動者爲緯卯酉常東升西降列宿周旋无已故爲緯天周二

類經八卷 《經絡類》 三十八

如岐伯曰歲有十二月日有十二辰 十二辰十二支也

黃帝問於岐伯曰願聞衛氣之行出入之合何

衛氣運行之次 全○二十五 《靈樞·衛氣行篇》

行也逆順之常也 任脈自尾骶前絡陰器即名任脈上過陰毛中入臍上腹

腹裏入缺盆下注肺中復出太陰此營氣之所

入缺盆下注肺中復出於手太陰經前經脈篇未及任督而此始全備是十四經營氣之序

絡陰器上過毛中入臍中上循

者自頏顙上出額循巔以交於督脈循脊下行入尾骶也○蓄臭同許救切

云氣衝突於蓄門而出於鼻即此謂也其支別

畜臭同許救切

云：气冲突于蓄门而出于鼻。即此谓也。其支别者，自颃颡上出额，循巅以交于督脉，循脊下行入尾骶也。○蓄，臭同，许救切。络阴器，上过毛中，入脐中，上循腹里入缺盆，下注肺中，复出太阴，此营气之所行也，逆顺之常也。督脉自尾骶前络阴器，即名任脉，上过阴毛中，入脐上腹，入缺盆，下肺中，复出于手太阴经。前《经脉篇》未及任督，而此始全备，是十四经营气之序。

卫气运行之次《灵枢·卫气行篇》全○二十五

黄帝问于岐伯曰：愿闻卫气之行，出入之合何如？岐伯曰：岁有十二月，日有十二辰，十二辰，即十二支也，在月为建，在日为时。子午为经，卯酉为纬。天象定者为经，动者为纬。子午当南北二极，居其所而不移，故为经；卯酉常东升西降，列宿周旋不已，故为纬。天周二十八宿而一面七星，四七二十八星，天分四面，曰东、西、南、北；一面七星，如角、亢、氐、房、心、尾、箕，东方七宿也；斗、牛、女、虚、危、室、璧，北方七宿也；奎、娄、胃、昴、毕、觜、参，西方七宿也；井、鬼、柳、星、张、翼、轸，南方七宿也。是为四七二十八星。房昴为纬，虚张为经。房在卯中，昴在酉中，故为纬；虚在子中，张在午中，故为经。是故房至毕为阳，昴至心为阴。阳主昼，阴主夜。自房至毕，其位在卯、辰、巳、午、未、申，故属阳而主昼；自昴至尾，其位在酉、戌、亥、子、丑、寅，故属阴而主夜。故卫气之行。一日一夜五十周於身。晝日行於陽二十五周夜行於陰二十五周周於五歲。衞氣之行於身者，一日一夜凡五十周於身。天之陽主晝，陰主夜；人之陽主腑，陰主藏。故衞氣晝則行於陽分二十五周，夜則行於陰分二十五周。陽分者言表言腑，陰分者言裏言藏也，故夜則周於五藏。○歲當作藏，誤也。

類經八卷　經絡類　三十九

○是故平旦陰盡陽氣出於目目張則氣上行於頭循項下足太陽循背下至小趾之端。此下言衞氣晝行陽分，始於足太陽經以周六腑，而及於腎經，是為一周。太陽始於睛明，故出於目。然目者宗脉之所聚，凡五藏六腑之精陽氣皆上走於目而為睛，故平旦陰盡則陽氣至目而目張。目張則衞氣由睛明穴上頭，循項下足太陽經之分，循背下行以至足小趾端之至陰穴也。

其散者別於目銳眥下手太陽下至手小指之間外側。散者，散行者也。衞氣之行，不循經相傳，故始自目內眥而下於足太陽。其散者，自目銳眥而行於手太陽也。下至手小指之間外側，少澤穴也。

其散者別於目銳眥下足少陽注小指次指之間。此自太陽行於足手少陽也。目銳眥，足少陽瞳子髎也。足小趾次趾之間，竅陰穴也。以上循手少陽之分側下至小指之間。分側當作外側，小指下當有次指二字，謂手少陽關衝穴也。別者以上至耳前合於頷脉注足

之行，一日一夜五十周于身，昼日行于阳二十五周，夜行于阴二十五周，周于五岁。卫气之行于身者，一日一夜凡五十周于身。天之阳主昼，阴主夜；人之阳主腑，阴主脏。故卫气昼则行于阳分二十五周，夜则行于阴分二十五周。阳分者言表言腑，阴分者言里言脏也，故夜则周于五脏。○岁当作脏，误也。○是故平旦阴尽，阳气出于目，目张则气上行于头，循项下足太阳，循背下至小趾之端。此下言卫气昼行阳分，始于足太阳经以周六腑，而及于肾经，是为一周。太阳始于睛明，故出于目。然目者宗脉之所聚，凡五脏六腑之精阳气皆上走于目而为睛，故平旦阴尽则阳气至目而目张。目张则卫气由睛明穴上头，循项下足太阳经之分，循背下行以至足小趾端之至阴穴也。其散者，别于目锐眦，下手太阳，下至手小指之间外侧。散者，散行者也。卫气之行，不循经相传，故始自目内眦而下于足太阳。其散者，自目锐眦而行于手太阳也。下至手小指之间外侧，少泽穴也。其散者，别于目锐眦，下足少阳，注小趾次趾之间。此自太阳行于足手少阳也。目锐眦，足少阳瞳子髎也。足小趾次趾之间，窍阴穴也。以上循手少阳之分侧，下至小指之间。分侧当作外侧，小指下当有次指二字，谓手少阳关冲穴也。别者以上至耳前，合于颔脉，注足

陽明以下行至跗上入五指之間。此自少陽而行於手足陽明也。合於頷脉謂由承泣頻車之分下注足陽明經。五趾當作中趾謂厲兌穴也。○頷何敢切。其散者從耳下下手陽明入大指之間入掌中。手陽明之別者入耳故從耳下行本經。大指下當有次指二字謂商陽穴也。其至於足也入足心出內踝下行陰分復合於目故爲一周。此自陽明入足心出內踝者由足少陰腎經以下行陰分也。少陰之別爲蹻脉蹻脉屬於目內眥故復合於目交於足太陽之睛明穴。此衛氣晝行之序自足手六陽而終於足少陰經乃爲一周之數也。○愚按衛氣之行晝在陽分然又兼足少陰腎經方爲一周。考之邪客篇亦曰衛氣者晝日行於陽夜行於陰嘗從足少陰之分間行於五藏六府。然則無論晝夜皆不離於腎經者何也蓋人之所本惟精與氣。氣爲陽也陽必生於陰精爲陰也陰必生於陽。故營本屬陰必從肺而下行衛本屬陽必從腎而上行。此即衛出下焦之義。而腎屬水水爲氣之本也故上氣海在膻中下氣海在丹田而人之肺腎兩藏所以爲陰陽生息之根本。○是故日行一舍人氣行一周與十分身之八此下言衛氣運行之數也。天周二十八宿而一日一周人之衛氣晝夜凡行五十周。以五十周爲實而用二十八歸除之則日行一舍衛氣當行一周與十分身之八者亦如天行過日一度而猶有奇分也。奇分義見後。○舍即宿也。按太史公

類經八卷
經絡類
四十
是

阳明，以下行至跗上，入五趾之间。此自少阳而行于手足阳明也。合于颔脉，谓由承泣频车之分，下注足阳明经。五趾当作中趾，谓厉兑穴也。○颔，何敢切。其散者，从耳下，下手阳明，入大指之间，入掌中。手阳明之别者入耳，故从耳下行本经。大指下当有次指二字，谓商阳穴也。其至于足也，入足心，出内踝，下行阴分，复合于目，故为一周。此自阳明入足心出内踝者，由足少阴肾经以下行阴分也。少阴之别为跷脉，跷脉属于目内眦，故复合于目，交于足太阳之睛明穴。此卫气昼行之序，自足手六阳而终于足少阴经，乃为一周之数也。○愚按：卫气之行，昼在阳分，然又兼足少阴肾经，方为一周。考之《邪客篇》亦曰：卫气者昼日行于阳，夜行于阴，尝从足少阴之分间，行于五脏六腑。然则无论昼夜皆不离于肾经者何也？盖人之所本，惟精与气。气为阳也，阳必生于阴；精为阴也，阴必生于阳。故营本属阴，必从肺而下行；卫本属阳，必从肾而上行。此即卫出下焦之义。而肾属水，水为气之本也，故上气海在膻中，下气海在丹田，而人之肺肾两脏，所以为阴阳生息之根本。○是故日行一舍，人气行一周与十分身之八；此下言卫气运行之数也。天周二十八舍而一日一周，人之卫气昼夜凡行五十周。以五十周为实，而用二十八归除之，则日行一舍，卫气当行一周与十分身之七分八厘五毫有奇为正数。此言一周与十分身之八者，亦如天行过日一度而犹有奇分也。奇分义见后。○舍即宿也。按太史公

類經八卷
《經絡類》
四十一

律書及天官等書俱以二十八宿作二十八舍曰舍者為七政之所舍也日行二舍。人氣行三周於身與十分身之六於身與十分身之五分七釐一毫有奇為正數云十分身之六者有奇分也後放此。三舍人氣行於身五周與十分身之四人氣當行五周與十分身之三分五釐七毫為正數餘者為奇分。日行四舍人氣行於身七周與十分身之二人氣當行七周與十分身之一分四釐二毫為正數餘者為奇分。日行五舍人氣行於身九周人氣當行八周與十分身之九分二釐八毫為正數餘者為奇分。日行六舍人氣行於身十周與十分身之八人氣當行十周與十分身之七分一釐四毫有奇為正數餘者為奇分。日行七舍人氣行於身十二周在身與十分身之六人氣當行十二周與十分身之四分九釐有奇為正數餘者為奇分此一面七星之數也。日行十四舍人氣二十五周於身有奇分與十分身之二陽盡於陰陰受氣矣。日行七舍為半日行十四舍則自房至畢為一晝人氣當行二十五周為正數今凡日行一舍人氣行一周與十分身之八則每舍當餘一釐四毫有奇為奇分合十四舍而計之共得十分身之二是為一晝之奇分也晝盡則陽盡陽盡則陰受氣而為夜矣。○其始

律书及天官等书，俱以二十八宿作二十八舍。曰舍者，为七政之所舍也。日行二舍，人气行三周于身与十分身之六，日行二舍，人气当行三周于身与十分身之五分七厘一毫有奇为正数。云十分身之六者，有奇分也。后仿此。

日行三舍，人气行于身五周与十分身之四；人气当行五周与十分身之三分五厘七毫有奇为正数，余者为奇分。

日行四舍，人气行于身七周与十分身之二；人气当行七周与十分身之一分四厘二毫有奇为正数，余者为奇分。

日行五舍，人气行于身九周；人气当行八周与十分身之九分二厘八毫为正数，余者为奇分。日行六舍，人气行于身十周与十分身之八；人气当行十周与十分身之七分一厘四毫有奇为正数，余者为奇分。日行七舍，人气行于身十二周在身与十分身之六；人气当行十二周与十分身之四分九厘有奇为正数，余者为奇分，此一面七星之数也。日行十四舍。人气二十五周于身有奇分与十分身之二，阳尽于阴，阴受气矣。日行七舍为半日，行十四舍则自房至毕为一昼，人气当行二十五周为正数。今凡日行一舍，人气行一周与十分身之八，则每舍当余一厘四毫有奇为奇分。合十四舍而计之，共得十分身之二，是为一昼之奇分也。昼尽则阳尽，阳尽则阴受气而为夜矣。○其始

入於陰，常從足少陰注於腎，腎注於心，心注於肺，肺注於肝，肝注於脾，脾復注於腎為周。此言衛氣夜行陰分，始於足少陰腎經以周五藏，其行也以相剋為序，故腎、心、肺、肝、脾相傳為一周，而復注於腎也。是故夜行一舍，人氣行於陰藏一周與十分藏之八，其正數奇分俱如前。亦如陽行之二十五周而復合於目。衛氣行於陰分二十五周則夜盡，夜盡則陰盡，陰盡則人氣復出於目之睛明穴，而行於陽分，是為晝夜五十周之度。陰陽一日一夜，合有奇分十分身之四，與十分藏之二，是故人之所以臥起之時有蚤晏者，奇分不盡故也。前日行十四舍，人氣行二十五周為半日，凡得奇分者十分身之二；故此一晝一夜日行二十八舍，人氣行五十周合有奇分者，在身得十分身之四，在藏得十分藏之二。所謂奇分者，言氣有過度不盡也，故人之起臥，亦有蚤晏不同耳。○黃帝曰：衛氣之在於身也，上下往來不以期，候氣而刺之奈何？不以期，謂或上或下，或陰或陽，而期有不同也。伯高曰：分有多少，日有長短，春秋冬夏，各有分理，然後常以平旦為紀，以夜盡為始。四時分至晝夜，雖各有長短不同，然候氣之法，必以平旦為紀，蓋陰陽所交之候也。是故一

《類經》八卷 《經絡類》 四十二

入于阴，常从足少阴注于肾，肾注于心，心注于肺，肺注于肝，肝注于脾，脾复注于肾为周。此言卫气夜行阴分，始于足少阴肾经以周五脏，其行也以相克为序，故肾、心、肺、肝、脾相传为一周，而复注于肾也。是故夜行一舍，人气行于阴脏一周与十分藏之八，其正数奇分俱如前。亦如阳行之二十五周而复合于目。卫气行于阴分二十五周则夜尽，夜尽则阴尽，阴尽则人气复出于目之睛明穴，而行于阳分，是为昼夜五十周之度。阴阳一日一夜，合有奇分十分身之四，与十分藏之二，是故人之所以卧起之时有早晏者，奇分不尽故也。前日行十四舍，人气行二十五周为半日，凡得奇分者十分身之二；故此一昼一夜日行二十八舍，人气行五十周合有奇分者，在身得十分身之四，在脏得十分脏之二。所谓奇分者，言气有过度不尽也，故人之起卧，亦有早晏不同耳。○黄帝曰：卫气之在于身也，上下往来不以期，候气而刺之奈何？不以期，谓或上或下，或阴或阳，而期有不同也。伯高曰：分有多少，日有长短，春秋冬夏，各有分理，然后常以平旦为纪，以夜尽为始。四时分至昼夜，虽各有长短不同，然候气之法，必以平旦为纪，盖阴阳所交之候也。是故一

日一夜，水下百刻。二十五刻者，半日之度也，常如是毋已，日入而止，随日之长短，各以为纪而刺之。一昼一夜凡百刻，司天者纪以漏水，故曰水下百刻。二十五刻者，得百刻四分之一，是为半日之度。分一日为二，则为昼夜。分一日为四时，则朝为春，日中为夏，日入为秋，夜半为冬。故当以平旦为阳始，日入为阳止，各随日之长短，以察其阴阳之纪而刺之也。谨候其时，病可与期，失时反候者，百病不治。失时反候，谓不知四时之气候，阴阳之盛衰，而误施其治也。故曰刺实者，刺其来也；刺虚者，刺其去也。邪盛者为实。气衰者为虚。刺实者刺其来，谓迎其气至而夺之。刺虚者刺其去，谓随其气去而补之也。此言气存亡之时，以候虚实而刺之。是故谨候气之所在而刺之，是谓逢时。在于三阳，必候其气在于阳而刺之；病在于三阴，必候其气在阴分而刺之。病在三阳，必候其气在阳分而刺之，病在三阴，必候其气在阴分而刺之，此刺卫气之道，是谓逢时。逢时者，逢合阴阳之气候也。水下一刻，人气在太阳；水下二刻，人气在少阳；水下三刻，人气在阳明；水下四刻，人气在阴分。此以平旦为始也。太阳、少阳、阳明，俱兼手足两经为言，阴分则单以足少阴经为言。

此衛氣行於陽分之一周也。水下五刻，人氣在太陽；水下六刻，人氣在少陽；水下七刻，人氣在陽明；水下八刻，人氣在陰分。此衛氣行於陽分二周也。水下九刻，人氣在太陽；水下十刻，人氣在少陽；水下十一刻，人氣在陽明；水下十二刻，人氣在陰分。此衛氣行於陽分三周也。水下十三刻，人氣在太陽；水下十四刻，人氣在少陽；水下十五刻，人氣在陽明；水下十六刻，人氣在陰分。此衛氣行於陽分四周也。水下十七刻，人氣在太陽；水下十八刻，人氣在少陽；水下十九刻，人氣在陽明；水下二十刻，人氣在陰分。此衛氣行於陽分五周也。水下二十一刻，人氣在太陽；水下二十二刻，人氣在少陽；水下二十三刻，人氣在陽明；水下二十四刻，人氣在陰分。此衛氣行於陽分六周也。水下二十五刻，人氣在太陽，此半日之度也。

類經八卷 《經絡類》 四十四

水下二十五刻，計前數凡六周於身而又兼足手太陽二經，此日行七舍，則半日之度也。○按：前數二十五刻，得周日四分之一，而衛氣之行止六周有奇，然則總計周日之數，惟二十五周於身，乃與五十周之義未合。意

此卫气行于阳分之一周也。水下五刻，人气在太阳；水下六刻，人气在少阳；水下七刻，人气在阳明；水下八刻，人气在阴分。此卫气行于阳分二周也。水下九刻，人气在太阳；水下十刻，人气在少阳；水下十一刻，人气在阳明；水下十二刻，人气在阴分。此卫气行于阳分三周也。水下十三刻，人气在太阳；水下十四刻，人气在少阳；水下十五刻，人气在阳明；水下十六刻，人气在阴分。此卫气行于阳分四周也。水下十七刻，人气在太阳；水下十八刻，人气在少阳；水下十九刻，人气在阳明；水下二十刻，人气在阴分。此卫气行于阳分五周也。水下二十一刻，人气在太阳；水下二十二刻，人气在少阳；水下二十三刻，人气在阳明；水下二十四刻，人气在阴分。此卫气行于阳分六周也。水下二十五刻，人气在太阳，此半日之度也。水下二十五刻，计前数凡六周于身而又兼足手太阳二经，此日行七舍，则半日之度也。○按：前数二十五刻，得周日四分之一，而卫气之行止六周有奇，然则总计周日之数，惟二十五周于身，乃与五十周之义未合。意

者水下一刻，人气在太阳者二周，或以一刻作半刻，则正合全数。此中或有别解，惟后之君子再正。从房至毕一十四舍，水下五十刻，日行半度。从房至毕十四舍为阳，主一昼之度，水下当五十刻。从昴至心十四舍为阴，主一夜之度，亦水下五十刻。昼夜百刻，日行共少天一度，故此一昼五十刻，日行于天者半度也。回行一舍，水下三刻与七分刻之四。此言日度回行一舍，则漏水当下三刻与七分刻之四。若以二十八归除分百刻之数，则每舍当得三刻与十分刻之五分七厘一毫四丝有奇，亦正与七分刻之四毫忽无差也。此节乃约言二十八舍之总数，故不论宿度之有多寡也。《大要》曰：常以日之加于宿上也，人气在太阳。是故日行一舍，人气行三阳行与阴分，常如是无已，天与地同纪，以日行之数，加于宿度之上，则天运人气皆可知矣。此总结上文而言人与天地同其纪也。纷纷盼盼，终而复始，一日一夜，水下百刻而尽矣。纷纷盼盼，言于纷纭丛杂之中而条理不乱也。故终而复始，昼夜循环无穷尽矣。○盼，普巴切。

一万三千五百息五十营气脉之数《灵枢·五十营篇》全○二十六

黄帝曰：余愿闻五十营奈何？岐伯答曰：天周二

十八宿，宿三十六分，人气行一周千八分。五十营者，即营气运行之数，昼夜凡五十度也。以周天二十八宿，宿三十六分相因，共得一千零八分。人之脉气，昼夜运行一周，亦合此数。日行二十八宿，人经脉上下左右前后二十八脉，周身十六丈二尺，以应二十八宿，漏水下百刻，以分昼夜。二十八宿义见前章。人之经脉十二，左右相同，则为二十四脉，加以蹻脉二，任督脉二，共为二十八脉，以应周天二十八宿，以分昼夜之百刻也。二十八脉及十六丈二尺详义见前十七。故人一呼脉再动，气行三寸，一吸脉亦再动，气行三寸，呼吸定息，气行六寸。十息气行六尺，日行二分。人之宗气积于胸中，以行呼吸而通经脉，凡一呼一吸是为一息，脉气行六寸，十息气行六尺。其日行之数，当以每日千八分之数为实，以一万三千五百息为法除之，则每十息日行止七厘四毫六丝六忽不尽。此云日行二分者，传久之误也。下仿此。呼吸脉再动，详脉色类三，所当互考。二百七十息，气行十六丈二尺，气行交通于中，一周于身，下水二刻，日行二十五分。凡一百三十五息，水下一刻之度也，人气当半周于身，脉行八丈一尺；故二百七十息，气行于身一周，水下当二刻，日行当得二十分一厘六毫为正。五百四十息，气行再周于身，下水四刻，日行四十分。气行二周，脉行三十二丈四尺，日行当得四十分三厘二毫为正。上文言二十五分者太多，本节言四十分者太少，此其所以有误也。二千七百息，气行十周于身，下水二十刻，日行五宿二十分。气行十周，脉行一百六十二丈，日行当得五宿二十一分六厘为正。一万三千五百息，气行五十营于身，水下百刻，日行二十八宿，漏水皆尽，脉终矣。此一昼夜百刻之总数，人气亦尽而复起矣。所谓交通者，并行一数也。此释上文交通二字之义。并行一数，谓并二十八脉通行一周之数也。故五十营备，得尽天地之寿矣，凡行八百一十丈也。使五十营之数常周备无失，则寿亦无穷，故得尽天地之寿矣。八百一十丈，脉气周行昼夜五十营之总数也。

类经八卷终

类经九卷

张介宾类注

经络类

任冲督脉为病《素问·骨空论》〇二十七

　　任脉者，起于中极之下，以上毛际，循腹里，上关元，至咽喉，上颐，循面入目。以下任冲督脉，皆奇经也。中极，任脉穴名，在曲骨上一寸。中极之下，即胞宫之所。任冲督三脉皆起于胞宫，而出于会阴之间。任由会阴而行于腹，督由会阴而行于背，冲由会阴出并少阴而散于胸中，故此自毛际行腹里关元上至咽喉面目者，皆任脉之道也。冲脉者，起于气街，并少阴之经，挟齐上行，至胸中而散。起，言外脉之所起，非发源之谓也。下仿此。气街即气冲，足阳明经穴，在毛际两旁。冲脉起于气街，并足少阴之经会于横骨大赫等十一穴，挟脐上行至胸中而散，此言冲脉之前行者也。然少阴之脉上股内后廉，贯脊属肾，冲脉亦入脊内为伏冲之脉，然则冲脉之后行者，当亦并少阴无疑也。《痿论》曰：冲脉者，经脉之海也，主渗灌溪谷，与阳明合于宗筋，阴阳总宗筋之会，会于气街，而阳明为之长，皆属于带脉而络于督脉。《五音五味篇》曰：冲脉任脉，皆起于胞中，上循背里，为经络之海。其浮而外者，循腹右上行，会于咽喉，别而络唇口。《逆顺肥瘦篇》曰：冲脉者，五脏六腑之海也，五脏六腑皆禀焉。其上者，

類經九卷

經絡類

二

任

出於頏顙，滲諸陽，灌諸精；其下者，注少陰之大絡，出於氣街，循陰股內廉，入膕中，伏行骭骨內，下至內踝之後屬而別；其下者，并於少陰之經，滲三陰；其前者，伏行出跗屬，下循跗，入大趾間，滲諸絡而溫肌肉。故別絡結則跗上不動，不動則厥，厥則寒矣。○《動輸篇》曰：衝脈者，十二經之海也，與少陰之大絡起於腎下，出於氣街，并足少陰之經入足下；其別者，邪入踝，出屬跗上，入大趾之間，注諸絡以溫足脛。○《海論》曰：衝脈者，為十二經之海，其輸上在於大杼，下出於巨虛之上下廉。○按：此諸篇之義，則衝脈之下行者，雖會於陽明之氣街，而實并於足少陰之經。且其上自頭，下自足，後自背，前自腹，內自溪谷，外自肌肉，陰陽表裏無所不涉。又按《歲露篇》曰：入脊內，注於伏衝之脉。《百病始生篇》曰：傳舍於伏衝之脉。所謂伏衝者，以其最深也。故凡十二經之氣血，此皆受之，以榮養周身，所以為五藏六府之海也。又衝為血海，義詳後三十二。

脈為病，男子內結七疝，女子帶下瘕聚。任脈自前陰上毛際，行腹裏，故男女之為病如此。七疝義詳疾病類七十。帶下，赤白帶下也。瘕，瘕也。聚，積聚也。○瘕，加、駕二音。衝脈為病，逆氣裏急。衝脈俠臍上行至於胸中，故其氣不順則隔塞逆氣，血不和則胸腹裏急也。督脈為病，脊強反折。督脈貫於脊中，故令脊強反折而屈伸不利。督脈者，起於少腹，以下骨中央，女子入繫廷孔。此下皆言督脈也。少腹，小腹也，胞宮之所居。骨中央，橫骨下近外之中央也。廷，正也，直也。廷孔，言正中之直孔，即溺孔也。其孔，溺孔之

出于颃颡，渗诸阳，灌诸精；其下者，注少阴之大络，出于气街，循阴股内廉，入腘中，伏行骭骨内，下至内踝之后属而别；其下者，并于少阴之经，渗三阴；其前者，伏行出跗属，下循跗，入大趾间，渗诸络而温肌肉。故别络结则跗上不动，不动则厥，厥则寒矣。○《动输篇》曰：冲脉者，十二经之海也，与少阴之大络起于肾下，出于气街，并足少阴之经入足下；其别者，邪入踝，出属跗上，入大趾之间，注诸络以温足胫。○《海论》曰：冲脉者，为十二经之海，其输上在于大杼，下出于巨虚之上下廉。○按：此诸篇之义，则冲脉之下行者，虽会于阳明之气街，而实并于足少阴之经。且其上自头，下自足，后自背，前自腹，内自溪谷，外自肌肉，阴阳表里无所不涉。又按《岁露篇》曰：入脊内，注于伏冲之脉。《百病始生篇》曰：传舍于伏冲之脉。所谓伏冲者，以其最深也。故凡十二经之气血，此皆受之，以荣养周身，所以为五脏六腑之海也。又冲为血海，义详后三十二。任脉为病，男子内结七疝，女子带下瘕聚。任脉自前阴上毛际，行腹里，故男女之为病如此。七疝义详疾病类七十。带下，赤白带下也。瘕，瘕也。聚，积聚也。○瘕，加、驾二音。冲脉为病，逆气里急。冲脉挟脐上行至于胸中，故其气不顺则隔塞逆气，血不和则胸腹里急也。督脉为病，脊强反折。督脉贯于脊中，故令脊强反折而屈伸不利。督脉者，起于少腹，以下骨中央，女子入系廷孔。此下皆言督脉也。少腹，小腹也。胞宫之所居。骨中央，横骨下近外之中央也。廷，正也，直也。廷孔，言正中之直孔，即溺孔也。其孔，溺孔之

類經九卷　[經絡類]　三

端也。

此釋廷孔即溺孔之義。女人溺孔，中橫骨之下，孔之上際謂之端，乃督脈外起之所。此雖以女子為言，然男子溺孔亦在橫骨下中央，第為宗筋所函，故不見耳。○溺，娘吊切。

其絡循陰器合篹間繞篹後，督脈別絡，自溺孔之端，循陰器分行向後，復合於篹間，乃又自篹間分而為二，繞行於篹之後。篹，交篹之義，謂兩便爭行之所，即前後二陰之間也。○篹，初患切。

別繞臀至少陰與巨陽中絡者合少陰上股內後廉貫脊屬腎，足少陰之脈，上股內後廉。足太陽之脈，外行者過髀樞，中行者挾脊貫臀。故此督脈之別絡，自篹後繞臀，至股內後廉少陰之分，與巨陽中絡者，合少陰之脈並行，而貫脊屬腎也。○臀，音屯。

與太陽起於目內眥上額交巔上入絡腦還出別下項循肩膊內挾脊抵腰中入循膂絡腎，此亦督脈之別絡，並足太陽之經上頭下項，挾脊抵腰中，復絡於腎。若其直行者，自尻上循脊裏，上頭，由鼻而至於人中也。○眥，音資。膊，音搏。膂，呂同。

其男子循莖下至篹，與女子等。莖，英、行二音，陰莖也。

其少腹直上者貫齊中央上貫心入喉上頤環唇上繫兩目之下中央，按此自少腹直上者，皆任脈之道，而本節列為督脈。《五音五味篇》曰：任脈、衝脈皆起於胞中，上循背裏為經絡之海。然則前亦督也，後亦任也。故啟玄子引古經云：任脈循背，謂之督脈，自少腹直上者，謂之任脈，亦謂之督。

端也。此释廷孔即溺孔之义。女人溺孔，在前阴中横骨之下。孔之上际谓之端，乃督脉外起之所。此虽以女子为言，然男子溺孔亦在横骨下中央，第为宗筋所函，故不见耳。○溺，娘吊切。其络，循阴器，合篹间，绕篹后，督脉别络，自溺孔之端，循阴器分行向后，复合于篹间，乃又自篹间分而为二，绕行于篹之后。篹，交篹之义，谓两便争行之所，即前后二阴之间也。○篹，初患切。别绕臀，至少阴，与巨阳中络者，合少阴上股内后廉，贯脊属肾，足少阴之脉，上股内后廉。足太阳之脉，外行者过髀枢，中行者挟脊贯臀。故此督脉之别络，自篹后绕臀，至股内后廉少阴之分，与巨阳中络者，合少阴之脉并行，而贯脊属肾也。○臀，音屯。与太阳起于目内眦，上额交巅上，入络脑，还出别下项，循肩膊内，挟脊抵腰中，入循膂络肾。此亦督脉之别络，并足太阳之经上头下项，挟脊抵腰中，复络于肾。若其直行者，自尻上循脊里，上头，由鼻而至于人中也。○眦，音资。膊，音搏。膂，吕同。其男子循茎下至篹，与女子等。茎，英、行二音，阴茎也。其少腹直上者，贯齐中央，上贯心，入喉，上颐，环唇，上系两目之下中央。按：此自少腹直上者，皆任脉之道，而本节列为督脉。《五音五味篇》曰：任脉、冲脉皆起于胞中，上循背里为经络之海。然则前亦督也，后亦任也。故启玄子引古经云：任脉循背，谓之督脉，自少腹直上者，谓之任脉，亦谓之督

脉。由此言之，则是以背腹分阴阳而言任、督，若三脉者，则名虽异而体则一耳，故曰任脉、冲脉、督脉，一源而三岐也。**此生病，从少腹上冲心而痛，不得前后，为冲疝。**此督脉自脐上贯于心，故其为病如此，名为冲疝，盖兼冲、任而为病者。**其女子，不孕，癃、痔，遗溺，嗌干。**此在女子为不孕，癃、痔，遗溺，嗌干等证，虽皆由此督脉所生，而实亦任冲之病。王氏曰：任脉者，女子得之以任养也。冲脉者，以其气上冲也。督脉者，以其督领经脉之海也。且此三脉皆由阴中而上行，故其为病如此。○癃，良中切。痔，音雉。嗌，音益。**督脉生病治督脉，治在骨上，甚者在齐下营。**骨上，谓横骨上毛际中曲骨穴也。齐下营，谓脐下一寸阴交穴也。皆任脉之穴，而治此督脉之病，正以本篇所发明者虽分三脉，其所言治则但云督脉而不云任、冲，故所用之穴亦以任为督，可见三脉本同一体，督即任、冲之纲领，任、冲即督之别名耳。

跷脉分男女 《灵枢·脉度篇》 ○二十八

黄帝曰：跷脉安起安止？何气荣水？跷脉有二，曰阴跷，曰阳跷，皆奇经也。何气荣水，言跷脉为何经之气，乃亦如经水之营行也。○跷有五音：跷、皎、乔、脚，又极虐切。**岐伯答曰：跷脉者，少阴之别，起于然骨之后。**少阴之别，足少阴肾经之别络也。然骨之后，照海也，足少阴穴，即阴跷之所生。○按：本篇止言阴跷之起而未及阳跷，惟《缪刺论》曰：邪客于足阳跷之脉，刺外踝之下半寸所。盖阳跷为太阳之别，故《二十八难》曰：阳蹻脉者，起于跟中，循外踝上行，入风池。阴蹻者，亦起于跟中，循内踝上行，至咽喉，交贯冲脉。故阴蹻为足少阴之别，起于照海，阳蹻为足太阳之别，起于申脉，庶得其详也。上内踝之上，直上循阴股入阴，上循胸里，入缺盆，上出人迎之前，入頄，属目内眦，合于太阳阳蹻而上行，气并相还则为濡目，气不荣则目不合。蹻脉自内踝直上阴股，入阴，循胸里者，皆并足少阴而上行也。然足少阴之直者，循喉咙而挟舌本。此则入缺盆，上出人迎之前，入頄，属目内眦，以合于足太阳之阳蹻，是蹻脉有阴阳之异也。阴蹻、阳蹻之气，并行回还，而濡润于目。若蹻气不荣，则目不能合。故《寒热病篇》曰：阴蹻、阳蹻，阴阳相交，阳入阴，阴出阳，交于目锐眦，阳气盛则瞋目，阴气盛则瞑目。此所以目之瞑与不瞑，皆蹻脉为之主也。黄帝曰：气独行五脏，不荣六腑何也？帝以蹻脉为少阴之别，因疑其气独行五脏，不荣六腑也，故有此问。岐伯答曰：气之不得无行也，如水之流，如日月之行不休，故阴脉荣其脏，阳脉荣其腑，如环之无端，莫知其纪，终而复始。其流溢之气，内溉脏腑，外濡腠理。如水之流，如日月之行，皆言不得无行也。阴荣其脏，指阴蹻也；阳荣其腑，指阳蹻也。言无分脏腑，蹻脉皆所必至也。流者流于内，溢者溢于外，故曰流溢之气，内溉脏腑，外濡腠理，谓其不独在脏也。〇按：此跷脉之义，阴出阳则交于足太阳，阳入阴则交于足少阴，阳盛则目张，阴盛则目瞑，似皆随卫气为言者，故阴脉荣其脏，阳脉荣其腑也。黄帝曰：跷脉有阴阳，何脉当其数？岐伯答曰：男子数其阳，女子数其阴，当数者为经，其不当数者为络也。跷脉阴阳之数，男女各有所属。男属阳，当数其阳；女属阴，当数其阴。故男子以阳跷为经，阴跷为络；女子以阴跷为经，阳跷为络也。

阴阳离合《素问·阴阳离合论》全〇二十九

黄帝问曰：余闻天为阳，地为阴；日为阳，月为阴，大小月三百六十日成一岁，人亦应之。今三阴三阳，不应阴阳，其故何也？此言天地之阴阳，无不合于人者。如上为阳，下为阴，前为阳，后为阴，皆其理也。然而三阴三阳，其亦有不相应者，故疑以为问。岐伯对曰：阴阳者，数之可十，推之可百，数之可千，推之可万，万之大，不可胜数，然其要一也。谓阴阳之道，合之则一，散之则十百千万，亦无非阴阳之变化。故于显微大小，象体无穷，无不有理存焉。然变化虽多，其要则一，一即理而已。是以人之三阴三阳，亦岂有不应乎天地者哉？此上二节义，又出《五运行大论》，详运气类四。天覆地载，万物方生，未出地者，命曰陰處，名曰陰中之陰。天覆地載，即陰陽之上下也。則出地者，名曰陰中之陽。陽予之正，陰為之主。○予，與同。故生因春，長因夏，收因秋，藏因冬，失常則天地四塞。○長，上聲。塞，入聲。陰陽之變，其在人者，亦數之可數。○數字，上者去聲，下者上聲。

類經九卷

《經絡類》

七

帝曰：願聞三陰三陽之離合也。岐伯曰：聖人南面而立，前曰廣明，後曰太衝。

命曰阴处，名曰阴中之阴；天覆地载，即阴阳之上下也。凡万物方生者，未出乎地，处阴之中，故曰阴处。以阴形而居阴分，故又曰阴中之阴也。则出地者，名曰阴中之阳。形成于阴而出于阳，故曰阴中之阳。阳予之正，阴为之主。阳正其气，万化乃生；阴主其质，万形乃成。《易》曰：乾知大始，坤作成物。大抵阳先阴后，阳施阴受，阳之轻清未形，阴之重浊有质，即此之谓。○予，与同。故生因春，长因夏，收因秋，藏因冬，失常则天地四塞。四时阴阳，先后有序，若失其常，则天地四塞矣。四塞者，阴阳痞隔，不相通也。○长，上声。塞，入声。阴阳之变，其在人者，亦数之可数。凡如上文者，皆天地阴阳之变也。其在于人，则亦有阴中之阳，阳中之阴，上下表里，气数皆然，知其数则无不可数矣。数，推测也。○数字，上者去声，下者上声。帝曰：愿闻三阴三阳之离合也。分而言之谓之离，阴阳各有其经也；并而言之谓之合，表里同归一气也。岐伯曰：圣人南面而立，前曰广明，后曰太冲。云圣人者，崇人道之大宗也。南面而立者，正阴阳之向背也。广，大也。南方者，丙丁之位。天阳在南，故曰处之；人阳亦在南，故七窍处之。《易》曰：相见乎离。即广明之谓。且人身前后经脉，任脉循腹里，至咽喉，上颐，循面，入目；冲脉循背里，出颃颡，其输上在于大杼。分言之，则任行乎前而会于阳明，冲行乎后而为十二经脉之海，故前曰广明，后曰太冲；合言之，则任、冲名位虽异，而同出一原，通乎表里，此腹背阴阳之离

合也。○太衝之地，名曰少陰，少陰之上，名曰太陽，太

陽根起於至陰，結於命門，名曰陰中之陽。金少脉衝脉并少陰而行，故太衝之地為少陰。地者，次也。有少陰之裏，則有太陽之表，陰氣在下，陽氣在上，故少陰經起於小指之下，太陽經止於小指之側，故曰少陰之上名曰太陽也。太陽之脉起於目，止於足，下者為根，上者為結，故曰根起於至陰，結於命門。命門者，目也。此以太陽而合於少陰，故為陰中之陽。然離則陰陽各其經，而合則表裏同其氣，是為水藏陰陽之離合也。下放此。中身

而上，名曰廣明，廣明之下，名曰太陰，太陰之前，名曰陽明，陽明根起於厲兌，名曰陰中之陽。中身，身之中半也。中身而上，心之所居，心屬火而通神明，故亦曰廣明。心藏之下，太陰脾也，故廣明之下，名曰太陰。太陰之表，陽明胃也，故太陰之前，名曰陽明。陽明脉止於足之次趾，與太陰為表裏，故曰根起於厲兌，為陰中之陽。此土藏陰陽之離合也。厥陰之表，名曰

類經九卷 經絡類 八

少陽、少陽根起於竅陰，名曰陰中之少陽。少陽與厥陰為表裏，而少陽止於足之小指次指端，故厥陰之表，為陰中之少陽也。所謂少陽者，以厥陰氣盡，陰盡而陽始，故曰少陽。此木藏陰陽之離合也。是故三陽之離合也。

太陽為開，陽明為闔，少陽為樞。此總三陽為言也。太陽為開謂陽氣發於外，為三陽之表也。陽明為闔謂陽氣畜於內，為三陽之裏也。少陽為樞謂陽氣在表

合也。太冲之地，名曰少阴，少阴之上，名曰太阳，太阳根起于至阴，结于命门，名曰阴中之阳。冲脉并少阴而行，故太冲之地为少阴。地者，次也。有少阴之里，则有太阳之表，阴气在下，阳气在上，故少阴经起于小指之下，太阳经止于小指之侧，故曰少阴之上名太阳也。太阳之脉起于目，止于足，下者为根，上者为结，故曰根于至阴，结于命门。命门者，目也。此以太阳而合于少阴，故为阴中之阳。然离则阴阳各其经，合则表里同其气，是为水脏阴阳之离合也。下仿此。中身而上，名曰广明，广明之下，名曰太阴，太阴之前，名曰阳明，阳明根起于厉兑，名曰阴中之阳。中身，身之中半也。中身而上，心之所居，心属火而通神明，故亦曰广明。心脏之下，太阴脾也，故广明之下，名曰太阴。太阴之表，阳明胃也，故太阴之前，名曰阳明。阳明脉止于足之次趾，与太阴为表里，故曰根起于厉兑，为阴中之阳。此土脏阴阳之离合也。厥阴之表，名曰少阳，少阳根起于窍阴，名曰阴中之少阳。少阳与厥阴为表里，而少阳止于足之小趾次趾端，故厥阴之表，为阴中之少阳也。所谓少阳者，以厥阴气尽，阴尽而阳始，故曰少阳。此木脏阴阳之离合也。是故三阳之离合也。太阳为开，阳明为阖，少阳为枢。此总三阳为言也。太阳为开，谓阳气发于外，为三阳之表也；阳明为阖，谓阳气蓄于内，为三阳之里也；少阳为枢，谓阳气在表

裏之間可出可入如樞機也然開闔樞者有上下中之分亦如上文出地未出地之義而合乎天地之氣也

三經者不得相失也搏而勿浮命曰一陽 三經者言陽經也陽從陽類不得相失也其為脈也雖三陽各有其體然陽脈多浮若純于浮則為病矣故但欲搏手有力得其陽和之象而勿至過浮是為三陽合一之道故命曰一陽此三陽脈之離合也

帝曰願聞三陰岐伯曰外者為陽內者為陰然則中為陰 外者為陽言表也內者為陰言裏也然則中為陰總言屬裏者為三陰如下文也

其衝在下名曰太陰太陰根起於隱白名曰陰中之陰 其衝在下名曰太陰以太陰居衝脈之上也上文曰廣明之下名曰太陰廣明以心為言衝脈并腎為言蓋心脾腎三臟心在南脾在中腎在北也凡此三陽三陰皆首言衝脈者以衝為十二經脈之海故先及之以舉其綱領也太陰起於足大趾故根於隱白以太陰而居陰分故曰陰中之陰此下三陰表裏離合之義俱如前三陽經下後准此

類經九卷
經絡類
九

太陰之後名曰少陰少陰根起於涌泉名曰陰中之少陰 脾下之後腎之位也故太陰之後名曰少陰少陰脈起小趾之下斜趨足心故根於涌泉穴腎本少陰而居陰分故為陰中之少陰

少陰之前名曰厥陰厥陰根起於大敦陰之絕陽名曰陰之絕陰 腎前之上肝之位也故曰少陰之前名曰厥陰厥陰起於足大趾故根於

里之间，可出可入，如枢机也。然开阖枢者，有上下中之分，亦如上文出地未出地之义，而合乎天地之气也。三经者，不得相失也，搏而勿浮，命曰一阳。三经者，言阳经也。阳从阳类，不得相失也。其为脉也，虽三阳各有其体，然阳脉多浮，若纯于浮，则为病矣。故但欲搏手有力，得其阳和之象，而勿至过浮，是为三阳合一之道，故命曰一阳，此三阳脉之离合也。帝曰：愿闻三阴。岐伯曰：外者为阳，内者为阴，然则中为阴。外者为阳，言表也。内者为阴，言里也。然则中为阴，总言属里者为三阴如下文也。其冲在下，名曰太阴，太阴根起于隐白，名曰阴中之阴。其冲在下，名曰太阴，以太阴居冲脉之上也。上文曰广明之下，名曰太阴，广明以心为言，冲脉并肾为言，盖心脾肾三脏，心在南，脾在中，肾在北也。凡此三阳三阴皆首言冲脉者，以冲为十二经脉之海，故先及之，以举其纲领也。太阴起于足大趾，故根于隐白。以太阴而居阴分，故曰阴中之阴。此下三阴表里离合之义，俱如前三阳经下。后准此。太阴之后，名曰少阴，少阴根起于涌泉，名曰阴中之少阴。脾下之后，肾之位也，故太阴之后，名曰少阴。少阴脉起小趾之下，斜趋足心，故根于涌泉穴。肾本少阴而居阴分，故为阴中之少阴。少阴之前，名曰厥阴，厥阴根起于大敦，阴之绝阳，名曰阴之绝阴。肾前之上，肝之位也，故曰少阴之前，名曰厥阴。厥阴起于足大趾，故根于

類經九卷　《經絡類》　十

大敦。厥，盡也；絕，亦盡也。此陰極之經，故曰陰之絕陽，又曰陰之絕陰。是故三陰之離合也，太陰為開，厥陰為闔，少陰為樞。此總三陰為言，亦有內外之分也。太陰為開，居陰分之表也；厥陰為闔，居陰分之裏也；少陰為樞，居陰分之中也，開者主出，闔者主入，樞者主出入之間，亦與三陽之義同。三經者，不得相失也，搏而勿沉，名曰一陰。三經皆陰，陰脈皆沉，不得相失也。若過于沉，則為病矣。故但宜沉搏有神，各得其陰脈中和之體，是為三陰合一之道，故名曰一陰。此三陰脈之離合也。陰陽𩨚𩨚，積傳為一周，氣裏形表，而為相成也。𩨚𩨚，一作沖沖，言陰陽之氣，運動無已也。積傳為一周，言諸經流傳相積，晝夜五十營而為一周也。然形以氣而成，氣以形而聚，故氣運于裏，形立于表，交相為用，此則陰陽表裏，離合相成之道也。○愚按：本篇所言，惟足經陰陽，而不及手經者何也？觀上文云：天覆地載，萬物方生，未出地者，命曰陰處，名曰陰中之陰；則出地者，名曰陰中之陽。蓋言萬物之氣，皆自地而升也。而人之腰以上為天，腰以下為地，言足則通身上下經氣皆盡，而手在其中矣，故不必言手也。然足為陰，故于三陽也言陰中之陽，三陰也言陰中之陰。然則手經亦有離合，其在陽經，當為陽中之陽，其在陰經，當為陽中之陰，可類推矣。言足不言手，義詳疾病類三十九，所當互考。

諸經根結開闔病刺篇　《靈樞·根結》三十

大敦。厥，尽也；绝，亦尽也。此阴极之经，故曰阴之绝阳，又曰阴之绝阴。是故三阴之离合也，太阴为开，厥阴为阖，少阴为枢。此总三阴为言，亦有内外之分也。太阴为开，居阴分之表也；厥阴为阖，居阴分之里也；少阴为枢，居阴分之中也，开者主出，阖者主入，枢者主出入之间，亦与三阳之义同。三经者，不得相失也，搏而勿沉，名曰一阴。三经皆阴，阴脉皆沉，不得相失也。若过于沉，则为病矣。故但宜沉搏有神，各得其阴脉中和之体，是为三阴合一之道，故名曰一阴。此三阴脉之离合也。阴阳𩨚𩨚，积传为一周，气里形表，而为相成也。𩨚𩨚，一作冲冲，言阴阳之气，运动无已也。积传为一周，言诸经流传相积，昼夜五十营而为一周也。然形以气而成，气以形而聚，故气运于里，形立于表，交相为用，此则阴阳表里，离合相成之道也。○愚按：本篇所言，惟足经阴阳，而不及手经者何也？观上文云：天覆地载，万物方生，未出地者，命曰阴处，名曰阴中之阴；则出地者，名曰阴中之阳。盖言万物之气，皆自地而升也。而人之腰以上为天，腰以下为地，言足则通身上下经气皆尽，而手在其中矣，故不必言手也。然足为阴，故于三阳也言阴中之阳，三阴也言阴中之阴。然则手经亦有离合，其在阳经，当为阳中之阳，其在阴经，当为阳中之阴，可类推矣。言足不言手，义详疾病类三十九，所当互考。

诸经根结开阖病刺《灵枢·根结篇》○三十

岐伯曰。天地相感。寒暖相移。陰陽之道。孰少孰
多。陰道偶。陽道奇。天地陰陽之道。有相感則有相
移。有相移則有相勝。而孰多孰少。斯不齊矣。欲求其
道。則陰陽有奇偶之分。奇者數之單。如一三五七九
是也。偶者數之拆。如二四六八十是也。奇得其清。
偶得其濁。所以成陰陽之象數。發於春夏。陰
氣少。陽氣多。陰陽不調。何補何瀉。發於秋冬。陽
氣少。陰氣多。陰氣盛而陽氣衰。故莖葉枯槁。濕
雨下歸。陰陽相移。何瀉何補。四時之氣。陰陽各
有盛衰。人氣隨之。故治法當分補瀉。奇邪離經。不可勝數。不知根結五藏

類經九卷

六府。折關敗樞。開闔而走。陰陽大失。不可復取。奇邪。弗常之邪也。離經。流傳無定也。下者為根。上者為結。疾之中人。不可勝數。而治之者。當審根結之本末。察藏府之陰陽。明開闔樞之淺深出入。斯得其要。否則敗折其關樞。走失其陰陽。不可復取矣。九鍼之玄。要在終始。故能知終始。一言而畢。不知終始。鍼道咸絕。終始。本末也。即下文根結開闔之義。又經有終始篇。所載者皆鍼道。故不知終始。鍼道咸絕。見鍼刺類諸章。太陽根於至陰。結於命門。命門者。目也。足太陽下者根於至陰穴。上者結於睛明穴。故曰命門者。目也。王氏曰。命門者。藏精光照之所。則兩目也。陽明根於厲兌。

大經終類

十一

岐伯曰：天地相感，寒暖相移，阴阳之道，孰少孰多？阴道偶，阳道奇。天地阴阳之道，有相感则有相移，有相移则有相胜，而孰多孰少，斯不齐矣。欲求其道，则阴阳有奇偶之分。奇者数之单，如一三五七九是也。偶者数之拆，如二四六八十是也。奇得其清，偶得其浊，所以成阴阳之象数。发于春夏，阴气少，阳气多，阴阳不调，何补何泻？发于秋冬，阳气少，阴气多，阴气盛而阳气衰，故茎叶枯槁，湿雨下归，阴阳相移，何泻何补？四时之气，阴阳各有盛衰，人气随之，故治法当分补泻。奇邪离经，不可胜数，不知根结，五脏六腑，折关败枢，开阖而走，阴阳大失，不可复取。奇邪，弗常之邪也。离经，流传无定也。下者为根，上者为结。疾之中人，不可胜数，而治之者，当审根结之本末，察脏腑之阴阳，明开阖枢之浅深出入，斯得其要，否则败折其关枢，走失其阴阳，不可复取矣。九针之玄，要在终始，故能知终始，一言而毕，不知终始，针道咸绝。终始，本末也，即下文根结开阖之义。又本经有《终始篇》，所载者皆针道，故不知终始，针道咸绝。见针刺类诸章。太阳根于至阴，结于命门，命门者，目也。足太阳下者根于至阴穴，上者结于睛明穴，故曰命门者，目也。王氏曰：命门者，藏精光照之所，则两目也。阳明根于厉兑，

類經九卷

經絡類

十二

結於頞大者，鉗耳也。（足陽明下者根於厲兌，上者結於承泣。今曰頞大者，意謂項頞之上，大迎穴也。大迎在頰下兩耳之旁，故曰鉗耳。○鉗，音鈐。）少陽根於竅陰，結於窗籠，窗籠者，耳中也。（足少陽下者根於竅陰，上者結於窗籠。耳中者，乃手太陽聽宮穴也，為手足少陽手太陽之會，故足少陽結於此。）太陽為開，陽明為闔，少陽為樞。（開闔樞義見前章。所謂開闔樞者，不過欲明內外而分其辨治之法也。）故開折則肉節瀆而暴病起矣，故暴病者取之太陽，視有餘不足，瀆者皮肉宛膲而弱也。（折，損傷也。下同。開屬太陽，為陽中之表，故氣在肌肉為肉節瀆也。表主在外，邪易入之，故多新暴病也。凡治開折之為病者，當取太陽之經，因其虛實而補瀉之。所謂瀆者，其皮肉宛膲而弱，即消瘦乾枯之謂。）闔折則氣無所止息，而痿疾起矣，故痿疾者取之陽明，視有餘不足。（無所止息者，真氣稽留，邪氣居之也。闔屬陽明，為陽中之裏，其氣在內，故闔折則氣無所止息也。陽明主潤宗筋，束骨而利機關，故為痿疾。凡治闔折之為病者，當取陽明之虛實而補瀉之。真氣稽留，謂胃氣不行也，故邪居之，則氣上逆而痿生於下矣。）樞折即骨繇而不安於地，故骨繇者取之少陽，視有餘不足，骨繇者，節緩而不收也，所謂骨

结于頞大，頞大者，钳耳也。足阳明下者根于厉兑，上者结于承泣。今曰頞大者，意谓项頞之上，大迎穴也。大迎在颊下两耳之旁，故曰钳耳。○钳，音铃。少阳根于窍阴，结于窗笼，窗笼者，耳中也。足少阳下者根于窍阴，上者结于窗笼。耳中者，乃手太阳听宫穴也，为手足少阳手太阳之会，故足少阳结于此。太阳为开，阳明为阖，少阳为枢。开阖枢义见前章。所谓开阖枢者，不过欲明内外而分其辨治之法也。故开折则肉节渎而暴病起矣，故暴病者取之太阳，视有余不足，渎者皮肉宛焦而弱也。折，损伤也。下同。开属太阳，为阳中之表，故气在肌肉为肉节渎也。表主在外，邪易入之，故多新暴病也。凡治开折之为病者，当取太阳之经，因其虚实而补泻之。所谓渎者，其皮肉宛焦而弱，即消瘦干枯之谓。阖折则气无所止息，而痿疾起矣，故痿疾者取之阳明，视有余不足。无所止息者，真气稽留，邪气居之也。阖属阳明，为阳中之里，其气在内，故阖折则气无所止息也。阳明主润宗筋，束骨而利机关，故为痿疾。凡治阖折之为病者，当取阳明之虚实而补泻之。真气稽留，谓胃气不行也，故邪居之，则气上逆而痿生于下矣。枢折即骨繇而不安于地，故骨繇者取之少阳，视有余不足，骨繇者，节缓而不收也，所谓骨

繇者搖故也當窮其本也。樞屬少陽，為三陽之半表半裏，故其氣在筋骨間。骨繇者，骨節縱緩不收，搖動不安於地也。凡治樞折之為病者，當取少陽經之虛實而補寫之。○窮其本者，窮此三陽所在之本，或開、或闔、或樞以治之也。○繇，搖同。

太陰根於隱白，結於太倉。足太陽下者根於隱白，上者結於太倉。太倉即中脘，任脉穴也。少陰根於湧泉，結於廉泉。足少陰下者根於湧泉，上者結於廉泉任脉穴也。厥陰根於大敦，結於玉英，絡於膻中。足厥陰下者根於大敦，上者結於玉英。玉英即玉堂，任脉穴也。此三陰開闔之義，詳如前章。

太陰為開，厥陰為闔，少陰為樞。故開折則倉廩無所輸膈洞，膈洞者取之太陰，視有餘不足，故開折者氣不足而生病也。開屬太陰，主於脾也。輸，運行也。膈，膈塞也。洞，如《邪氣藏府病形篇》曰：洞者，食不化，下嗌還出也。脾傷則運行失職，而為是病，故當取之太陰，視其有餘不足以治之。

闔折即氣絕而喜悲，悲者取之厥陰，視有餘不足。闔屬厥陰，主於肝也。肝傷即氣絕於裏，而肺氣乘之，則為悲。故闔折者當取足厥陰，視其有餘不足而治之。樞折則脉有所結而不通，不通者取之少陰，視有餘不足，有結者皆取之不足。樞屬少陰，腎傷

類經九卷

靈經絡類

十三

繇者，摇故也，当穷其本也。枢属少阳，为三阳之半表半里，故其气在筋骨间。骨繇者，骨节纵缓不收，摇动不安于地也。凡治枢折之为病者，当取少阳经之虚实而补泻之。○繇，摇同。太阴根于隐白，结于太仓。足太阳下者根于隐白，上者结于太仓。太仓即中脘，任脉穴也。少阴根于涌泉，结于廉泉。足少阴下者根于涌泉，上者结于廉泉任脉穴也。厥阴根于大敦，结于玉英，络于膻中。足厥阴下者根于大敦，上者结于玉英。玉英即玉堂，任脉穴也。太阴为开，厥阴为阖，少阴为枢。此三阴开阖之义，详如前章。故开折则仓廪无所输膈洞，膈洞者取之太阴，视有余不足，故开折者气不足而生病也。开属太阴，主于脾也。输，运行也。膈，膈塞也。洞，如《邪气脏腑病形篇》曰：洞者，食不化，下嗌还出也。脾伤则运行失职，而为是病，故当取之太阴，视其有余不足以治之。然脾虽阴经，而开折者，则亦阴中之阳气不足而生病也。阖折即气绝而喜悲，悲者取之厥阴，视有余不足。阖属厥阴，主于肝也。肝伤即气绝于里，而肺气乘之，则为悲。故阖折者当取足厥阴，视其有余不足而治之。枢折则脉有所结而不通，不通者取之少阴，视有余不足，有结者皆取之不足。枢属少阴，主于肾也。肾伤

則脉有所結，而下焦有所不通。故樞折者當取足少陰，視其有餘不足而治之。然脉有結者，皆不足之所致。○足太陽根於至陰，溜於京骨，注於崑崙，入於天柱、飛揚也。此下言手足三陽之盛絡，凡治病者所當取也。足太陽之至陰，井也；京骨，原也；崑崙，經也。天柱在頭，飛揚在足，皆本經之當取者。後放此。○溜，良救切。足少陽根於竅陰，溜於丘墟，注於陽輔，入於天容、光明也。足少陽之竅陰，井也；丘墟，原也；陽輔，經也。天容乃手太陽經穴，此在頭者當為天衝，在足者為光明也。足陽明根於厲兌，溜於衝陽，注於下陵，入於人迎、豐隆也。足陽明之厲兌，井也；衝陽，原也；下陵當作解谿，經也。人迎在頭，豐隆在足。手太陽根於少澤，溜於陽谷，注於小海，入於天窗、支正也。手太陽之少澤，井也；陽谷，經也；小海，合也。天窗在頭，支正在手。手少陽根於關衝，溜於陽池，注於支溝，入於天牖、外關也。手少陽之關衝，井也；陽池，原也；支溝，經也。天牖在頸，外關在手。手陽明根於商陽，溜於合谷，注於陽谿，入於扶突、偏歷也。手陽明之商陽，井也；合谷，原也；陽谿，經也。扶突在頸，偏歷在手。此所謂十二經者，盛絡皆當取之。此六陽盛絡之當取也。所謂十二經者，以手足左右共言之。

類經九卷

《經絡類》

十四

则脉有所结，而下焦有所不通。故枢折者当取足少阴，视其有余不足而治之。然脉有结者，皆不足之所致。○足太阳根于至阴，溜于京骨，注于昆仑，入于天柱、飞扬也。此下言手足三阳之盛络，凡治病者所当取也。足太阳之至阴，井也；京骨，原也；昆仑，经也。天柱在头，飞扬在足，皆本经之当取者。后仿此。○溜，良救切。足少阳根于窍阴，溜于丘墟，注于阳辅，入于天容、光明也。足少阳之窍阴，井也；丘墟，原也；阳辅，经也。天容乃手太阳经穴，此在头者当为天冲，在足者为光明也。足阳明根于厉兑，溜于冲阳，注于下陵，入于人迎、丰隆也。足阳明之厉兑，井也；冲阳，原也；下陵当作解溪，经也。人迎在头，丰隆在足。手太阳根于少泽，溜于阳谷，注入小海，入于天窗、支正也。手太阳之少泽，井也；阳谷，经也；小海，合也。天窗在头，支正在手。手少阳根于关冲，溜于阳池，注于支沟，入于天牖、外关也。手少阳之关冲，井也；阳池，原也；支沟，经也。天牖在颈，外关在手。手阳明根于商阳，溜于合谷，注于阳溪，入于扶突、偏历也。手阳明之商阳，井也；合谷，原也；阳溪，经也。扶突在颈，偏历在手。此所谓十二经者，盛络皆当取之。此六阳盛络之当取也。所谓十二经者，以手足左右共言之。

阴阳内外病生有纪 《素问·皮部论》全〇三十一

黄帝问曰：余闻皮有分部，脉有经纪，筋有结络，骨有度量，其所生病各异。别其分部，左右上下，阴阳所在，病之始终，愿闻其道。皮有分部，言人身皮肤之外，上下前后，各有其位，而经络筋骨，亦各有其次，如《经脉》《经筋》《骨度》《脉度》《骨空》等篇，皆详明其道。而凡生病者，亦各因其部而证有异也。岐伯对曰：欲知皮部以经脉为纪者，诸经皆然。皮之有部，纪以经脉，故当因经以察部也。阳明之阳，名曰害蜚，害，损也。蜚，古飞字。阳明之阳，释阳明之义也。下准此。害蜚者，当与后心主之阴名曰害肩者，相对参看。按《至真要》等论曰：阳明何谓也？曰两阳合明也。厥阴何也？曰两阴交尽也。盖三阳之阳，惟阳明为盛，故曰合明。三阴之阴，惟厥阴为盛，故曰交尽。此云蜚者，飞扬也，言阳盛而浮也。凡盛极者必损，故阳之盛也在阳明，阳之损也亦在阳明，是以阳明之阳，名曰害蜚。如《阴阳别论》曰：所谓阴者，真脏也，见则为败，败必死也。所谓阳者，胃脘之阳也。又如《平人气象论》曰：人无胃气曰逆，逆者死。脉无胃气亦死。总以阳衰为言，是即害蜚之类。上下同法，视其部中有浮络者，皆阳明之络也，上者，言手大肠经也；下者，言足胃经也。二经皆属阳明，故视察之法相同。凡其上下部中，有浮络之见者，皆阳明之络也。其色多青则痛，多黑则痹，黄赤则热，多白则寒，五色皆见则寒热也，络盛则入客于经，阳主外，阴主内。此因阳明浮络之色，而察阳明经病之异也。凡病之始生，必自浅而后深，故络脉之邪盛，而后入于经脉。络为阳，故主外。经为阴，故主内。如《寿天刚柔篇》曰：内有阴阳，外亦有阴阳。在内者，五脏为阴，六腑为阳；在外者，筋骨为阴，皮肤为阳也。凡后六经之上下，五色之为病，其阴阳内外皆同此。○少阳之阳，名曰枢持，枢，枢机也。持，主持也。少阳居三阳表里之间，如枢之运，而持其出入之机，故曰枢持。上下同法，视其部中有浮络者，皆少阳之络也，络盛则入客于经，故在阳者主内，在阴者主出，以渗于内，诸经皆然。上者，手少阳三焦经也。下者，足少阳胆经也。凡二经部中有浮络之见于外者，皆少阳之络也。其五色为病，皆与阳明者同。然邪必由络入经，故其有阳者主内，言自阳分而入于内也。在阴者主出以渗于内，言出于经而渗于脏也。此邪气之序，诸经之皆然者。○按：出字义，非外出之谓。《说文》曰：出，进也，象草木益滋，上出达也。观下文少阴经云：其出者，从阴内注于骨。与此出字皆同。○太阳之阳，名曰关枢，关，卫固也。少阳为三阳之枢，展布阳气于中；太阳则卫固其气而约束于外，故曰关枢。《阴阳离合论》曰：太阳为开。辞异而义同也。上下同法，视其部中有浮络者，皆太阳之络也，络盛则入客于经。上者，手太阳小肠经。下者，足太阳膀胱经。二经色病皆如前。少阴之阴，名曰枢儒，儒，《说文》：柔也。王氏曰：顺也。少阴为三阴开阖之枢，而阴气柔顺，故名曰枢儒。上下同法，视其部中有浮络者，皆少阴之络也，络盛则入客于经，其入经也，从阳部注于经，其出者，从阴内注于骨。上者，手少阴心经。下者，足少阴肾经。二经色病俱如前。其入也从阳部注于经，即自络入经之谓。其出者从阴内注于骨，谓出于经而入于骨，即前少阳经云在阴者主出以渗于内之义。心主之阴，名曰害肩，心主之阴，手厥阴之阴也。厥阴者，两阴交尽，阴之极也。肩，任也，载也。阳主乎运，阴主乎载。阴盛之极，其气必伤，是阴之盛也在厥阴，阴之伤也亦在厥阴，故曰害肩。然则阳明曰害蜚，此曰害肩者，即阴极阳极之义。上下同法，视其部中有浮络者，皆心主之络也，络盛则入客于经。上者，手厥阴心主也。下者，足厥阴肝经也。二经色病皆如前。此但言心主，而又曰上下同法，则肝经在所遗耳。太阴之阴，名曰关蛰，关者，固于外。蛰者，伏于中。阴主脏而太阴卫之，故曰关蛰，此亦太阴为开之义。上下同法，视其部中有浮络者，皆太阴之络也，络盛则入客于经。上者，手太阴肺经。下者，足太阴脾经。二经色病皆如前。凡十二经络脉者，皮之部也。浮络见于皮，故曰皮之部。是故百病

類經九卷　《經絡類》　十八

之始生也，必先於皮毛，邪中之則腠理開，開則入客於絡脉，留而不去，傳入於經，留而不去，傳入於府，廩於腸胃。廩，積也，聚也。○中，去聲。邪之始入於皮也，泝然起毫毛，開腠理；泝然，竪起也，寒栗貌。腠理，膚腠之文理也。○泝，音素，逆流曰泝。其入於絡也，則絡脉盛，色變；絡脉盛，色變異於常也，即上文五色為病之義。其入客於經也，則感虛乃陷下；感虛乃陷下，言邪所客者，必因虛乃深也。其留於筋骨之間，寒多則筋挛骨痛，熱多則筋弛骨消，肉爍䐃破，毛直而敗。挛，急也。弛，縱緩也。消，枯竭也。爍，銷爍也。寒多則血脉凝澀，故為筋挛骨痛；熱多則真陰散亡，故為筋弛骨消等證。䐃破者，反側多而熱潰肌肉也。毛直而敗者，液不足而皮毛枯槁也。○挛，間員切，又去聲。弛，音矢。爍，收勺切。䐃，劬允切。帝曰：夫子言皮之十二部，其生病皆何如？岐伯曰：皮者脉之部也，十二經脉，各有其部，察之於皮，其脉可知，故曰皮者脉之部。邪客於皮則腠理開，開則邪入客於絡脉，絡脉滿則注於經脉，經脉滿則入舍於府藏也，故皮者有分部，不與而生大病也。帝曰：善。經脉既有分部，則邪之中人，可視而知，當速去之。若不預為之治，則

之始生也，必先于皮毛，邪中之则腠理开，开则入客于络脉，留而不去，传入于经，留而不去，传入于腑，廪于肠胃。廪，积也，聚也。○中，去声。邪之始入于皮也，泝然起毫毛，开腠理；泝然，竖起也，寒栗貌。腠理，肤腠之文理也。○泝，音素，逆流曰泝。其入于络也，则络脉盛，色变；络脉盛，色变异于常也。即上文五色为病之义。其入客于经也，则感虚乃陷下；感虚乃陷下，言邪所客者，必因虚乃深也。其留于筋骨之间，寒多则筋挛骨痛，热多则筋弛骨消，肉烁䐃破，毛直而败。挛，急也。弛，纵缓也。消，枯竭也。烁，销烁也。寒多则血脉凝涩，故为筋挛骨痛；热多则真阴散亡，故为筋弛骨消等证。䐃破者，反侧多而热溃肌肉也。毛直而败者，液不足而皮毛枯槁也。○挛，间员切，又去声。弛，音矢。烁，收勺切。䐃，劬允切。帝曰：夫子言皮之十二部，其生病皆何如？岐伯曰：皮者脉之部也，十二经脉，各有其部，察之于皮，其脉可知，故曰皮者脉之部。邪客于皮则腠理开，开则邪入客于络脉，络脉满则注于经脉，经脉满则入舍于腑脏也，故皮者有分部，不与而生大病也。帝曰：善。经脉既有分部，则邪之中人，可视而知，当速去之。若不预为之治，则

明天启四年刻本

類經九卷

經絡類 十九

人之四海《靈樞海論》全〇三十二

黃帝問於岐伯曰余聞刺法於夫子夫子之所言不離於營衛血氣夫十二經脈者內屬於府藏外絡於肢節夫子乃合之於四海乎岐伯答曰人亦有四海十二經水經水者皆注於海海有東西南北命曰四海黃帝曰以人應之奈何岐伯曰人有髓海有血海有氣海有水穀之海凡此四者以應四海也（十二經水義見後四海者百川之宗人亦有四海則髓血氣水穀之海也詳如下文）黃帝曰遠乎哉夫子之合人天地四海也願聞應之奈何岐伯答曰必先明知陰陽表裏榮輸所在四海定矣（陰陽者經脈之陰陽也表裏者藏府之內外也榮輸義詳前十四知此數者則經絡之道明而四海可定矣〇輸腧俞本經皆通用）黃帝曰定之奈何岐伯曰胃者水穀之海其輸上在氣街下至三里（人受氣於水穀水穀入口藏於胃以養五藏六府之氣味皆出於胃而胃為水穀之海也其胃氣運行之輸上者在氣街即氣

邪将日深，而变生大病也。与，预同。

人之四海《灵枢·海论》全〇三十二

黄帝问于岐伯曰：余闻刺法对夫子，夫子之所言，不离于营卫血气。夫十二经脉者，内属于腑脏，外络于肢节，夫子乃合之于四海乎？岐伯答曰：人亦有四海、十二经水。经水者，皆注于海，海有东西南北，命曰四海。黄帝曰：以人应之奈何？岐伯答曰：人有髓海，有血海，有气海，有水谷之海，凡此四者，以应四海也。十二经水义见后。四海者，百川之宗。人亦有四海，则髓、血、气、水谷之海也。详如下文。黄帝曰：远乎哉，夫子之合人天地四海也，愿闻应之奈何？岐伯答曰：必先明知阴阳表里荣输所在，四海定矣。阴阳者，经脉之阴阳也。表里者，脏腑之内外也。荣输义详前十四。知此数者，则经络之道明而四海可定矣。〇输、腧、俞，本经皆通用。黄帝曰：定之奈何？岐伯曰：胃者水谷之海，其输上在气街，下至三里。人受气于水谷，水谷入口，藏于胃，以养五脏气，故五脏六腑之气味皆出于胃，而胃为水谷之海也。其胃气运行之输，上者在气街，即气

類經九卷

《經絡類》

二十

衝穴。下者至三里，在膝下三寸。衝脉者爲十二經之海，其輸上在於大杼，下出於巨虚之上下廉。此即血海也。衝脉起於胞中，其前行者，并足少陰之經，挾臍上行，至胸中而散；其後行者，上循背裏，爲經絡之海；其上行者，出於頏顙；下行者，出於足。故其輸上在於足太陽之大杼，下在於足陽明之巨虚上下廉。○愚按：《動輸篇》曰：胃爲五藏六府之海。《太陰陽明論》曰：陽明者表也，五藏六府之海也。《逆順肥瘦篇》曰：夫衝脉者，五藏六府之海也，五藏六府皆禀焉。此篇言衝脉者，爲十二經之海。若此諸論，則胃與衝脉，皆爲十二經之海，亦皆爲五藏六府之海，又將何以辨之？故本篇有水穀之海、血海之分。水穀之海者，言水穀盛貯於此，營衛由之而化生也；血海者，言受納諸經之灌注，精血於此而蓄藏也。此固其辨矣，及考之《痿論》曰：陽明者，五藏六府之海，主潤宗筋，宗筋主束骨而利機關也。衝脉者，經脉之海也，主滲灌溪谷，與陽明合於宗筋，陰陽總宗筋之會，會於氣街，而陽明爲之長。蓋陽明爲多血多氣之府，故主潤宗筋而利機關；衝脉爲精血所聚之經，故主滲灌溪谷。且衝脉起於胞中，并少陰之大絡而下行。陽明爲諸經之長，亦會於前陰。故男女精血皆由前陰而降者，以二經血氣總聚於此，故均稱爲五藏六府十二經之海，誠有非他經之可比也。又衝脉義，詳前二十七，所當互考。膻中者爲氣之海，其輸上在於柱骨之上下，前在於人迎。膻中，胸中也，肺之所居。諸氣者皆屬於肺，是爲真氣，亦曰宗氣。宗氣積於胸中，出於喉嚨，以貫心脉而行呼吸，故膻中爲之氣

冲穴。下者至三里，在膝下三寸。冲脉者为十二经之海，其输上在于大杼，下出于巨虚之上下廉。此即血海也。冲脉起于胞中，其前行者，并足少阴之经，挟脐上行，至胸中而散；其后行者，上循背里，为经络之海；其上行者，出于颃颡；下行者，出于足。故其输上在于足太阳之大杼，下在于足阳明之巨虚上下廉。○愚按：《动输篇》曰：胃为五脏六腑之海。《太阴阳明论》曰：阳明者表也，五脏六腑之海也。《逆顺肥瘦篇》曰：夫冲脉者，五脏六腑之海也，五脏六腑皆禀焉。此篇言冲脉者，为十二经之海。若此诸论，则胃与冲脉，皆为十二经之海，亦皆为五脏六腑之海，又将何以辨之？故本篇有水谷之海、血海之分。水谷之海者，言水谷盛贮于此，营卫由之而化生也；血海者，言受纳诸经之灌注，精血于此而蓄藏也。此固其辨矣，及考之《痿论》曰：阳明者，五脏六腑之海，主润宗筋，宗筋主束骨而利机关也。冲脉者，经脉之海也，主渗灌溪谷，与阳明合于宗筋，阴阳总宗筋之会，会于气街，而阳明为之长。盖阳明为多血多气之府，故主润宗筋而利机关；冲脉为精血所聚之经，故主渗灌溪谷。且冲脉起于胞中，并少阴之大络而下行。阳明为诸经之长，亦会于前阴。故男女精血皆由前阴而降者，以二经血气总聚于此，故均称为五脏六腑十二经之海，诚有非他经之可比也。又冲脉义，详前二十七，所当互考。膻中者为气之海，其输上在于柱骨之上下，前在于人迎。膻中，胸中也，肺之所居。诸气者皆属于肺，是为真气，亦曰宗气。宗气积于胸中，出于喉咙，以贯心脉而行呼吸，故膻中为之气

海。柱骨，项后天柱骨也。《忧恚无言论》曰：颃颡者，分气之所泄也。故气海运行之输，一在颃颡之后，即柱骨之上下，谓督脉之喑门、大椎也。一在颃颡之前，谓足阳明之人迎也。脑为髓之海，其输上在于其盖，下在风府。凡骨之有髓，惟脑为最巨，故诸髓皆属于脑，而脑为髓之海。盖，脑盖骨也，即督脉之囟会。风府，亦督脉穴。此皆髓海之上下前后输也。黄帝曰：凡此四海者，何利何害？何生何败？岐伯曰：得顺者生，得逆者败；知调者和，不知调者害。凡此四海，俱有顺逆。得顺者，知所养者也，故生；不知所养则逆矣，故败。黄帝曰：四海之逆顺奈何？岐伯曰：气海有余者，气满胸中，悗息面赤；气海不足，则气少不足以言。气有余者，邪气实也；气不足者，正气虚也。下仿此。气海在胸中而属阳，故气实则胸中悗闷喘息，面热而赤。声由气发，气不足则语言轻怯，不能出声。《脉要精微论》曰：言而微，终日乃复言者，此夺气也。○悗，母本切，又音瞒。血海有余，则常想其身大，怫然不知其所病；血海不足，亦常想其身小，狭然不知其所病。形以血充，故血有余则常想其身大。怫，怫郁也，重滞不舒之貌。血不足则常想其身小。狭，隘狭也，索然不广之貌。此皆血海不调之为病，病在血者，徐而不显，故茫然不觉其所病。○怫，音佛。水谷之海有余，则腹满；水谷之海不足，则饥不受谷食。有余者，水谷留滞于中，故腹为胀满。不足者，脾虚则不能运，胃虚则不能纳，故虽饥不受谷食。髓海有余，则轻劲多力，自过其度；髓海不足，则脑转耳鸣。胫酸眩冒，目无所见，懈怠安卧。髓海充足，即有余也，故身轻而劲，便利多力，自有过人之度而无病也。若其不足，则在上者为脑转，以脑空而运，似旋转也。为耳鸣，以髓虚者精必衰，阴虚则耳鸣也。为胫酸，髓空无力也。为眩冒忽不知人，为目无所见，怠惰安卧，皆以髓为精类，精衰则气去，而诸证以见矣。黄帝曰：余已闻逆顺，调之奈何？岐伯曰：审守其输而调其虚实，无犯其害，顺者得复，逆者必败。黄帝曰：善。审守其输，谓审察其输穴如上文也。无犯其害，无盛盛，无虚虚也。顺者得复，逆者必败，切戒夫天时人事，皆宜慎而不可忽也。

十二经水阴阳刺灸之度《灵枢·经水篇》全〇三十三

黄帝问于岐伯曰：经脉十二者，外合于十二经水，而内属于五脏六腑。夫十二经水者，其有大小、深浅、广狭、远近各不同，五脏六腑之高下小大，受谷之多少亦不等，相应奈何？人有经脉十二，手足之三阴三阳也。天地有经水十二，清、渭、海、湖、汝、渑、淮、漯、江、河、济、漳也。经脉有高下小大不同，经水有广狭远近不同，故人与天地皆相应也。夫经水者，受水而行之；五脏者，合神气魂魄而藏之；六腑者，受谷而行之，受气而扬之；经脉者，受血而营之。合而以治奈何？刺之深浅，灸之壮数，可得闻乎？经水者，受水而行于地也。人之五脏者，所以藏精神魂魄者也。六腑者，所以受水谷，化其精微之气，而布扬于内外者也。经脉，犹江河也；血，犹水也，江河受水而经营于天下，经脉受血而运行于周身，合经水之道以施治，则其源流远近，固自不同，而刺之浅深，灸之壮数，亦当有所辨也。岐伯答曰：善哉问也。天至高不可度，地至广不可量，此之谓也。且夫人生于天地之间，六合之内，此天之高，地之广也，非人力之所能度量而至也。若夫八尺之士，皮肉在此，外可度量切循而得之，其死可解剖而视之，其脏之坚脆，腑之大小，谷之多少，脉之长短，血之清浊，气之多少，十二经之多血少气，与其少血多气，与其皆多血气，与其皆少血气，皆有大数。其治以针艾，各调其经气，固其常有合乎！天至高，地至广，难以测度。人生天地六合之间，虽气数亦与天地相合，似難測識；然而八尺之士，有形可據，其生也可度量其外，其死也可剖視其内。故如藏之堅脆，則見於《本藏篇》；府之大小，谷之多少，則見於《平人絕穀篇》；脉之長短，則見於《脉度篇》；血之清濁，則見於《根結篇》；十二經血氣多少各有大數，則見於《血氣形志》等篇。此其針艾淺深多寡，故各有所宜如下文也。○黄帝曰：余聞之，快於耳，不解於心，願卒聞之。岐伯荅曰：此人之所以參天地而應陰陽也，不可不察。〔人與天地相參，所以為三也，應陰陽義如下文。〕

○足太陽外合於清水，內屬於膀胱，而通水道焉。〔此下以經脈配經水，蓋欲因其象，以辨血氣之盛衰也。足太陽經內屬膀胱，是經多血少氣，故外合於清水。按清水即大小清河。奧地圖志曰：大清河，即濟水之故道，自兗州府東北流出長清等縣，由利津等界入海。小清河一名濼水，源發濟南府趵突泉，經章丘，受漯河之水，由新城入海。《禹貢》曰浮於濟、漯達於河者，必此河也。今俱屬山東省濟南府。〕

○足少陽外合於渭水，內屬於膽。〔足少陽經內屬於膽，常少血多氣，故外合於渭水。按地志：渭水出隴西郡渭源縣西南烏鼠山，至同州入河。今俱隸陝西省，渭源屬臨洮府，同州屬西安府。〕

○足陽明外合於海水，內屬於胃。〔足陽明經內屬於胃，常多氣多血，為五藏六府之海，故外合於海水。按海包地外，地在海中，海水周流，實一而已。今云四海者，以東西南北而分言之也。故東曰渤海，南曰漲海，西曰青海，北曰瀚海。〕○足

類經九卷 《經絡類》 二十四

地相合，似难测识；然而八尺之士，有形可据，其生也可度量其外，其死也可剖视其内。故如脏之坚脆，则见于《本藏篇》；腑之大小，谷之多少，则见于《平人绝谷篇》；脉之长短，则见于《脉度篇》；血之清浊，则见于《根结篇》；十二经血气多少各有大数，则见于《血气形志》等篇。此其针艾浅深多寡，故各有所宜如下文也。黄帝曰：余闻之，快于耳，不解于心，愿卒闻之。岐伯答曰：此人之所以参天地而应阴阳也，不可不察。人与天地相参，所以为三也，应阴阳义如下文。○足太阳外合于清水，内属于膀胱，而通水道焉。此下以经脉配经水，盖欲因其象，以辨血气之盛衰也。足太阳经内属膀胱，是经多血少气，故外合于清水。按清水即大小清河。《舆地图志》曰：大清河，即济水之故道，自兖州府东北流出长清等县，由利津等界入海。小清河一名濼水，源发济南府趵突泉，经章丘，受漯河之水，由新城入海。《禹贡》曰浮于济、漯达于河者，必此河也。今俱属山东省济南府。○足少阳外合于渭水，内属于胆。足少阳经内属于胆，常少血多气，故外合于渭水。按地志：渭水出陇西郡渭源县西南乌鼠山，至同州入河。今俱隶陕西省，渭源属临洮府，同州属西安府。○足阳明外合于海水，内属于胃。足阳明经内属于胃，常多气多血，为五脏六腑之海，故外合于海水。按海包地外，地在海中，海水周流，实一而已。今云四海者，以东西南北而分言之也。故东曰渤海，南曰涨海，西曰青海，北曰瀚海。○足

類經九卷 《經絡類》 二十五

太陰外合於湖水，內屬於脾。足太陰經內屬於脾，常多氣少血，《九針論》云多血少氣，故外合於湖水。湖即五湖，謂彭蠡、洞庭、巢湖、太湖、鑑湖也。五湖皆在東南，《周禮·職方氏》：揚州澤藪曰具區。○足少陰外合於汝水，內屬於腎。足少陰經內屬於腎，常少血多氣，故外合於汝水。按：汝水源出汝州天息山，由西平、上蔡、汝陽等縣入淮，今屬河南省汝寧府。○足厥陰外合於溜水，內屬於肝。足厥陰經內屬於肝，常多血少氣，故外合於溜水。按：溜水即洞水，源出新安縣東北白石山，由溜池、新安之間入洛，而洛入於河也，今屬河南省河南府。○溜，音免。○手太陽外合淮水，內屬小腸，而水道出焉。手太陽經內屬小腸，常多血少氣，故外合於淮水。按：淮水出唐州桐柏山，繞徐揚之界，東入於海，今屬河南省南陽府，改名唐縣。○手少陽外合於漯水，內屬於三焦。手少陽經內屬三焦，常少血多氣，故外合於漯水。按：漯水源出章丘長白山，入小清河歸海，今屬山東省濟南府。詳見前足太陽經條下。○漯，音磊，又太切。○手陽明外合於江水，內屬於大腸。手陽明經內屬大腸，常多血多氣，故外合於江水。按：江源出西蜀之岷山，今屬四川省成都府茂州，其長萬里，至吳地入海，此即所以限南北也。○手太陰外合於河水，內屬於肺。手太陰經內屬於肺，常多氣少血，肺為臟腑之蓋，其經最高而朝百脈，故外合於河水。按：河有兩源，一出蔥嶺，一出於闐，合流

太阴外合于湖水，内属于脾。足太阴经内属于脾，常多气少血，《九针论》云多血少气，故外合于湖水。湖即五湖，谓彭蠡、洞庭、巢湖、太湖、鉴湖也。五湖皆在东南，《周礼·职方氏》：扬州泽薮曰具区。○足少阴外合于汝水，内属于肾。足少阴经内属于肾，常少血多气，故外合于汝水。按：汝水源出汝州天息山，由西平、上蔡、汝阳等县入淮，今属河南省汝宁府。○足厥阴外合于溜水，内属于肝。足厥阴经内属于肝，常多血少气，故外合于溜水。按：溜水即洞水，源出新安县东北白石山，由溜池、新安之间入洛，而洛入于河也，今属河南省河南府。○溜，音免。○手太阳外合淮水，内属小肠，而水道出焉。手太阳经内属小肠，常多血少气，故外合于淮水。按：淮水出唐州桐柏山，绕徐扬之界，东入于海，今属河南省南阳府，改名唐县。○手少阳外合于漯水，内属于三焦。手少阳经内属三焦，常少血多气，故外合于漯水。按：漯水源出章丘长白山，入小清河归海，今属山东省济南府。详见前足太阳经条下。○漯，音磊，又太合切。○手阳明外合于江水，内属于大肠。手阳明经内属大肠，常多血多气，故外合于江水。按：江源出西蜀之岷山，今属四川省成都府茂州，其长万里，至吴地入海，此即所以限南北也。○手太阴外合于河水，内属于肺。手太阴经内属于肺，常多气少血，肺为脏腑之盖，其经最高而朝百脉，故外合于河水。按：河有两源，一出葱岭，一出于阗，合流

东注蒲昌海，潜行地中，南出积石以入中国。一说黄河源出星宿海，在中国西南直四川马湖府之正西三千余里，云南丽江府之西北一千五百余里，合诸流自西而东，行二十日至昆仑，绕昆仑之西南，折而东北，又折而西北，又转而东北，又行二十余日，历云中、九原，至大宁始入中国，是为四渎之宗。○手少阴外合于济水，内属于心。手少阴经内属于心，常少血多气，故外合于济水。按：江源初发王屋山下，曰沇水，既见而伏，复出为济。济截河而流，不混其清，故又曰清济。流虽微而独尊，故居四渎之一。今属河南省怀庆府济源县。○手心主外合于漳水，内属于心包。手厥阴经内属心主，常多血少气，故外合于漳水。按：漳水有二：一出上党沽县大黾谷，曰清漳；一出上党长子县发鸠山，曰浊漳。皆入于河，今俱隶山西省。沽县即乐平县，属太原府。长子县属潞安府。○以上经水、经脉俱有图。凡此五脏六腑十二经水者，外有源泉而内有所禀，此皆内外相贯，如环无端，人经亦然。故天为阳，地为阴；腰以上为天，腰以下为地。故海以北者为阴，湖以北者为阴中之阴，漳以南者为阳，河以北至漳者为阳中之阴，漯以南至江者为阳中之太阳，此一隅之阴阳也，所以人与天地相参也。此以经水经脉相参，而合乎天地之阴阳也。夫经水

類經九卷　《經絡類》　二十七

者，河海行於外，而源泉出於地。經脉者，脉絡行於表，而藏府主於中。故内外相貫，如環無端也。然經水經脉，各有陰陽之分。如天以輕清在上，故天為陽；地以重濁在下，故地為陰。《六微旨大論》曰：天樞之上，天氣主之；天樞之下，地氣主之。人身應天地，故腰以上為天，屬陽；腰以下為地，屬陰。而經脉藏府之應於經水者亦然。如海合於胃，湖合於脾，脾胃居於中州，腰之分也。海以北者為陰，就胃府言，自胃而下，則小腸膽與膀胱皆屬府，居胃之北而為陰也。湖以北者為陰中之陰，就脾藏言，自脾而下，則肝腎皆屬藏，居脾之北，而為陰中之陰也。腰以上者，如漳合於心主，心主之上，惟心與肺，故漳以南者為陽也。河合於肺，肺之下亦惟心與心主，故河以北至漳者為陽中之陰也。凡此皆以上南下北言陰陽耳。然更有其陽者，則藏府之外為三焦，三焦之外為皮毛。《本藏篇》曰：肺合大腸，大腸者皮其應。今三焦合於漯水，大腸合於江水，故曰漯以南至江者，為陽中之太陽也。此天地人相合之道，天地至廣，而兹所言合者，特舉中國之水耳，故曰此一隅之陰陽也，所以人與天地相參也。黃帝曰：夫經水之應經脉也，其遠近淺深，水血之多少各不同，合而以刺之奈何？岐伯答曰：足陽明，五藏六府之海也，其脉大血多，氣盛熱壯，刺此者不深弗散，不留不寫也。用鍼之法，諸經不同，故入有淺深，分寸可察，留有遲速，呼吸可紀，各隨經脉之淺深遠近而施其宜也。脉最大而多氣多血，其邪盛者熱必壯，凡刺此

者，河海行于外，而源泉出于地。经脉者，脉络行于表，而脏腑主于中。故内外相贯，如环无端也。然经水经脉，各有阴阳之分。如天以轻清在上，故天为阳；地以重浊在下，故地为阴。《六微旨大论》曰：天枢之上，天气主之；天枢之下，地气主之。人身应天地，故腰以上为天，属阳；腰以下为地，属阴。而经脉脏腑之应于经水者亦然。如海合于胃，湖合于脾，脾胃居于中州，腰之分也。海以北者为阴，就胃腑言，自胃而下，则小肠胆与膀胱皆属腑，居胃之北而为阴也。湖以北者为阴中之阴，就脾脏言，自脾而下，则肝肾皆属脏，居脾之北，而为阴中之阴也。腰以上者，如漳合于心主，心主之上，惟心与肺，故漳以南者为阳也。河合于肺，肺之下亦惟心与心主，故河以北至漳者为阳中之阴也。凡此皆以上南下北言阴阳耳。然更有其阳者，则脏腑之外为三焦，三焦之外为皮毛。《本藏篇》曰：肺合大肠，大肠者皮其应。今三焦合于漯水，大肠合于江水，故曰漯以南至江者，为阳中之太阳也。此天地人相合之道，天地至广，而兹所言合者，特举中国之水耳，故曰此一隅之阴阳也，所以人与天地相参也。黄帝曰：夫经水之应经脉也，其远近浅深，水血之多少各不同，合而以刺之奈何？岐伯答曰：足阳明，五脏六腑之海也，其脉大血多，气盛热壮，刺此者不深弗散，不留不泻也。用针之法，诸经不同，故入有浅深，分寸可察，留有迟速，呼吸可纪，各随经脉之浅深远近而施其宜也。十二经中，惟足阳明之脉最大，而多气多血，其邪盛者热必壮，凡刺此

類經九卷

《經絡類》

二十八

者不深入則邪弗能散，不久留則邪不能寫，數詳下文。足陽明刺深六分，留十呼。足太陽深五分留七呼，足少陽深四分。留五呼，足太陰深三分留四呼，足少陰深二分留三呼，足厥陰深一分留二呼。此足六經之刺度也。出氣曰呼，入氣曰吸，曰十呼七呼之類，則吸在其中矣，蓋一呼即一息也。但刺有補寫之異，呼吸有先後之分。故凡用寫者，必候病者之吸而入鍼，再吸轉鍼，候呼出鍼。凡用補者，必因其呼而入鍼，再呼轉鍼，候吸出鍼。故《鍼賦》曰：補者先呼後吸，寫者先吸後呼。正此義也。後世令病人咳嗽以代呼，收氣以代吸，氣有出入，亦與呼吸相同耳。手之陰陽其受氣之道近。其氣之來疾，其刺深者皆無過二分，其留皆無過一呼。手之六經皆在於上，肌肉薄而谿谷淺，故刺不宜深。經脈短而氣易泄，故留不宜久。其少長大小肥瘦以心撩之命曰法天之常。刺法大概雖如上文所云，然人有不同，如少者盛，長者衰，大者廣，小者狹，肥者深，瘦者淺，有不可以一例論者，故當以心撩之。蓋以天道無窮，造化莫測，醫當效之，則妙用無方，命曰法天之常也。故梅孤高氏曰：鍼之留幾呼，雖有是言，然病有淺深，病淺者如經言可也，病甚則邪盛，邪氣吸鍼，轉鍼尚難，況強出乎？必候其正氣之來徐而虛，然後出鍼，病氣斯去，固不可以經言爲執也。是即心撩之法。少長大小肥瘦義詳鍼刺類二十。○撩，音遼，又上、去二聲，《通俗文》：理

者，不深入则邪弗能散，不久留则邪不能泻，数详下文。足阳明刺深六分，留十呼。足太阳深五分，留七呼。足少阳深四分，留五呼。足太阴深三分，留四呼。足少阴深二分，留三呼。足厥阴深一分，留二呼。此足六经之刺度也。出气曰呼，入气曰吸，曰十呼七呼之类，则吸在其中矣，盖一呼即一息也。但刺有补泻之异，呼吸有先后之分。故凡用泻者，必候病者之吸而入针，再吸转针，候呼出针。凡用补者，必因其呼而入针，再呼转针，候吸出针。故《针赋》曰：补者先呼后吸，泻者先吸后呼。正此义也。后世令病人咳嗽以代呼，收气以代吸，气有出入，亦与呼吸相同耳。手之阴阳，其受气之道近，其气之来疾，其刺深者皆无过二分，其留皆无过一呼。手之六经皆在于上，肌肉薄而溪谷浅，故刺不宜深。经脉短而气易泄，故留不宜久。其少长大小肥瘦，以心撩之，命曰法天之常。刺法大概虽如上文所云；然人有不同，如少者盛，长者衰，大者广，小者狭，肥者深，瘦者浅，有不可以一例论者，故当以心撩之。盖以天道无穷，造化莫测，医当效之，则妙用无方，命曰法天之常也。故梅孤高氏曰：针之留几呼，虽有是言，然病有浅深，病浅者如经言可也，病甚则邪盛，邪气吸针，转针尚难，况强出乎？必俟其正气之来徐而虚，然后出针，病气斯去，固不可以经言为执也。是即心撩之法。少长大小肥瘦义，详针刺类二十。○撩，音辽，又上、去二声，《通俗文》：理

乱谓之撩理。灸之亦然。灸而过此者得恶火，则骨枯脉涩；刺而过此者，则脱气。刺有浅深迟速之度，灸有壮数大小之度。刺有补泻，灸亦有补泻。凡以火补者，毋吹其火；以火泻者，疾吹其火。血实气壅，病深肉厚者，宜泻；阳衰气怯，元虚体弱者，宜补。背腹股膊，道远势缓者，宜大而多；头面臂臑，羸弱幼小者，宜小而少。此其大法也。设不知此，而灸过其度，非惟无益，反以害之，是恶火也。故灸失其宜，则骨枯脉涩；刺失其宜，则脱泄元气，均致人之夭殃矣。黄帝曰：夫经脉之小大，血之多少，肤之厚薄，肉之坚脆，及䐃之大小，可为量度乎？言其可测否也。岐伯答曰：其可为度量者，取其中度也，不甚脱肉而血气不衰也。若夫度之人，痟瘦而形肉脱者，恶可以度量刺乎？审切循扪，按视其寒温盛衰而调之，是谓因适而为之真也。中度，言中人之常度也。其肌肉不至脱，气血不甚衰者，乃可为常法之准则。若肌体病而形肉脱，不得以程度拘泥也。故必当审切循摸，随其盛衰而善调之。然则上文所云者，特为后学设规矩耳。而因其情，适其宜，必出于心，应于手，斯得病治之真诀矣。痟，通作消。

手足阴阳系日月 《灵枢·阴阳系日月篇》全〇三十四

黄帝曰：余闻天为阳，地为阴，日为阳，月为阴，其

類經九卷 《經絡類》 三十

合之於人奈何，岐伯曰：腰以上為天，腰以下為地，故天為陽，地為陰。故足之十二經脉以應十二月，月生於水，故在下者為陰；手之十指以應十日，日主火，故在上者為陽。日為陽精，故日主火；月為陰精，故月生於水。日為陽，陽數五，五者中數之奇也，二五為十，故旬有十日，而紀日者所以作十干也。月為陰，陰數六，六者中數之偶也，二六一十二，故歲有十二月，而紀月者所以應十二月也。黃帝曰：合之於脉奈何，岐伯曰：寅者正月之生陽也，主左足之少陽；未者六月，主右足之少陽；卯者二月，主左足之太陽；午者五月，主右足之太陽；辰者三月，主左足之陽明；巳者四月，主右足之陽明。此兩陽合於前，故曰陽明。申者七月之生陰也，主右足之少陰；丑者十二月，主左足之少陰；酉者八月，主右足之太陰；子者十一月，主左足之太陰；戌者九月，主右足之厥陰；亥者十月，主左足之厥陰。

合之于人奈何？岐伯曰：腰以上为天，腰以下为地，故天为阳，地为阴。故足之十二经脉以应十二月，月生于水，故在下者为阴；手之十指以应十日，日主火，故在上者为阳。日为阳精，故日主火；月为阴精，故月生于水。日为阳，阳数五，五者中数之奇也，二五为十，故旬有十日，而纪日者所以作十干也。月为阴，阴数六，六者中数之偶也，二六一十二，故岁有十二月，而纪月者所以作十二支也。其合于人，则腰以上为天，腰以下为地。手在腰之上，故属阳，而左右共十指，所以应十日也。足在腰之下，故属阴，而左右共十二经，所以应十二月也。黄帝曰：合之于脉奈何？岐伯曰：寅者正月之生阳也，主左足之少阳；未者六月，主右足之少阳；卯者二月，主左足之太阳；午者五月，主右足之太阳；辰者三月，主左足之阳明；巳者四月，主右足之阳明。此两阳合于前，故曰阳明。申者七月之生阴也，主右足之少阴；丑者十二月，主左足之少阴；酉者八月，主右足之太阴；子者十一月，主左足之太阴；戌者九月，主右足之厥阴；亥者十月，主左足之厥阴。

类经·经络 二〇三 明天启四年刻本

此两阴交尽，故曰厥阴。此言十二支为阴，足亦为阴，故足经以应十二月也。然一岁之中，又以上半年为阳，故合于足之六阳；下半年为阴，故合于足之六阴。人之两足，亦有阴阳之分，则左为阳，右为阴。以上下半年之阴阳而合于人之两足，则正二三为阳中之阳，阳之进也，故正月谓之生阳。阳先于左而后于右，故正月主左足之少阳，二月主左足之太阳，三月主左足之阳明。四、五、六为阳中之阴，阳渐退，阴渐生也，故四月主右足之阳明，五月主右足之太阳，六月主右足之少阳。然则一岁之阳，会于上半年之辰、巳两月，是为两阳合于前，故曰阳明。阳明者，言阳盛之极也。七、八、九为阴中之阴，阴之进也，故七月谓之生阴。阴先于右而后于左，故七月主右足之少阴，八月主右足之太阴，九月主右足之厥阴。十月、十一、十二月为阴中之阳，阴渐退，阳渐生也，故十月主左足之厥阴，十一月主左足之太阴，十二月主左足之少阴。然则一岁之阴，会于下半年之戌、亥两月，是为两阴交尽，故曰厥阴。厥者，尽也，阴极于是也。此总计一岁阴阳之盛衰，故正与六合，二与五合，三与四合，而阳明合于前也。七与十二合，八与十一合，九与十合，而厥阴合于后也。非如六气厥阴主风木，阳明主燥金者之谓。甲主左手之少阳，己主右手之少阳；乙主左手之太阳，戊主右手之太阳；丙主左手之阳明，丁主右手之阳明。此两火并合，故为阳明。庚主右手之少阴，癸主左手之少阴；辛主右手之太阴，壬主左手之太陰。此經言十干為陽。手亦為陽。故以應十日也。十日之中。居前者木火土為陽。居後者金水為陰。陽以應陽經。陰以應陰經。亦如足之與月也。故甲主左手之少陽。乙主左手之太陽。丙主左手之陽明。己主右手之少陽。戊主右手之太陽。丁主右手之陽明。十干之火在於丙丁。此兩火并合。故為陽明也。自己以後。則庚辛壬癸。俱金水為陰。故庚主右手之少陰。辛主右手之太陰。癸主左手之少陰。壬主左手之太陰。第足言厥陰而手不言者。蓋足以歲言。歲氣有六。手以旬言。旬惟五行而已。且手厥陰者心包絡也。其藏附心。故不言耳。○足手陰陽俱有圖。

類經九卷　《經絡類》　三十二

故足之陽者。陰中之少陽也。足之陰者。陰中之太陰也。手之陽者。陽中之太陽也。手之陰者。陽中之少陰也。腰以上者為陽腰以上者為陽。腰以下者為陰。此即兩儀四象之道。陰中無太陽。陽中無太陰。故足為陰。而陰中之陽惟少陽耳。陰中之陰則太陰也。手為陽。陽中之陰惟少陰耳。陽中之陽則太陽也。故以腰之上下分陰陽。而手配十干。足配十二支。而三陰三陽各有所屬焉。可見腰以上者。陽中亦有陰。腰以下者。陰中亦有陽也。其於五藏也。心為陽中之太陽。肺為陽中之少陰。肝為陰中之少陽。脾為陰中之至陰。腎為陰中之太陰。五藏以心肺為陽。故居膈上而屬手經。肝脾腎為陰。故居膈下而屬足經。然陰陽之中。又有陰陽之分。亦如上節足手之義。故金匱真言論曰。陽中

壬主左手之太阴。此言十干为阳，手亦为阳，故手经以应十日也。十日之中，居前者，木、火、土为阳；居后者，金、水为阴。阳以应阳经，阴以应阴经，亦如足之与月也。故甲主左手之少阳，乙主左手之太阳，丙主左手之阳明，己主右手之少阳，戊主右手之太阳，丁主右手之阳明。十干之火在于丙、丁，此两火并合，故为阳明也。自己以后，则庚、辛、壬、癸，俱金水为阴，故庚主右手之少阴，辛主右手之太阴，癸主左手之少阴，壬主左手之太阴。第足言厥阴而手不言者，盖足以岁言，岁气有六；手以旬言，旬惟五行而已。且手厥阴者心包络也，其脏附心，故不言耳。○足手阴阳俱有图。故足之阳者，阴中之少阳也；足之阴者，阴中之太阴也。手之阳者，阳中之太阳也；手之阴者，阳中之少阴也。腰以上者为阳，腰以下者为阴。此即两仪四象之道，阴中无太阳，阳中无太阴。故足为阴，而阴中之阳惟少阳耳，阴中之阴则太阴也。手为阳，阳中之阴惟少阴耳，阳中之阳则太阳也。故以腰之上下分阴阳，而手配十干，足配十二支，而三阴三阳各有所属焉。可见腰以上者，阳中亦有阴，腰以下者，阴中亦有阳也。其于五脏也，心为阳中之太阳，肺为阳中之少阴，肝为阴中之少阳，脾为阴中之至阴，肾为阴中之太阴。五脏以心肺为阳，故居膈上而属手经，肝脾肾为阴，故居膈下而属足经。然阴阳之中，又有阴阳之分，亦如上节足手之义。故《金匮真言论》曰：阳中

> 之陽，心也；陽中之陰，肺也；陰中之陰，腎也；陰中之陽，肝也；陰中之至陰，脾也。義與此同。詳陰陽類五。黃帝曰：以治之奈何？岐伯曰：正月、二月、三月，人氣在左，無刺左足之陽。恐傷其王氣也。正月在左足之少陽，二月在左足之太陽，三月在左足之陽明，刺所當忌也。四月、五月、六月，人氣在右，無刺右足之陽。四月在右足之陽明，五月在右足之太陽，六月在右足之少陽，刺所當忌。七月、八月、九月，人氣在右，無刺右足之陰。七月在右足之少陽，八月在右足之太陰，九月在右足之厥陰，皆當忌刺。十月、十一月、十二月，人氣在左，無刺左足之陰。十月在左足之厥陰，十一月在左足之太陰，十二月在左足之少陰，皆當忌刺。○愚按：本篇但言人氣在足之刺忌而不言手者，蓋言足之十二支，則手之十干可類推矣。故甲、乙、丙在左手之少陽、太陽、陽明，己、戊、丁在右手之少陽、太陽、陽明，庚、辛在右手之少陽、太陰，癸、壬在左手之少陰、太陰，皆不可以刺也。黃帝曰：五行以東方為甲乙木王春，春者蒼色主肝，肝者足厥陰也。今乃以甲為左手之少陽，不合於數何也？王於春在色為蒼，在藏為肝，在經為足厥陰。今上文以為左手之少陽，是不合於數也，故有此問。岐伯曰：此天地之陰陽也，非四時五行之以
>
> 類經九卷　經絡類　三十三

之阳，心也；阳中之阴，肺也；阴中之阴，肾也；阴中之阳，肝也；阴中之至阴，脾也。义与此同。详阴阳类五。黄帝曰：以治之奈何？岐伯曰：正月、二月、三月，人气在左，无刺左足之阳。人气所在，不可以刺，恐伤其王气也。正月在左足之少阳，二月在左足之太阳，三月在左足之阳明，刺所当忌也。四月、五月、六月，人气在右，无刺右足之阳。四月在右足之阳明，五月在右足之太阳，六月在右足之少阳，刺所当忌。七月、八月、九月，人气在右，无刺右足之阴。七月在右足之少阳，八月在右足之太阴，九月在右足之厥阴，皆当忌刺。十月、十一月、十二月，人气在左，无刺左足之阴。十月在左足之厥阴，十一月在左足之太阴，十二月在左足之少阴，皆当忌刺。○愚按：本篇但言人气在足之刺忌而不言手者，盖言足之十二支，则手之十干可类推矣。故甲、乙、丙在左手之少阳、太阳、阳明，己、戊、丁在右手之少阳、太阳、阳明，庚、辛在右手之少阳、太阴，癸、壬在左手之少阴、太阴，皆不可以刺也。黄帝曰：五行以东方为甲乙木王春，春者苍色主肝，肝者足厥阴也。今乃以甲为左手之少阳，不合于数何也？五行以东方甲乙为木而王于春，在色为苍，在脏为肝，在经为足厥阴。今上文以为左手之少阳，是不合于数也，故有此问。岐伯曰：此天地之阴阳也，非四时五行之以

次行也。且夫陰陽者，有名而無形，故數之可十。離之可百，散之可千，推之可萬，此之謂也。天地之陰陽，言變化之多也。夫干支手足者，分上下也。左右少太者，辨盛衰也。今甲為天干之首，故當主左手之少陽，非四時五行之次，厥陰風木之列也。且夫陰陽之道，有名無形，可以十，可以百，可以千，可以萬，左右逢原，無非其道，故不可以執一論之。○數之可十四句，又見前二十九及運氣類四。

身形應九野○天忌　《靈樞·九鍼論》○三十五　九野，即八卦之位也。

黃帝曰：願聞身形應九野奈何？岐伯曰：請言身形之應九野也，左足應立春，其日戊寅、己丑。此左足應艮宮，東北方也。立春後，東北節氣也。寅、丑二日，東北日辰也。故其氣皆應於艮宮。然乾、坤、艮、巽，四隅之宮也；兌、坎、離、震，四正之宮也。土王於四季，故四隅之宮皆應戊、己，而四正之宮各有所王。后仿此。左脇應春分，其日乙卯。此左脇應震宮也。左脇，正東方也。春分後，正東節氣也。乙卯日，東方之正也。故其氣皆相應。左手應立夏，其日戊辰、己巳。此左手應巽宮，東南方也。立夏後，東南節氣也。戊辰、己巳，東南日辰也。故其氣皆相應。膺、喉、首、頭應夏至，其日丙午。膺、喉、首、頭應離宮，正南方也。夏至後，正南節氣也。丙午日，南方之正也。故

次行也。且夫阴阳者，有名而无形，故数之可十，离之可百，散之可千，推之可万，此之谓也。天地之阴阳，言变化之多也。夫干支手足者，分上下也。左右少太者，辨盛衰也。今甲为天干之首，故当主左手之少阳，非四时五行之次，厥阴风木之列也。且夫阴阳之道，有名无形，可以十，可以百，可以千，可以万，左右逢原，无非其道，故不可以执一论之。○数之可十四句，又见前二十九及运气类四。

身形应九野、天忌《灵枢·九针论》○三十五

黄帝曰：愿闻身形应九野奈何？九野，即八卦九宫之位也。岐伯曰：请言身形之应九野也，左足应立春，其日戊寅、己丑。此左足应艮宫，东北方也。立春后，东北节气也。寅、丑二日，东北日辰也。故其气皆应于艮宫。然乾、坤、艮、巽，四隅之宫也；震、兑、坎、离，四正之宫也。土王于四季，故四隅之宫皆应戊、己，而四正之宫各有所王。后仿此。左胁应春分，其日乙卯。此左胁应震宫也。左胁，正东方也。春分后，正东节气也。乙卯日，东方之正也。故其气皆相应。左手应立夏，其日戊辰、己巳。此左手应巽宫，东南方也。立夏后，东南节气也。戊辰、己巳，东南日辰也。故其气皆相应。膺、喉、首、头应夏至，其日丙午。胸前曰膺。膺、喉、首、头应离宫，正南方也。夏至后，正南节气也。丙午日，南方之正也。故

其氣皆相應。右手應立秋其日戊申巳未。此右手應坤宮西南方也立秋後西南節氣也戊申巳酉西南日辰也故其氣皆相應。右脅應秋分。其日辛酉此右脅應兌宮正西方也秋分後正西節氣也辛酉日西方之正也故其氣皆相應。右足應立冬其日戊戌巳亥。此右足應乾宮西北方也立冬後西北節氣也戊戌巳亥西北日辰也故其氣皆相應。腰尻下竅應冬至其日壬子。此腰尻下竅應坎宮正北方也冬至後正北節氣也壬子日北方之正也故其氣皆相應。六府膈下三藏應中州其大禁大禁太一所在之日及諸戊巳。

類經九卷 《經絡類》 三十五

太一所在之日及諸戊巳。此膈下應中宮也膈下腹中也三藏肝脾腎也六府三藏俱在膈下腹中故應中州其大禁者在太一所在之日及諸戊巳日蓋戊巳屬土雖寄王於四季而實為中宮之辰故其氣應亦如太一〇按太一一義出九宮八風篇詳運氣類三十五如冬至居叶蟄宮四十六日立春居天留宮四十六日之類是也但彼止言八宮而不及中宮此節乃言中宮太一所在之日意者於八宮太一數中凡值四季土王用事之日即中宮太一之期也惟博者正之。凡此九者善候八正所在之處九九宮也正正風也八正即八方王氣之所在太一之謂也九宮定則八正之氣可候矣。主左右上下身體有癰腫者欲治之無以其所直之日潰治之是謂天忌日也。天地八正之方即人身氣王之

其气皆相应。右手应立秋，其日戊申、巳未。此右手应坤宫，西南方也。立秋后，西南节气也。戊申、巳酉，西南日辰也。故其气皆相应。右胁应秋分，其日辛酉。此右胁应兑宫，正西方也。秋分后，正西节气也。辛酉日，西方之正也。故其气皆相应。右足应立冬，其日戊戌、巳亥。此右足应干宫，西北方也。立冬后，西北节气也。戊戌、巳亥，西北日辰也。故其气皆相应。腰、尻、下窍应冬至，其日壬子。此腰、尻、下窍应坎宫，正北方也。冬至后，正北节气也。壬子日，北方之正也。故其气皆相应。六腑、膈下三脏应中州，其大禁，大禁太一所在之日及诸戊、巳。此膈下应中宫也。膈下，腹中也。三脏，肝、脾、肾也。六腑三脏，俱在膈下腹中，故应中州。其大禁者，在太一所在之日及诸戊巳日。盖戊、巳属土，虽寄王于四季，而实为中宫之辰，故其气应亦如太一。〇按：太一义出《九宫八风篇》，详运气类三十五，如冬至居叶蛰宫四十六日、立春居天留宫四十六日之类是也。但彼止言八宫而不及中宫，此节乃言中宫太一所在之日，意者于八宫太一数中，凡值四季土王用事之日，即中宫太一之期也，惟博者正之。凡此九者，善候八正所在之处，九，九宫也。正，正风也。八正，即八方王气之所在，太一之谓也。九宫定则八正之气可候矣。所主左右上下身体有痛肿者，欲治之，无以其所直之日溃治之，是谓天忌日也。天地八正之方，即人身气王之

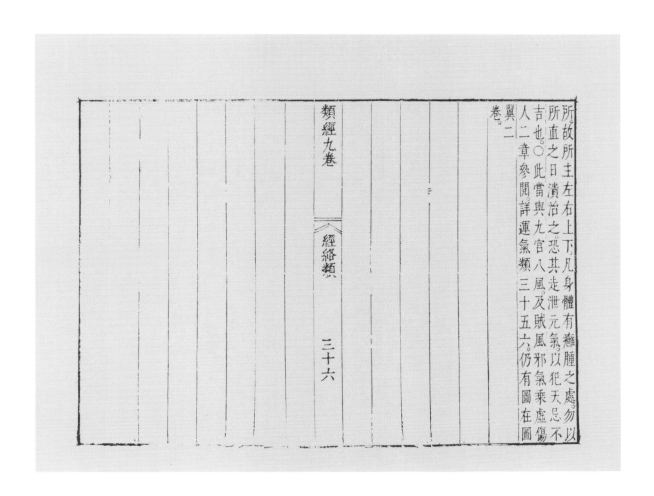

类经九卷

经络类

三十六

所，故所主左右上下，凡身体有痈肿之处，勿以所直之日溃治之，恐其走泄元气，以犯天忌不吉也。○此当与九宫八风及贼风邪气乘虚伤人二章参阅，详运气类三十五、六，仍有图在《图翼》二卷。

类经九卷终

图书在版编目（ＣＩＰ）数据

　　中国针灸大成. 经络卷. 灵枢经脉翼；类经·经络 /石学敏总主编；　王旭东，陈丽云，　尚力执行主编. — 长沙：湖南科学技术出版社，2022.12
　　ISBN 978-7-5710-1866-5

　　Ⅰ. ①中… Ⅱ. ①石… ②王… ③陈… ④尚… Ⅲ. ①《针灸大成》②经脉－研究 ③经络－研究 Ⅳ. ①R245

　　中国版本图书馆 CIP 数据核字(2022)第 193149 号

中国针灸大成 经络卷
LINGSHUJING MAIYI LEIJING • JINGLUO

灵枢经脉翼 类经·经络

总 主 编：石学敏
执行主编：王旭东　陈丽云　尚 力
出 版 人：潘晓山
责任编辑：李 忠 杨 颖
出版发行：湖南科学技术出版社
社　　址：长沙市芙蓉中路一段 416 号泊富国际金融中心
网　　址：http://www.hnstp.com
湖南科学技术出版社天猫旗舰店网址：
　　　　　http://hnkjcbs.tmall.com
邮购联系：0731-84375808
印　　刷：长沙超峰印刷有限公司
　　　　（印装质量问题请直接与本厂联系）
厂　　址：宁乡市金州新区泉洲北路 100 号
邮　　编：410600
版　　次：2022 年 12 月第 1 版
印　　次：2022 年 12 月第 1 次印刷
开　　本：889mm×1194mm　1/16
印　　张：14.5
字　　数：261 千字
书　　号：ISBN 978-7-5710-1866-5
定　　价：290.00 元